Alistair Lindsay
Kamal Chitkara
Carlo Di Mario

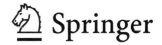

冠状动脉介入治疗并发症手册

Complications of Percutaneous Coronary Intervention
The Survival Handbook

阿利斯泰尔·林赛
主　编　〔英〕卡马尔·奇特卡拉
卡罗·迪·马里奥
主　译　石宇杰　田新利　李俊峡

U0324652

天津出版传媒集团
天津科技翻译出版有限公司

著作权合同登记号:图字:02-2019-114

图书在版编目(CIP)数据

冠状动脉介入治疗并发症手册 / (英)阿利斯泰尔•
林赛 (Alistair Lindsay), (英)卡马尔•奇特卡拉
(Kamal Chitkara), (英)卡罗•迪•马里奥
(Carlo Di Mario) 主编;石宇杰,田新利,李俊峡主译.
— 天津:天津科技翻译出版有限公司, 2020.5
书名原文:Complications of Percutaneous
Coronary Intervention: The Survival Handbook
ISBN 978-7-5433-3973-6

Ⅰ.①冠… Ⅱ.①阿… ②卡… ③卡… ④石… ⑤田
…⑥李… Ⅲ.①冠状血管－动脉疾病－介入性治疗－并
发症－防治－手册 Ⅳ.① R543.306-62

中国版本图书馆 CIP 数据核字 (2019) 第 207876 号

First published in English under the title

Complications of Percutaneous Coronary Intervention: The Survival Handbook

edited by Alistair Lindsay, Kamal Chitkara and Carlo Di Mario

Copyright © Springer-Verlag London, 2016

This edition has been translated and published under licence from
Springer-Verlag London Ltd., part of Springer Nature.

中文简体字版权属天津科技翻译出版有限公司。

授权单位:Springer-Verlag London Ltd.
出　　版:天津科技翻译出版有限公司
出 版 人:刘子媛
地　　址:天津市南开区白堤路 244 号
邮政编码:300192
电　　话:022-87894896
传　　真:022-87895650
网　　址:www.tsttpc.com
印　　刷:天津海顺印业包装有限公司分公司
发　　行:全国新华书店
版本记录:710mm×1000mm　16 开本　19.25 印张　300 千字
　　　　　2020 年 5 月第 1 版　2020 年 5 月第 1 次印刷
　　　　　定价:138.00 元

(如发现印装问题,可与出版社调换)

译者名单

主　译　石宇杰　田新利　李俊峡

副主译　李晓冉　陈勤聪　李秀敏

译　者　（按姓氏汉语拼音排序）

陈勤聪　河北石家庄市第一医院

崔振双　解放军总医院第七医学中心

高　超　解放军总医院第七医学中心

宫玉苗　解放军总医院第七医学中心

韩运峰　解放军总医院第七医学中心

李俊峡　解放军总医院第七医学中心

李晓冉　北京友谊医院

李秀敏　解放军总医院第七医学中心

李中轩　解放军总医院第七医学中心

石苗茜　解放军总医院第七医学中心

石宇杰　解放军总医院第七医学中心

宋　伟　解放军总医院第七医学中心

田新利　解放军总医院第七医学中心

杨　萌　解放军总医院第七医学中心

翟瑞晴　解放军总医院第七医学中心

张艳苓　解放军总医院第七医学中心

张源波　解放军总医院第七医学中心

赵笑男　河北省第三医院

编者名单

Eduardo Alegría-Barrero, MD, PhD Department of Cardiology, Torrejón University Hospital, Madrid, Spain

Manoj Bhandari Consultant Cardiologist, Royal Derby Hospital, Derby, UK

Daniel Blackman, MD Department of Cardiology, Leeds General Infirmary, Leeds, UK

Carlo Briguori, MD, PhD Laboratory of Interventional Cardiology and Department of Cardiology, Clinica Mediterranea, Naples, Italy

Gill Louise Buchanan, MBChB, MSc, MRCP Department of Cardiology, Cumberland Infirmary, Carlisle, Cumbria, UK

Alaide Chieffo, MD Cardiology Unit, San Raffaele Scientific Hospital, Milan, Italy

Kamal Chitkara, MBBS, MD, MRCP Department of Cardiology, Royal Derby Hospital, Derby, Derbyshire, UK

Nick Curzen, BM (Hons), PhD Department of Cardiology, Wessex Cardiothoracic Centre, University Hospitals of Southampton NHS FT, Southampton, Hampshire, UK

Carlo Di Mario, MD, PhD Cardiovascular Biomedical Research Unit, National Institute of Health Research, Royal Brompton Hospital & NHLI Imperial College, London, UK

Konstantinos Dimopoulos, MD, MSC, PhD, FESC Adult Congenital Heart Centre and National Centre for Pulmonary Hypertension, Royal Brompton Hospital, London, UK

Michael Donahue, MD Laboratory of Interventional Cardiology and Department of Cardiology, Clinica Mediterranea, Naples, Italy

Stephen H. Dorman, BM BCh, MA(Oxon), MRCP Department of Cardiology, Morriston Cardiac Centre, Morriston Hospital, Morriston, Swansea, UK

Gopal Dubey, BSc MBBS MRCP(London) MRCP(UK) Department of Cardiology, Royal Derby Hospital, Derby, UK

Douglas G. Fraser, MA, MRCP, BMBCh Department of Cardiology, Manchester Heart Centre, Manchester Royal Infirmary, Manchester, UK

Sean M. Gallagher, MRCP, MD Interventional Cardiology SpR, Department of Cardiology, Barts Heart Centre, St. Bartholomews Hospital, London, UK

Anthony H. Gershlick, MB, BS NIHR Leicester Cardiovascular Biomedical Research Unit, University Hospital of Leicester, Leicester, Leicestershire, UK

Ömer Goktekin, MD Cardiology Department, Bezmialem Vakif University, Istanbul, Turkey

Ashan Gunarathne, MBBS, MRCP, MD Department of Cardiology, Glenfield Hospital, University Hospital Leicester NHS Trust, Leicester, UK

Julian Gunn, MD, MA, MRCP Department of Cardiology, Sheffield Teaching Hospitals NHS Foundation Trust, Sheffield, UK

Juan F. Iglesias, MD Department of Cardiology, Lausanne University Hospital, Lausanne, Switzerland

Javaid Iqbal, BSc, PhD, MRCP Department of Cardiology, Sheffield Teaching Hospitals NHS Foundation Trust, Sheffield, UK

Percy P. Jokhi, PhD, MB BChir, MRCP (UK) Department of Cardiology, Lincoln County Hospital, Lincoln, UK

Daniel A. Jones, MBBS, BSc, PhD Department of Cardiology, NIHR Academic Clinical Lecturer and Interventional Cardiology SpR, Barts Heart Centre, St Bartholomews, London, UK

Tito Kabir, MD Department of Cardiology, Harefield Hospital, Royal Brompton & Harefield NHS Trust, Harefield, Middlesex, UK

Andreas S. Kalogeropoulos, MD, PhD, MRCP(UK) Department of Interventional Cardiology, Barts Heart Centre, St Bartholomew's Hospital, Barts Health NHS Trust, London, UK

Damian J. Kelly, BMedSci. MBChB (Hons.), MD, MRCP Department of Cardiology, Royal Derby Hospital, Derby, Derbyshire, UK

Ismail Dogu Kilic, MD Department of Cardiology, Pamakkale University Hospital, Denizle, Turkey

Suresh Krishnamoorthy, MD, MRCP Department of Cardiovascular Medicine, University Hospitals of Coventry and Warwickshire, Coventry, West Midlands, UK

Virag Kushwaha, BSc, MBBS, PhD, FRACP Department of Cardiology, Leeds General Infirmary, Leeds, West Yorkshire, UK

Alistair Lindsay, MBChB, MRCP, MBA, PhD Department of Cardiology, Royal Brompton Hospital, London, UK

Didier Locca, MD Barts Health NHS, Heart Centre, St. Bartholomew's Hospital, Queen Mary University, London, UK

Nikesh Malik, MBBS, MRCP Department of Cardiology, Essex Cardiothoracic Centre, Basildon, Essex, UK

Mamas A. Mamas, MA, DPhil, BMBCh Department of Cardiology, Cardiovascular Institute, University of Manchester, Manchester, UK

Allesio Mattesini, MD Department of Cardiology, Ospedale Moriggia Pelascini, Gravedona (CO), Italy

Scott W. Murray, MBChB, BSc, MRCP Department of Interventional Cardiology, Liverpool Heart and Chest Hospital, Broadgreen, Merseyside, UK

M. Adnan Nadir, MD, MRCP Department of Interventional Cardiology, University Hospital of North Midlands, Stoke-On-Trent, UK

James Nolan, MD, FRCP Department of Cardiology, University Hospital of North Staffordshire, University Hospital of North Staffordshire NHS Trust, Stoke-on-Trent, UK

Clarie E. Raphael, MA, MRCP Department of Cardiology, Royal Brompton and Harefield NHS Foundation Trust, London, UK

Will T. Roberts, MBChB, MRCP, MD Department of Cardiology, Worcestershire Royal Hospital, Worcester, Worcestershire, UK

Sirohi Rohit, MBBS, MRCP Department of Cardiology, Glenfield Hospital, Leicester, Leicestershire, UK

Miguel A. San-Martín, MD Department of Cardiology, Torrejón University Hospital, Madrid, Spain

Roberta Serdoz, MD Department of Cardiology, Royal Brompton Hospital, London, UK

Ibrahim Shah, FCPS (Cardiology) Department of Cardiology, Bezmialem Vakif University Hospital, Istanbul, Turkey

Elliot J. Smith, FRCP, MD Department of Interventional Cardiology, Barts Heart Centre, St. Bartholomews Hospital, London, UK

Rodrigo Teijeiro-Mestre, MD Department of Cardiology, Torrejón University Hospital, Madrid, Spain

Anselm Uebing, MD, PhD National Heart and Lung Institute, Imperial College School of Medicine, London, UK

Andrew Whittaker, MBChB (Hons), MD Department of Cardiology, University Hospitals of Southampton NHS FT, Southampton, Hampshire, UK

Ben Wrigley, MD Department of Cardiology, The Royal Wolverhampton NHS Trust, Wolverhampton, West Midlands, UK

中文版序言

　　过去十年,介入心脏病学快速发展,年开展数量迅猛上升。目前,我国冠心病介入量达到了 91 万例,在数量和技术方面都取得了空前的进步,特别是越来越多的并发症高危患者正在接受更复杂的介入治疗。当然,这与接受介入治疗的患者年龄增长有关,也与介入病例复杂性的增加有关,特别是 CHIP 患者越来越多。但不可否认的是,虽然整体介入并发症发生率小于 1%,但由于介入数量较大,每年都会有大量的介入并发症发生。介入并发症有一个特点,即如果能够早期识别并给予正确、及时的救治,则患者大多会免于严重的后果。因此,早期认识并能正确救治并发症就显得尤为重要。

　　本书由著名中青年心脏介入专家编写,展示了心脏介入常见及不常见的并发症,并详细解释了其发生原因、一旦发生后如何早期识别及治疗,还特别提供了一些实用的提示与技巧,帮助我们了解在紧急情况下能够做些什么。正如本书作者所说:"在发生并发症时,哪怕之前有少量的关于如何最佳处理并发症的知识,都能够帮助指导心血管专家的治疗,并最终可能导致生或死的不同结局。"因此,我们希望,本书能够帮助从事心血管介入技术的人员在面对并发症的发生时,通过过硬的知识储备、冷静的头脑分析和敏捷的双手操作,最大限度地减少患者的痛苦。

　　本书由解放军总医院第七医学中心心内科李俊峡主任及其在一线工作的团队精心翻译完成,李教授在介入方面不仅有丰富的经验,科研及著述方面也颇有建树。在李教授及其团队的共同努力下,解放军总医院心内科近年来医教研全面发展,介入治疗数量及质量得以大幅度提高,为解除部队官兵及地方患者的痛苦做出了突出的贡献。

　　"至广大而尽精微",我深信,本书的出版将对减少冠状动脉介入并发症、提高我国介入水平及改善患者预后起到重要的作用。

全军心血管病研究所兼心内科主任
中国工程院院士

2019 年 8 月

前　言

　　心血管介入治疗最显著的特征之一是其并发症发生率极低，手术整体并发症发生率不足 1%。尽管在过去的几十年间，冠状动脉手术的技术复杂性不断提升，但其并发症的发生率始终保持在这一极低水平。

　　然而，当并发症真的发生时，它们并不总是能够及时得到确诊及治疗，某些原因可能在眨眼间就会导致冠脉介入手术出现问题。在这样紧张的时刻，心血管专家不得不同时去完成多个要求很高的任务，例如，根据患者的反应权衡患者的状况，获得更多的血管通路，植入必需的装置，同时努力评估这些行动所致结果的利弊。在这些情况下，要保证患者能有理想的结局，需要冷静的头脑和敏捷的双手，哪怕之前只有少量关于如何最佳处理并发症的知识，都能够有助于指导心血管病专家的治疗，并最终可能导致生或死的不同结局。

　　尽管经验无法替代，本书的目的是提供在紧急情况下可能有帮助的知识。因忙于临床事务，现在临床医生讨论介入技术的细微差别及其可能导致的问题的时间越来越少。通过收集大量心血管病介入专家的经验，本书展示了在大多数常见以及部分不常见心血管导管相关的紧急情况下我们能够做些什么。另外，本书也提供了一些实用的提示与技巧，来克服日常介入操作中的常见困难，例如难以获得血管通路。本书适用于任何从事或者辅助心血管介入技术的人，尤其是那些心血管介入的初学者。对于那些支持心血管介入的人员，如护士、技师、放射工作者，本书对于常见紧急情况以及处理方法的表述同样有益。

　　我们衷心地希望，不论读者的工作性质以及经验水平如何，都能通过本书提供的解决方案，为将来面对紧急情况时做好更充分的准备，并最终挽救更多的生命。

阿利斯泰尔·林赛

卡马尔·奇特卡拉

卡罗·迪·马里奥

目　录

第一部分
心脏评估

第1章
血管迷走反射的预防及治疗

Andreas S. Kalogeropoulos，Alistair Lindsay

摘要

血管迷走反射在局部麻醉接受经皮冠状动脉介入（percutaneous coronary inter-vention, PCI）治疗的患者中比较常见，通常表现为心率减慢和（或）外周血管扩张，伴有短暂的脑供血不足，其表现从轻度的头晕直至短暂意识丧失。尽管血管迷走反射通常是短暂且自限性的，但正确地识别、治疗以及尽可能预防血管迷走反射对所有心血管介入医生都是一项十分重要的技能。一些预防措施可能对预防血管迷走反射的发生有较大的价值，例如避免血容量不足、使用足量的止痛剂及镇静剂以减轻疼痛、拔除股动脉鞘管后使用血管闭合装置，以及经桡动脉途径时动脉内给予血管扩张剂等。

关键词

血管迷走，焦虑，低血压，心动过缓，止痛剂，镇静

A. S. Kalogeropoulos , MD, PhD, MRCP(UK)
Department of Interventional Cardiology , Barts Heart Centre, St Bartholomew's Hospital,
Barts Health NHS Trust , West Smithfi eld , London , UK
e-mail: andkalog@gmail.com

A. Lindsay , MB,ChB, MRCP, MBA, PhD (⊠)
Department of Cardiology , Royal Brompton Hospital , London , UK
e-mail: dralistairlindsay@outlook.com

© Springer-Verlag London 2016
A. Lindsay et al. (eds.), *Complications of Percutaneous Coronary Intervention,*
DOI 10.1007/978-1-4471-4959-0_1

引言

　　冠状动脉造影（cononary angiography，CAG）以及经皮冠状动脉介入治疗（percutaneous coronary intervention，PCI）是检测、量化以及治疗冠状动脉疾病的里程碑式的方法。在 PCI 相关的众多并发症中，血管迷走反射相对较为常见，有报道称其发生率为 3.4%~13.9%[1-3]。因此，高度推荐对于所有患者，而不仅仅是术前有焦虑表现的患者，采用恰当的术前准备作为预防策略。

定义、病理生理、症状

　　血管迷走反射是指由于神经反射引起的异常的、自限性的血压下降所致的一系列症状及体征。通常表现为心率减慢和（或）外周血管扩张，伴有短暂性脑供血不足，其表现从轻度的头晕直至短暂意识丧失[4, 5]。然而，植入永久起搏器的部分患者，血管迷走现象可能仅表现为血压下降，而心率常常不变或仅有轻度改变[6]。总而言之，血管迷走反射可以表现为以下 3 种不同的形式：

　　（1）心脏抑制以及血压下降的混合反应（最常见）。

　　（2）心脏抑制反应伴心率减慢。

　　（3）血压下降反应，心率不变或轻度改变。

　　血管迷走反射通常由疼痛或伤害刺激、组织损伤或强烈的精神压力诱发（表 1.1），常伴有其他症状，如大汗、恶心、面色苍白、过度通气以及瞳孔扩大。

　　迷走神经张力增加同时伴有交感活力下降构成了其主要的病理生理机制[7, 8]，其主要通过两个通路介导：①由疼痛或焦虑触发的中枢途径；②由左心室化学及张力感受器触发，通过迷走传入神经介导的反射途径（所谓的 Bezold-Jarisch 反射）。在 CAG 或 PCI 的情况下，第一种机制更加常见，因为患者通常会有不适或精神压力，发生血管迷走反射时患者通常是卧位，一般不伴有出血。然而，Bezold-Jarisch 反射是伴随冠脉介入治疗引起其他并发症导致自主症状的常见病理生理特征，这些并发症包括心肌梗死（多数为右冠状动脉）、心包压塞以及出血，当患者在导管室出现血流动力学障碍的症状及体征时，这些情况通常需要进行鉴别诊断。

血管迷走反射的常见病因

　　在诊断性心血管导管术或 PCI 过程中，血管迷走反射通常是患者顽固性不适或疼痛以及严重的精神压力及焦虑所导致的结果。血管迷走现象类似的症状也同向冠状动脉内注射造影剂所导致的非正常的动脉扩张以及血管减压反射有关[9]。后者是

表 1.1　血管迷走反射的诱发因素

1. 长时间站立或直坐

2. 快速站起

3. 应激

4. 体位性心动过速

5. 疼痛(动脉穿刺、静脉穿刺、胸痛)

6. 下壁心肌梗死(Bezold-Jarisch 反射)

7. 创伤

8. 不良视觉刺激

9. 极度情绪反应

10. 缺乏睡眠

11. 脱水

12. 排尿或排便

13. 按压迷走神经区域或迷走神经支配部位(喉咙、静脉窦、眼睛)

14. 能够快速升高血压的药物,如安非他明

离子型、高渗造影剂给药后常见的不良反应,随着等渗型或低渗型、非离子型造影剂的使用,其发生已明显减少[9]。其他导致患者易患神经 – 心源性晕厥的因素包括脱水和手术前长期饥饿,甚至一些抗高血压药物,如 β- 阻滞剂、非二氢吡啶钙通道阻滞剂或两者的联合[2]。

　　血管迷走事件最常见于局部麻醉和随后的动脉鞘植入期间,或随后拔除动脉鞘以及手动压迫止血期间。之前对 2967 例接受心导管术的患者进行的大规模回顾性分析中,超过 80% 的血管迷走事件发生在获得血管通路期间[10]。在另一项对 611 例接受 PCI 的患者进行的前瞻性研究中,疼痛强度、对左前降支的干预、拔除鞘管期间服用硝酸盐和较低的体重指数(BMI)是血管迷走反应发生的最强独立预测因素[11]。

　　总体来说,血管迷走反射多为良性且很少导致主要不良心脏事件;在之前提到的研究中,接受心脏导管检查或 PCI 的患者中,同没有发生血管迷走反射事件的相比,有血管迷走反射的患者术后 30 天主要不良心脏事件以及支架血栓发生率均没有差别[11]。然而,对于有严重冠脉病变或瓣膜疾病的患者,血管迷走介导的低血压可能导致不可逆的失代偿从而引起严重的后果,如心脏停搏或心肌梗死。

血管迷走反射的预防及治疗

在冠脉介入治疗过程中,预防、正确识别以及治疗血管迷走反射对保证手术顺利进行及避免严重并发症非常重要;这不仅仅适用于那些有潜在合并症如严重瓣膜狭窄或严重冠脉病变的患者。更先进的器械设计、更优化的围术期管理以及有丰富经验的中心及术者毫无疑问,是预防冠脉介入术中及术后并发症的关键。尤为重要的是,永远都要认真识别高危患者,并给予充分的术前准备。应当避免长时间饥饿以及脱水,如果临床不得不这样,那么推荐给予静脉输注生理盐水治疗。术前 4~6 小时静脉输注生理盐水(>500mL)以及术后 4~6 小时给予大于 1000mL 生理盐水可预防低血容量发生。总体来说,年轻、低体重指数患者更容易出现血管迷走反射[10]。对于精神压力大及有焦虑或紧张的患者,应当更加予以关注;应当给予镇静以减轻压力以及消除压力刺激带来的不适。在穿刺点以及鞘管插入及拔除时预防疼痛,对于 PCI 术中降低血管迷走反射风险非常重要。另外,不充分的止痛会严重减弱患者术中配合的能力,并显著增加其他并发症如出血及血管损伤的可能性。不论经桡动脉还是股动脉入路,动脉通路建立以及鞘管插入都是整个手术最疼痛的部分。在股动脉入路及桡动脉入路减轻疼痛感以预防血管迷走反射的策略(表 1.2)描述如下。

股动脉入路

对于高危患者(年轻、低 BMI、焦虑、疼痛阈值低)推荐充分镇静,可联合使用阿片类药物如 2.5~5mg 吗啡或 25μg 芬太尼静推以及苯二氮䓬类药物(如 1mg 咪达唑仑或 2.5mg 安定)静推(对于高龄患者应当减量使用)。确定最佳的穿刺点非常重要,以便于:①减少正常股动脉插管的穿刺数;②易于动脉鞘管插入;③确保手术顺畅无事件地进行(处理股动脉相关并发症详见第 2 章 "股动脉入路的难点")。应当给予充分的局部麻醉,首先采用细的 25 号针头注射皮丘以麻醉表面皮肤,然后使用 22 号针头麻醉更深层的组织,由最深部组织开始,逐渐向皮肤方向后退。为了充分麻醉股动脉穿刺点周围,通常需要 10~20mL 局部麻醉药物。当需要使用大于 6~8Fr 的动脉鞘管时,可以采用皮肤切开以及扩大通道,以减少组织阻力以及鞘管植入时的不适。通常,使用手术刀在局麻部位做平行于皮肤纹路的 2~3mm 切口,然后使用小弯钳的头端扩大加深切口。

充分局部麻醉后,使用 18 号针头采用改良 Seldinger 技术建立股动脉通路(详见第 2 章)。使用示指和中指对股动脉触诊,用拇指和示指持针,保持针尖斜面向上。进入皮肤角度保持 30°~40° 以确保动脉入口大约位于皮肤入口上方 2cm。角度过于垂直可能导致推送鞘管及指引导丝困难,并可能导致鞘管打折。

在拔除鞘管时尽量减少疼痛及不适感是预防迷走反射的基础。特别指出的是,

表 1.2　预防血管迷走反射的方法

整体处理

1. 避免长时间饥饿及脱水。如果必须,推荐静脉注射 0.9% 生理盐水（>500mL 术前 5~6 小时以及如病情需要 >1000mL 术后 4~6 小时）。对于有严重瓣膜疾病或心功能不全患者慎用

2. 对焦虑患者镇静及止痛（1~2mg 咪达唑仑或 2.5~5mg 安定联合 2.5mg 吗啡或 25μg 芬太尼静脉注射,高龄患者减量）

3. 对于高危患者,如严重主动脉瓣狭窄,考虑口服 β- 阻滞剂或钙拮抗剂（非二氢吡啶类）

股动脉入路

1. 如果患者紧张焦虑,在注射利多卡因前使用镇静剂

2. 使用利多卡因充分局部麻醉

3. 采用恰当的股动脉穿刺技术以减低患者不适（可考虑透视确定解剖标志或对复杂病例采用超声引导以避免重复操作）

4. 除非有禁忌证,止血时止血装置优于人工压迫。如果选择人工压迫,根据指征可给予额外镇静及止痛

桡动脉入路

1. 主要目标是避免桡动脉痉挛

2. 术中适量镇静止痛（1mg 咪达唑仑或 2.5mg 安定联合 2.5mg 吗啡或 25μg 芬太尼静脉注射,高龄患者减量）

3. 采用亲水涂层的鞘管及导管

4. 动脉内注射血管扩张剂,维拉帕米 2.5mg 或硝酸甘油 100~200μg

5. 采用特殊设计能够同时适用左冠脉及右冠脉的诊断导管以减少更换导管次数（TIGER 或 JACKY 导管,TERUMO 介入系统）

一项前瞻（尽管非随机）研究纳入了 PCI 术后患者,评估静脉镇静及局部麻醉在拔除动脉鞘管并人工压迫止血时预防迷走反射的作用。拔除鞘管前常规使用芬太尼及咪达唑仑静脉注射能够显著减轻疼痛,并有较低迷走反射事件的趋势[11]。相反,拔除鞘管前给予局部止痛药物不能减少拔除鞘管时或拔除后的疼痛以及血管迷走事件。此外,另一项前瞻研究显示,使用血管闭合装置而不是人工压迫疼痛感更轻,患者能够早日活动[1]。

桡动脉途径

经桡动脉入路是目前 CAG 以及 PCI 的常规入路。各种临床研究均证实,在日常手术中采用这种入路较股动脉入路有诸多优势,能够减少血管并发症以及患者的不适感,同时减少住院时间[12-15]。然而,桡动脉痉挛常导致鞘管插入及拔除时疼痛,

从而诱发血管迷走反射 [16]。充分的局部麻醉以及选择最优的穿刺点对减少桡动脉穿刺成功所需的穿刺数至关重要,这样能够降低患者的不适,从而最终减小桡动脉痉挛发生的可能。

使用 25 号针头注射皮丘以麻醉表面皮肤,多数术者选择在前臂准备完成并包裹好后立即开始局麻,尽管部分术者愿意局麻更早一些以确保麻醉起效。麻醉药物的用量应当保证充分局部麻醉,但要避免过量,以免使桡动脉搏动弥散并影响穿刺过程。另外,预先给予抗焦虑药及阿片类止痛剂联合使用能够有效减少桡动脉痉挛发生。采用这一策略在一些特殊患者当中非常有效,例如过度焦虑或紧张,疼痛阈值低或有其他导致桡动脉痉挛高危因素,如女性、吸烟、低 BMI 以及矮小患者 [17]。充分麻醉后,通常行切皮以及皮下通道建立以减少组织阻力和插入鞘管时的不适感。通常用手术刀在桡骨远端突起头端 1~2cm 做 2~3mm 切口。之后使用小弯钳将切口扩大加深。采用细小的穿刺针以 30°~45° 缓慢进针直至少量血液搏动喷出穿刺针。固定穿刺针位置后,采用轻柔旋转的动作小心地将 0.018" 的导丝送入动脉内。使用亲水涂层的动脉鞘管优于无涂层鞘管,因为前者能够显著减少桡动脉痉挛发生率并减轻患者疼痛 [18-21]。相反,关于长动脉鞘是否能够预防桡动脉痉挛,结果存在矛盾,目前仍有争议。然而,使用更少数量以及更小型号的导管可能会减少桡动脉痉挛的发生;关于这一议题的更多信息,请参考第 4 章"桡动脉痉挛的预防和治疗"。

动脉内使用血管扩张剂是预防桡动脉痉挛的基础。不同导管室预案采用多种鸡尾酒动脉内血管扩张药物方案。2.5~5mg 维拉帕米联合 100~200μg 硝酸甘油是最常用的方案。这种联合方案能够有效预防桡动脉痉挛及患者不适感分别高达 14% 以及 20%[22]。在 SPASM1 和 SPASM2 这两项最大规模的随机研究中,动脉内联合使用维拉帕米 2.5mg 及吗多明(molsidomine)1mg,能够减少 17.3% 的桡动脉痉挛事件 [23]。

血管迷走反射的治疗

对显著低血压及心动过缓的患者,迅速给予阿托品 0.6~1.2mg 在 2 分钟内静脉注射为一线治疗,同时给予弹丸式注射生理盐水或胶体扩容(通常给予 250mL 弹丸量重复给药)。即便单纯血压下降的患者,阿托品能够显著且有效地逆转血流动力学障碍并稳定血压 [24, 25]。在没有外周静脉液路的患者,可给予动脉内注射阿托品。对顽固性心动过缓伴血流动力学障碍的患者,有时需要临时起搏治疗。对于初始药物治疗无效的患者,可能需要进一步使用血管收缩药物,并且应当寻找是否有其他导致持续低血压及心动过缓的严重并发症。

结论

血管迷走反射是 CAG 及 PCI 中常见的不良反应。通常来说它是良性的,但对于有严重冠脉病变和（或）严重主动脉狭窄的患者，有可能导致严重血流动力学障碍。因此，风险评估以及良好的术前准备对于预防血管迷走反射的发生尤为重要。高风险患者通常为年轻、低 BMI、女性及低身高个体，或者使用 β- 阻滞剂、钙拮抗剂或联合使用以上药物。在 CAG 或 PCI 过程中预防血管迷走反射的方法包括：避免低血容量，使用等渗及非离子型造影剂，充分麻醉及镇静以减少疼痛，移除股动脉鞘管后使用血管闭合器及在桡动脉入路时动脉内给予血管扩张剂。

参考文献

1. Juergens CP, Leung DY, Crozier JA, Wong AM, Robinson JT, Lo S, et al. Patient tolerance and resource utilization associated with an arterial closure versus an external compression device after percutaneous coronary intervention. Catheter Cardiovasc Interv. 2004;63:166–70.
2. Mager A, Strasberg B, Rechavia E, Birnbaum Y, Mazur A, Yativ N, Sclarovscky S. Clinical significance and predisposing factors to symptomatic bradycardia and hypotension after percutaneous transluminal coronary angioplasty. Am J Cardiol. 1994;74:1085–8.
3. Fulton TR, Peet GI, McGrath MA, Hilton JD, Smith RE, Sigurdsson AF, Forrest GQ. Effects of 3 analgesic regimens on the perception of pain after removal of femoral artery sheaths. Am J Crit Care. 2000;9:125–9.
4. Romme JJ, van Dijk N, Boer KR, Dekker LR, Stam J, Reitsma JB, Wieling W. Influence of age and gender on the occurrence and presentation of reflex syncope. Clin Auton Res. 2008;18:127–33.
5. Epstein AE, DiMarco JP, Ellenbogen KA, Estes 3rd NA, Freedman RA, Gettes LS, et al. ACC/AHA/HRS, 2008 guidelines for device-based therapy of cardiac rhythm abnormalities: a report of the American College of Cardiology/American Heart Association Task Force on Practice Guidelines (writing committee to revise the ACC/AHA/NASPE 2002 guideline update for implantation of cardiac pacemakers and antiarrhythmia devices): developed in collaboration with the American Association for Thoracic Surgery and Society of Thoracic Surgeons. J Am Coll Cardiol. 2008;51:e1–62.
6. van Lieshout JJ, Wieling W, Karemaker JM, Eckberg DL. The vasovagal response. Clin Sci (Lond). 1991;81:575–86.
7. Wallin BG, Sundlof G. Sympathetic outflow to muscles during vasovagal syncope. J Auton Nerv Syst. 1982;6:287–91.
8. Ziegler MG, Echon C, Wilner KD, Specho P, Lake CR, McCutchen JA. Sympathetic nervous withdrawal in the vasodepressor (vasovagal) reaction. J Auton Nerv Syst. 1986;17:273–8.
9. Tavakol M, Ashraf S, Brener SJ. Risks and complications of coronary angiography: a comprehensive review. Glob J Health Sci. 2012;4:65–93.
10. Landau C, Lange RA, Glamann DB, Willard JE, Hillis LD. Vasovagal reactions in the cardiac catheterization laboratory. Am J Cardiol. 1994;73:95–7.
11. Kiat Ang C, Leung DY, Lo S, French JK, Juergens CP. Effect of local anesthesia and intravenous sedation on pain perception and vasovagal reactions during femoral arterial sheath removal after percutaneous coronary intervention. Int J Cardiol. 2007;116:321–6.
12. Hetherington SL, Adam Z, Morley R, de Belder MA, Hall JA, Muir DF, et al. Primary percutaneous coronary intervention for acute ST-segment elevation myocardial infarction: changing patterns of vascular access, radial versus femoral artery. Heart. 2009;95:1612–8.

13. Jolly SS, Amlani S, Hamon M, Yusuf S, Mehta SR. Radial versus femoral access for coronary angiography or intervention and the impact on major bleeding and ischemic events: a systematic review and meta-analysis of randomized trials. Am Heart J. 2009;157:132–40.

14. Eichhöfer J, Horlick E, Ivanov J, Seidelin PH, Ross JR, Ing D, et al. Decreased complication rates using the transradial compared to the transfemoral approach in percutaneous coronary intervention in the era of routine stenting and glycoprotein platelet IIb/IIIa inhibitor use: a large single-center experience. Am Heart J. 2008;156:864–70.

15. Kiemeneij F, Laarman GJ, Odekerken D, Slagboom T, van der Wieken R. A randomized comparison of percutaneous transluminal coronary angioplasty by the radial, brachial and femoral approaches: the access study. J Am Coll Cardiol. 1997;29:1269–75.

16. Freestone B, Nolan J. Transradial cardiac procedures: the state of the art. Heart. 2010;96:883–91.

17. Deftereos S, Giannopoulos G, Raisakis K, Hahalis G, Kaoukis A, Kossyvakis C, et al. Moderate procedural sedation and opioid analgesia during transradial coronary interventions to prevent spasm: a prospective randomized study. JACC Cardiovasc Interv. 2013;6:267–73.

18. Saito S, Tanaka S, Hiroe Y, Miyashita Y, Takahashi S, Satake S, et al. Usefulness of hydrophilic coating on arterial sheath introducer in transradial coronary intervention. Catheter Cardiovasc Interv. 2002;56:328–32.

19. Koga S, Ikeda S, Futagawa K, Sonoda K, Yoshitake T, Miyahara Y, Kohno S, et al. The use of a hydrophilic-coated catheter during transradial cardiac catheterization is associated with a low incidence of radial artery spasm. Int J Cardiol. 2004;96:255–8.

20. Caussin C, Gharbi M, Durier C, Ghostine S, Pesenti Rossi D, Rahal S, et al. Reduction in spasm with a long hydrophylic transradial sheath. Catheter Cardiovasc Interv. 2010;76:668–72.

21. Rathore S, Stables RH, Pauriah M, Hakeem A, Mills JD, Palmer ND, et al. Impact of length and hydrophilic coating of the introducer sheath on radial artery spasm during transradial coronary intervention: a randomized study. JACC Cardiovasc Interv. 2010;3:475–83.

22. Kiemeneij F, Vajifdar BU, Eccleshall SC, Laarman G, Slagboom T, van der Wieken R. Evaluation of a spasmolytic cocktail to prevent radial artery spasm during coronary procedures. Catheter Cardiovasc Interv. 2003;58:281–4.

23. Varenne O, Jégou A, Cohen R, Empana JP, Salengro E, Ohanessian A, et al. Prevention of arterial spasm during percutaneous coronary interventions through radial artery: the SPASM study. Catheter Cardiovasc Interv. 2006;68:231–5.

24. Santini M, Ammirati F, Colivicchi F, Gentilucci G, Guido V. The effect of atropine in vasovagal syncope induced by head-up tilt testing. Eur Heart J. 1999;20:1745–51.

25. Kern MJ. The cardiac catheterization handbook. 5th ed. Philadelphia: Elsevier; 2011.

第 2 章
股动脉几路的难点

Percy P. Jokhi

摘要

　　很多年以来,股动脉入路都是 CAG 及 PCI 的主要入路。尽管目前桡动脉入路被越来越多地使用,但股动脉入路依然是很多术者的选择,没有其他入路可以选择时也依然需要。尽管在大多数病例中股动脉入路都比较顺利,但仍然有可能遇到困难,导致并发症发生,甚至造成严重后果。本章探讨遇到困难的常见危险因素并提供解决这些问题的建议。

关键词

　　股动脉,入路,困难,危险因素,解决方案,超声

失败发生率

　　采用改良 Seldinger 技术的股动脉入路曾经是过去 30 年来 CAG 及 PCI 的标准入路,直至今日依然是很多术者的首选。值得注意的是,只有有限的数据对于穿刺股动脉的成功或失败进行了评价。在 Access 研究中,将患者随机分为桡动脉、肱动脉或股动脉入路,尽管排除了已知动脉入路困难的患者,300 名患者中没有穿刺股动脉的失败病例,总失败率仅为 0.3%[1]。在一项纳入 12 个对比桡动脉及股动脉入路研究

P. P. Jokhi , PhD, MB BChir, MRCP (UK)

Department of Cardiology , Lincoln County Hospital , Lincoln , UK

e-mail: Percy.Jokhi@ulh.nhs.uk

© Springer-Verlag London 2016

A. Lindsay et al. (eds.), *Complications of Percutaneous Coronary Intervention*,
DOI 10.1007/978-1-4471-4959-0_2

的大型 Meta 分析中，总计 1372 名患者中，股动脉入路失败率为 2.4%，而桡动脉失败率明显增高为 7.2%[2]。尽管经股动脉入路的总体成功率很高，依然有一些因素会增加失败或穿刺点并发症的概率。

危险因素

肥胖

肥胖能够增加股动脉入路以及术后止血的难度 [3-5]。病态的肥胖也和腹股沟并发症的增加有关 [6]。这归因于动脉位于皮肤下的深度以及由此导致的触诊和拔除鞘管后发现出血的困难。皮肤皱褶在肥胖患者中也是不可靠的标志，通常会比股总动脉（CFA）水平低几厘米。这可能导致穿刺点低于股动脉分叉并增加血肿、假性动脉瘤以及动静脉瘘的风险 [7]。然而，对于低体重以及女性患者，穿刺点并发症的风险同样增加 [8]。

外周血管疾病及动脉桥血管

外周血管疾病（PVD）（图 2.1）患者可能由于主 - 髂动脉狭窄导致血流减少而引起股动脉搏动减弱。当腹股沟部位的血管存在钙化或弥漫血管病变时，情况会变得更加复杂；即便能够成功穿刺股动脉，导丝或动脉鞘管也可能无法通过，并且血管并发症的发生率也会增加 [8]。

外周移植血管的存在也需要注意。许多研究报道直接穿刺移植动脉的风险较低 [9-11]，但是也有相关并发症的报道，如移植血管血栓形成以及自身血管穿孔等。

迂曲

有时，患者降主动脉及髂 - 股动脉可能存在显著迂曲，这可能导致导丝及鞘管通过或操作困难，尤其是合并有钙化时（图 2.2）。在体型较高的患者，严重迂曲时使用标准长度的股动脉鞘管及导管可能导致导管无法到达冠状动脉。

重复多次入路

穿刺点显著瘢痕组织（之前陈旧入路或手术所致）有时会导致动脉穿刺和（或）鞘管植入困难或失败。

低血压及心律失常

严重低血压或休克患者，更倾向于选择股动脉而不是桡动脉入路，因为桡动脉往

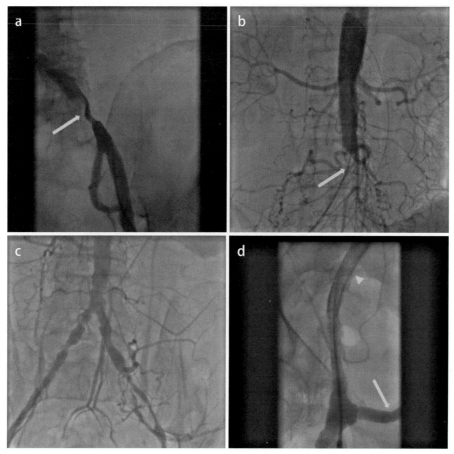

图 2.1*　外周血管疾病及动脉桥血管。（a）常见的严重左髂动脉狭窄（箭头）。（b）腹主动脉闭塞（箭头）。（c）严重弥漫髂动脉疾病。（d）右侧髂外动脉支架（三角箭头）伴股动脉 - 股动脉动脉桥（箭头）。

往无法触及。然而，当收缩压 <80mmHg（1mmHg≈0.133kPa）时，即便是股动脉也可能无法触及，此时建立血管通路需要极高的技巧。心律失常（如房颤），由于搏动与搏动间脉搏的变化，也会增加穿刺难度。相反，高血压使得动脉触摸更加容易，但会增加术后出血的风险。

抗凝

尽管强化的术前抗凝或抗栓药物的使用并不增加建立股动脉入路的难度，但可能增加穿刺点并发症的发生率[3]，在这种情况下，应当尽量避免使用股动脉。

---

* 见彩图，另可扫码加入冠状动脉介入治疗学习交流群免费获取。下同。

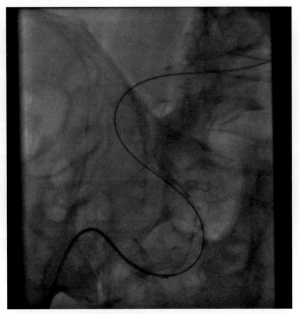

图 2.2　严重右髂动脉迂曲。

增加成功率的策略

患者选择

　　病态肥胖、严重外周血管疾病及之前有股动脉并发症的患者，更加适合经桡动脉入路。然而，如果桡动脉入路无法获得，以下额外的建议可能有用。

定位及镇静

　　确保患者舒适平卧，颈部支撑良好；两脚分开与肩同宽并外展。多数情况下不需要镇静，除非患者严重焦虑或预计穿刺困难，静注 2.5~5mg 安定可能有益。确定正确动脉穿刺点后（见下文），使用绿色 21G 针头由深部注射足量（即 8~10mL）1% 利多卡因。如果患者肥胖，动脉比这更深，使用 Seldinger 针头进一步给予麻醉浸润。

穿刺部位

　　成功定位股动脉穿刺包含 3 个主要因素 [12]（图 2.3）：
　　（1）穿刺应在腹股沟韧带下方。
　　（2）穿刺应正对股骨头。

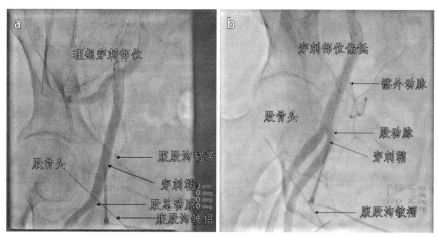

图 2.3 穿刺位置。（a）股动脉造影显示理想的股动脉穿刺位置,位于股骨头中部、分叉上方和腹股沟韧带下方。（b）穿刺部位位于股动脉上方,与股骨头下缘相对,尽管离皮肤有一定距离,但动脉分叉在肥胖的患者中相对较高。

（3）穿刺应在股动脉分叉上方的正常 CFA 内。

动脉穿刺点低于股动脉分叉可能增加穿刺点并发症风险,因为无法在股动脉头部按压止血。动脉穿刺点位于腹股沟韧带上方,进入腹膜后可能增加腹膜后血肿风险。

术者确定正确的皮肤浸润及进针位置有以下不同的策略:

（1）仅用临床标志:一种常用的技术是从髂前上棘和耻骨结节处画一条假想线,并在该线下方 2 cm 处触诊股动脉。有些术者不这样操作,仅仅确定最强搏动点作为皮肤穿刺入口。

（2）临床及放射影像标记:股骨头同 CFA 的确切关系允许穿刺前通过透视,显示股骨头来帮助确定 CFA 位置（图 2.4）。大多数患者的 CFA 几乎都在股骨头中部以下和股骨头下缘以下分叉[13]。如果穿刺针位于股骨头中部水平,那么有 99% 的把握穿刺正常 CFA,且不会穿刺入腹腔。尽管非随机研究数据提示,透视指引穿刺有更少的并发症[14],然而两个小规模随机研究显示并未增加成功率或降低并发症[15,16]。

（3）超声引导:由于不同患者解剖位置的多样性,一些术者支持术前或实时超声引导来精确确定 CFA 的分叉位置[17, 18]（图 2.5）。放射介入专家常规使用超声确定手术血管入路;然而在心血管导管室,超声使用受限,许多导管室并没有常规配备超声仪。FAUST 研究报道实时超声引导仅仅在 31%CFA 分叉高的患者中提高 CFA 的插管成功率,但它对于所有患者来说,减少了穿刺次数,缩短了建立通路时间,降低了静脉穿刺风险以及血管并发症的发生[19]。

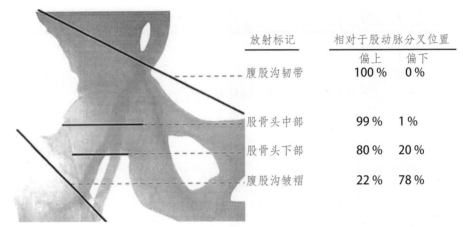

放射标记	相对于股动脉分叉位置	
	偏上	偏下
腹股沟韧带	100%	0%
股骨头中部	99%	1%
股骨头下部	80%	20%
腹股沟皱褶	22%	78%

图 2.4 放射线标记。股动脉造影中的影像学标志及其相对于股动脉分叉的位置。(Reproduced with permission from Garrett et al. [13])

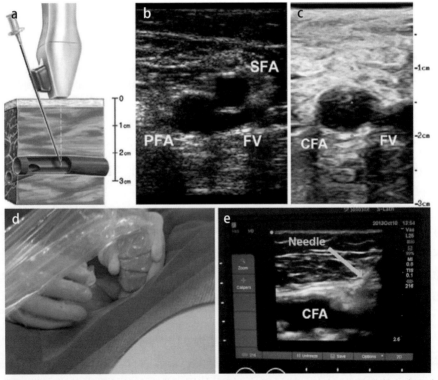

图 2.5* 超声引导股动脉穿刺技术。(a)一种适配的导引针可以固定针头进入血管的角度和皮下深度。深度为 1.5cm、2.5cm 或 3.5cm。(b)右侧股动脉分支如轴面所示,显示股深动脉(PFA)、股浅动脉(SFA)和股静脉(FV)。(c)导引针移动到 CFA 可视,在针头的前进过程中,血管的动脉前壁始终保持在中央目标线以下(绿色圈),显示出针头前进的路线。(d)超声引导穿刺。(e)CFA 中针头位置的纵视图(箭头)。(Adapted from Seto et al. [19], with permission)

触诊股动脉搏动的难点

由于肥胖、外周血管疾病、动脉细小、陈旧瘢痕、心动过速或低血压，有时触诊股动脉搏动较为困难。在这种情况下，如果无法采用超声引导，那么应当使用小穿刺针套装（Micropuncture Kit）（图 2.6）。同标准 18G 针头相比，可以使用更细的穿刺针（21G）以及 0.018″的导丝。之后应当植入 4Fr 鞘管，经股动脉透视确定位置后，再更换更大直径的动脉鞘管。如果位置不满意，可移除鞘管，压迫 5 分钟后再次穿刺动脉。然而，一项研究发现使用小针穿刺技术并未降低血管并发症的发生率，但增加了腹膜后出血风险，这可能由 0.018″导丝导致的边支穿孔所致 [20]。由于小穿刺针的管腔直径明显小于 18G 穿刺针，血液回流较少，有时很难看到搏动性出血，尤其是在有低血压的患者，这样导致判断穿刺针位于动脉内还是静脉内出现困难。将穿刺针同压力传感器相连并记录压力曲线能够帮助判断。当股动脉触诊困难时，这一方法也可用于标准 18G 穿刺针。

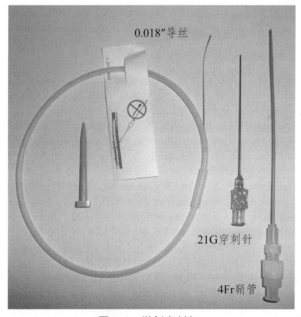

图 2.6 微创穿刺包。

在钙化血管中或穿刺角度太大时，尽管短 0.035″导丝能够通过并进入动脉内，动脉鞘管可能无法顺利插入并可能导致导丝打结而需要将其拔除。一种解决方案是使用长 0.035″导丝（150cm）通过 18G 穿刺针推送至动脉远端以增加支撑力。也可以把导丝固定于腿部以减少插入角度以利于鞘管进入。

使用长动脉鞘管

当遇到显著迂曲的股动脉、髂动脉或主动脉时,可能限制导丝及导管通过并影响操作,从而导致冠脉造影失败。对身体较高者,这还会导致标准长度导管无法到达冠状动脉开口。可以使用亲水导丝(如 Terumo Radifocus)完成导丝通过,使用长动脉鞘(22~45cm)使血管变直。当迂曲特别严重时,建议使用加强动脉鞘管(Super Arrow Flex, Teleflex Medical),因为它可以抵抗变形并矫正严重迂曲,并且又有足够的柔韧性以到达降主动脉。

尽管上述的注意事项以及技术对穿刺股动脉有用,但这并不能取代经验,当不熟练的术者进行操作时,失败及并发症发生率增加。这对于当前的学习者来说尤其如此,因为他们大多数病例均经桡动脉入路,当他们面对具有挑战性的股动脉入路时可能会遇到困难。在单纯诊断性检查中继续使用股动脉入路,而在进行干预时转为桡动脉入路可能是保持经验的一种解决方案。

参考文献

1. Kiemeneij F, Laarman GJ, Odekerken D, Slagboom T, van der Wieken R. A randomized comparison of percutaneous transluminal coronary angioplasty by the radial, brachial and femoral approaches: the access study. J Am Coll Cardiol. 1997;29:1269–75.
2. Agostoni P, Biondi-Zoccai GG, de Benedictis ML, Rigattieri S, Turri M, Anselmi M, et al. Radial versus femoral approach for percutaneous coronary diagnostic and interventional procedures; systematic overview and meta-analysis of randomized trials. J Am Coll Cardiol. 2004;44:349–56.
3. Blankenship JC, Hellkamp AS, Aguirre FV, Demko SL, Topol EJ, Califf RM. Vascular access site complications after percutaneous coronary intervention with Abciximab in the evaluation of C7e3 for the prevention of ischemic complications (Epic) trial. Am J Cardiol. 1998;81:36–40.
4. Ellis SG, Elliott J, Horrigan M, Raymond RE, Howell G. Low-normal or excessive body mass index: newly identified and powerful risk factors for death and other complications with percutaneous coronary intervention. Am J Cardiol. 1996;78:642–6.
5. Waksman R, King 3rd SB, Douglas JS, Shen Y, Ewing H, Mueller L, et al. Predictors of groin complications after balloon and new-device coronary intervention. Am J Cardiol. 1995;75:886–9.
6. Cox N, Resnic FS, Popma JJ, Simon DI, Eisenhauer AC, Rogers C. Comparison of the risk of vascular complications associated with femoral and radial access coronary catheterization procedures in obese versus nonobese patients. Am J Cardiol. 2004;94:1174–7.
7. Altin RS, Flicker S, Naidech HJ. Pseudoaneurysm and arteriovenous fistula after femoral artery catheterization: association with low femoral punctures. AJR Am J Roentgenol. 1989;152:629–31.
8. Applegate RJ, Sacrinty MT, Kutcher MA, Kahl FR, Gandhi SK, Santos RM, et al. Trends in vascular complications after diagnostic cardiac catheterization and percutaneous coronary

intervention via the femoral artery, 1998 to 2007. JACC Cardiovasc Interv. 2008;1:317–26.

9. AbuRahma AF, Robinson PA, Boland JP. Safety of arteriography by direct puncture of a vascular prosthesis. Am J Surg. 1992;164:233–6.

10. Da Silva JR, Eckstein MR, Kelemouridis V, Waltman AC, Brewster DC, Abbott WM, et al. Aortofemoral bypass grafts: safety of percutaneous puncture. J Vasc Surg. 1984;1:642–5.

11. Eisenberg RL, Mani RL, McDonald EJ. The complication rate of catheter angiography by direct puncture through aorto-femoral bypass grafts. AJR Am J Roentgenol. 1976;126:814–6.

12. Sherev DA, Shaw RE, Brent BN. Angiographic predictors of femoral access site complications: implication for planned percutaneous coronary intervention. Catheter Cardiovasc Interv. 2005;65:196–202.

13. Garrett PD, Eckart RE, Bauch TD, Thompson CM, Stajduhar KC. Fluoroscopic localization of the femoral head as a landmark for common femoral artery cannulation. Catheter Cardiovasc Interv. 2005;65:205–7.

14. Fitts J, Ver Lee P, Hofmaster P, Malenka D, Northern New England Cardiovascular Study G. Fluoroscopy-guided femoral artery puncture reduces the risk of Pci-related vascular complications. J Interv Cardiol. 2008;21:273–8.

15. Abu-Fadel MS, Sparling JM, Zacharias SJ, Aston CE, Saucedo JF, Schechter E, et al. Fluoroscopy vs. traditional guided femoral arterial access and the use of closure devices: a randomized controlled trial. Catheter Cardiovasc Interv. 2009;74:533–9.

16. Huggins CE, Gillespie MJ, Tan WA, Laundon RC, Costello FM, Darrah SB, et al. A prospective randomized clinical trial of the use of fluoroscopy in obtaining femoral arterial access. J Invasive Cardiol. 2009;21:105–9.

17. Seto AH, Abu-Fadel MS. Ultrasound-guided arterial access is the way to go. Card Interv Today. 2012(Sep/Oct):58–62.

18. Stegemann E, Stegemann B, Marx N, Lauer T, Hoffmann R. Effect of preinterventional ultrasound examination on frequency of procedure-related vascular complications in percutaneous coronary interventions with transfemoral approach. Am J Cardiol. 2011;108:1203–6.

19. Seto AH, Abu-Fadel MS, Sparling JM, Zacharias SJ, Daly TS, Harrison AT, et al. Real-time ultrasound guidance facilitates femoral arterial access and reduces vascular complications: Faust (Femoral Arterial Access with Ultrasound Trial). JACC Cardiovasc Interv. 2010;3:751–8.

20. Ben-Dor I, Maluenda G, Mahmoudi M, Torguson R, Xue Z, Bernardo N, et al. A novel, minimally invasive access technique versus standard 18-gauge needle set for femoral access. Catheter Cardiovasc Interv. 2012;79:1180–5.

第3章
桡动脉几路的难点

Will T. Roberts，James Nolan

摘要

　　对于初学者来说，桡动脉穿刺经常是一个巨大的挑战，然而也存在一些技巧能够提高成功的概率。本章我们讨论患者的准备（着重于水化补充液体以及减少焦虑的方法）以及最成功的桡动脉穿刺技术、鞘管型号及大小的指导等。桡动脉入路成功后，还将讨论通过桡动脉迂曲解剖结构的方法。

关键词

　　桡动脉，穿刺，技术，鞘管，刺穿（贯通）技术，Seldinger，套管，迂曲

引言

　　成功的桡动脉插管是经桡动脉冠状动脉造影及介入的关键。无法成功穿刺桡动脉是放弃桡动脉入路的最常见原因[1]。

　　首次穿刺桡动脉是成功进行置管的最好时机，因为初次穿刺失败后，由此导致的

W. T. Roberts , MB ChB, MRCP, MD

Department of Cardiology , Worcestershire Royal Hospital , Charles Hastings Way ,
Worcester , Worcestershire , UK
e-mail: 7aazw7xkjh@snkmail.com

J. Nolan , MD, FRCP (⊠)
Department of Cardiology , University Hospital of North Staffordshire,
University Hospital of North Staffordshire NHS Trust , Stoke-on-Trent , UK
e-mail: nolanjim@hotmail.com

© Springer-Verlag London 2016

A. Lindsay et al. (eds.), *Complications of Percutaneous Coronary Intervention,*
DOI 10.1007/978-1-4471-4959-0_3

动脉痉挛、血肿及夹层有可能降低再穿刺成功的概率。因此,希望开展桡动脉入路手术的术者应当在第一次穿刺前尽最大努力以保证穿刺成功,包括使用血管扩张剂、抗焦虑药物以及其他手段。本章列举了对桡动脉穿刺成功有益的关键因素。

患者准备

桡动脉容易痉挛,患者焦虑时,由于肾上腺素激活导致痉挛发生率增加。患者在进入导管室之前的所有经历均可能影响焦虑的程度,因此应当尽一切可能降低患者的压力和不适感。在患者进入导管室之前或刚进入导管室时推荐常规使用静脉抗焦虑药物如安定(除非有禁忌证),至少对于桡动脉插管学习曲线内的术者应当这样做。患者应当通过口服或静脉输液充分水化,这样可以保证安全使用血管扩张剂并有助于避免病理性血管塌陷。

准备进行穿刺的前臂应当位于合适的高度和位置以确保术者操作舒适。将前臂固定于不舒适的位置,例如过度外展或贴靠,可能带来不必要的不适感及压力,除非患者意识水平限制,否则这种情况应当避免。建议使用带整体腕部支撑的臂板或使用简易装置,如放在手腕下方的手术巾卷,使手腕处于轻柔伸展状态,以便术者从舒适的角度穿刺桡动脉。简单的臂板见图 3.1。一旦植入鞘管且导丝通过肱动脉,建议患者的前臂放松置于自然位置以确保舒适并易于术者操作。

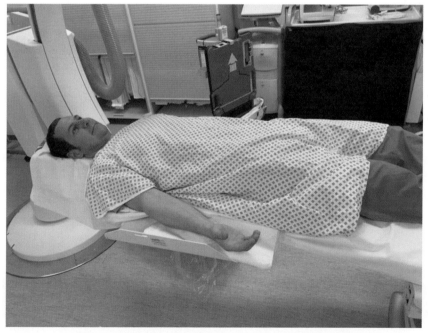

图 3.1 如图所示,简单的臂板用于支撑上臂,伸展手腕。

使用血管扩张剂能够增加桡动脉直径并使置管更易成功 [2]。可以使用硝酸甘油舌下含服或随局麻药物一起皮下注射。局部注射硝酸甘油的好处是其系统低血压反应更少,避免由此引起手术延迟以及患者不适。

医生准备

术者经验是一个不可回避的预测桡动脉穿刺成功率的因素。经桡动脉入路手术具有明确的学习曲线,而桡动脉穿刺成功是其中重要的部分 [3]。尽管经验无可替代,桡动脉手术的初学者应当尽最大努力熟悉器材,并在给患者手术前在模拟器上多加练习。

要记住:第一次穿刺成功的概率最高,因此我们鼓励术者多花点时间以确保在穿刺前尽可能做好准备。多用点时间确保患者位于合适的位置以及合适的高度,并用两根手指触诊动脉来确定穿刺路线以及指引进针角度。如果曾经是股动脉术者,那么最好在没有时间压力的情况下计划第一例桡动脉手术,且最好选择简单病例,而不是在无法穿刺股动脉时转而选择桡动脉入路,因为这样会造成不良的压力。通常都使用右侧桡动脉,除非需要进行 LIMA 造影或右侧桡动脉入路无法获得。右侧可以提供更符合人体工程学的位置,大多数导管室在右侧操作也更容易。

穿刺技术

应当在桡骨颈突近端 2~3cm 穿刺动脉(图 3.2)。尽管术者更愿意在动脉远端穿刺,因为桡动脉远端更易触及,但经验显示从更近端部位穿刺更易成功,因为这里管腔更大,并且在前臂软组织中活动更少。

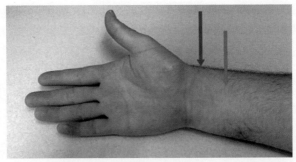

图 3.2* 桡动脉穿刺点(红色箭头),距桡骨颈突(蓝色箭头)2cm。

穿刺桡动脉可以使用 Seldinger 技术,采用小号开放针头,或者使用套管针系统 [4]。在后者,桡动脉首先使用带套管的穿刺针穿透。当动脉被穿刺针穿透后,完全将穿刺针拔除,将套管留在原位。这时,套管位于动脉后壁外侧,然后慢慢回撤直至其进入血管腔内并且可见回流血液。在这个位置通过套管送入指引导丝至动脉内以利于下一步插入鞘管。最好是在血液喷出时把钢丝插入到套管内。

如果第一次穿刺后出现动脉痉挛,通常等待 15~20 分钟可以再次触及搏动。舌下含服硝酸甘油可将时间缩短为 8 分钟,局部注射 200μg 硝酸甘油可缩短至 3 分钟(皮下给药具有无全身副作用的额外优点)[2]。

当导丝到位后,通常桡动脉鞘管能很容易植入。同短亲水桡动脉鞘管相比,长亲水桡动脉鞘管在减少痉挛方面并无益处 [5]。短鞘管更少可能进入及穿破小血管,因此作为默认推荐。

如果标准导丝通过时有任何阻力,那么应当撤除导丝并进行再一次穿刺或者在透视下观察导丝。如果这样无法解决问题,那么在鞘管有良好回血的情况下可以经鞘管行桡动脉造影。决定穿刺应当被放弃还是继续使用,很大程度上取决于导丝手感反馈,而这是需要通过经验来学习的。当导丝推进困难,绝大多数情况下导丝位于血管腔外或桡动脉内膜下,而且后续操作不太可能将这样的穿刺转换为成功的鞘管植入。建议术者不要吝于尝试动脉的第二个穿刺点。如果使用长动脉鞘,那么长指引导丝可能进入动脉环或小分支而遇到阻力。尽管我们不建议常规使用长动脉鞘,有经验的术者可以在透视下部分植入长动脉鞘。在这种情况下,应当格外小心避免鞘管进入小血管导致穿孔。有时,由于以前使用过,桡动脉可能闭塞,通过远端掌、腕侧支充盈,这时仅能在远端触及强烈的搏动,如果在此穿刺,导丝将无法通过近端。在这种情况下需要选择替代入路。

通过迂曲动脉及动脉环

如果桡动脉迂曲或有桡尺动脉环,可以使用亲水导丝或更易操作的有支撑力的冠脉导丝在透视下通过。桡动脉环通常在导丝单独通过或在导丝上轻柔通过小直径诊断导管(4Fr 或 5Fr)后会变直,然而伸直桡动脉环会带来额外的疼痛并有小的撕裂以及出血的风险。

常规性桡动脉造影能提供动脉解剖信息,在早期给术者提示潜在的困难,对于初学者强烈建议常规进行桡动脉造影。

需要记住的是,桡动脉结构易受前臂位置的影响,移动或扭动前臂能调整解剖位置,从而使开始显示非常困难的桡动脉变得易于通过。从外部侧方压迫同样也能调整解剖位置,但应当注意避免术者过度射线暴露 [6]。

超声引导桡动脉穿刺

超声引导目前已被广泛用于重症监护以及 CAG 时动脉入路指引,并开始越来越多地被心血管专家使用,尤其当采用大口径股动脉手术时。超声指引能够辅助重症监护下的桡动脉置管,这项技术可能会在冠状动脉介入桡动脉穿刺中变得越来越普遍 [7]。

结论

穿刺前充分的准备是获得高成功率的关键,尤其应当注意患者水化及焦虑。可以使用 Seldinger 或穿透技术,推荐使用短亲水动脉鞘管。

参考文献

1. Carrillo X, Mauri J, Fernandez-Nofrerias E, Rodriguez-Leor O, Bayes-Genis A. Safety and efficacy of transradial access in coronary angiography: 8-year experience. J Invasive Cardiol. 2012;24:346–51.
2. Pancholy SB, Coppola J, Patel T. Subcutaneous administration of nitroglycerin to facilitate radial artery cannulation. Cathet Cardiovasc Interv. 2006;68:389–91.
3. Louvard Y, Lefevre T, Morice MC. Radial approach: what about the learning curve? Cathet Cardiovasc Diagn. 1997;42:467–8.
4. Pancholy SB, Sanghvi KA, Patel TM. Radial artery access technique evaluation trial: randomized comparison of Seldinger versus modified Seldinger technique for arterial access for transradial catheterization. Catheter Cardiovasc Interv. 2012;80:288–91.
5. Rathore S, Stables RH, Pauriah M, Hakeem A, Mills JD, Palmer ND, et al. Impact of length and hydrophilic coating of the introducer sheath on radial artery spasm during transradial coronary intervention: a randomized study. JACC Cardiovasc Interv. 2010;3:475–83.
6. Kurisu S, Mitsuba N, Kato Y, Ishibashi K, Dohi Y, Nishioka K, et al. External side-compression of radial artery: a simple technique for successful advancement of guidewires through the radial approach. J Interv Cardiol. 2011;24:397–400.
7. Roberts J, Manur R. Ultrasound-guided radial artery access by a non-ultrasound trained interventional cardiologist improved first-attempt success rates and shortened time for successful radial artery cannulation. J Invasive Cardiol. 2013;25(12):676–9.

第 4 章
桡动脉痉挛的预防和治疗

Damian J. Kelly

摘要

虽然 PCI 的路径很多,但近几年,在全球范围内采用桡动脉路径的数量最多。越来越多的证据支持 PCI 采用桡动脉入路是安全的途径,但存在"桡动脉学习曲线",特别是对于习惯于股动脉的术者。未治疗的桡动脉痉挛不仅疼痛,而且如果不更换路径(如股动脉路径),会对患者造成伤害。学会如何处理桡动脉痉挛可以使操作顺利,避免失败。

关键词

桡动脉,痉挛,CAG,PCI

引言

CAG 和 PCI 采用桡动脉途径可以提高患者的舒适度,与股动脉途径相比,可以降低穿刺点的出血,欧洲心脏病协会推荐将桡动脉路径作为常规操作途径[1]。

桡动脉痉挛(radial spasm, RS)是一个常见并发症,是缺乏经验的术者常常要面对的问题,也是所有术者常常会面对的问题。由于"明显的"RS 缺乏统一的概念,我们努力设计了检测的随机临床试验去减少这种困顿,目前统计的 RS 发生率约为 10%,严重的并发症并不常见,包括桡动脉夹层、穿孔和桡动脉撕脱伤,下面讨论如何

D. J. Kelly , BMedSci. MBChB (Hons.), MD, MRCP

Department of Cardiology , Royal Derby Hospital , Derby , Derbyshire , UK

e-mail: damian.kelly@nhs.net

© Springer-Verlag London 2016

A. Lindsay et al. (eds.), *Complications of Percutaneous Coronary Intervention,*
DOI 10.1007/978-1-4471-4959-0_4

避免和治疗 RS。

桡动脉痉挛的病理生理

桡动脉不是终末动脉,在桡动脉闭塞的情况下,如果尺动脉供血足够,就可以保证手部的供血,所以特别适合进行侵入性导管操作。但桡动脉直径小,较股动脉更具血管活性,在局部机械和循环体液因素作用下易于痉挛,后者包括应激反应后儿茶酚胺释放、反复的桡动脉操作和患者的焦虑情绪都会显著增加临床 RS 的可能性。

患者选择

一项入选 1100 例 CAG 的研究显示,桡动脉平均直径（RAD）[2] 变异非常大,平均 RAD 男性是 2.69 ± 0.40 mm,女性是 2.43 ± 0.38 mm。总体来说,平均 RAD 小于 5Fr 鞘管（2.3 mm）、6 Fr（2.52 mm）鞘管和 7 Fr（2.85 mm）鞘管所占的比例分别是 17.3 %、43.8 % 和 74.4 %。基于这些数据,有不到 10 % 的女性和不到 30 % 的男性可以适应 7Fr 鞘管和导管。值得注意的是,一个日本人群的小样本研究显示 [3]（图 4.1）,亚洲人和东方人 RAD 更小。RS 发生的频率和因为痉挛致导管头端切割作用

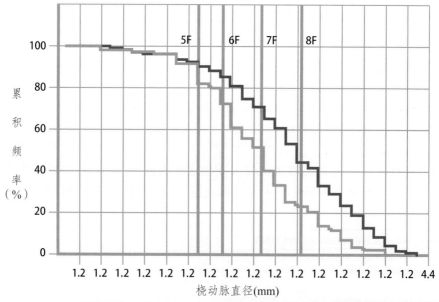

图 4.1* 桡动脉内径的累积频率。250 名日本患者的桡动脉内径。蓝线代表男性患者,黄线代表女性患者。（Adapted from Saito et al. [3]; with permission from John Wiley & sons）

导致的穿孔与桡动脉的直径相关,尽管结合解剖和超声(US)的指导可以完成鞘管植入,但当桡动脉很细时,尝试桡动脉途径造影很难成功。尽管在"provisional"单支架 - 分叉支架时代,大鞘管很少使用,但 US 还可以用来评价桡动脉直径,而且亲水无鞘指引导管系列(Sheathless Eaucath,Asahi Intecc,Japan)可以提供 7.5 Fr(2.49 mm)内部管腔和相当于 5 Fr(2.29 mm)插入鞘管的外径。

桡动脉途径适合于绝大多数患者,但在某些临床情况下成功率低(表 4.1)。

表 4.1　不利于桡动脉导管术的临床特征

相对更困难	原因
容积小 / 很细微的桡动脉搏动	依赖于解剖标志和(或)超声指导
不利的患者特征(如,低 BSA、女性、种族、糖尿病)提示桡动脉管径细	小直径的桡动脉更可能出现临床上明显的桡动脉痉挛
老年高血压(如,>85 岁)	锁骨下 / 升主动脉连接处迂曲明显,而且主动脉根部扩张增加了导管到达冠状动脉口部的难度
失败的常见原因	
解剖因素(如,桡动脉和头臂动脉环、桡动脉高位分叉)	促进痉挛发生,而且患者的不适使操作受限
镇静不充分	
穿孔或导丝走行在内膜下	
桡动脉途径的相对禁忌证	
对侧有透析用 A-V 瘘	需要和肾脏团队讨论:获益 / 风险
改良 Allen 试验阴性	
既往有经验术者操作失败史	
桡动脉途径的绝对禁忌证	
上肢淋巴水肿(如,乳房切除术后)	
同侧有透析用 A-V 瘘	
Allen 试验阴性和 Barbeau 反应 D 型同时存在	
严重的雷诺病 / 硬皮病	
桡动脉缺乏(如,既往用于 CABG)	

Allen 试验和 Barbeau 试验

对每位患者都做 Allen 试验仍然存在争议,缺乏该试验降低手缺血的证据主要是因为罕见非常严重的并发症。改良的 Allen 试验是评估尺动脉经掌深弓对手部血液供应的方法。方法:要求患者抬高一侧手臂 30 秒或张开并握紧拳头,同时在手腕桡骨茎突处压紧桡动脉和尺动脉。手展开并呈苍白色,然后将压在尺动脉的压力去掉。试验阳性(正常)表现为手部颜色快速恢复成淡红色,在 5~10 秒恢复可视为正常。如果结果模棱两可,可以在较短间歇后重新做。Barbeau 是一种高敏感试验,采用拇指或示指的体积描记器(氧饱和度探头)来寻找血流时相的恢复[4, 5](图 4.2)。

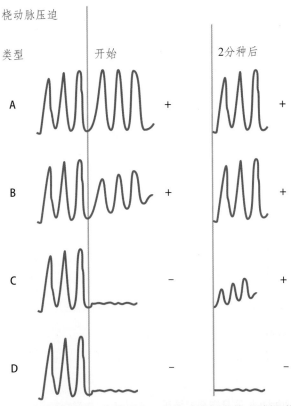

图 4.2 Barbeau 试验:以上是体积描记术的形态。是桡动脉阻塞前、即刻和桡动脉阻塞后 2 分钟的 SpO_2,可有 4 种反应类型,D 型患者不能经腕部进行导管插入术。(Reproduced from Kotowycz et al.[5] with permission)

桡动脉痉挛的预防

预防胜于治疗,观察显示 RS 的发生随着术者的操作经验和轻柔操作而降低,以下阐述避免桡动脉痉挛的关键方法。

患者选择

如果桡动脉几乎触摸不到,从桡动脉入路就是不明智的选择,特别是如表 4.1 所列的临床因素提示桡动脉非常细小,因此了解病史和进行检查以确定合适的入路非常必要。

镇静

平静的氛围很重要,同时在进入导管室之前,首先要对操作过程做详细的解释。进行桡动脉导管术之前,哪些是理想药物还没有专家共识,推荐给予轻微镇静(地西泮 2.5~5 mg IV),向患者强调镇静主要是为了使桡动脉松弛,而不是去缓解患者似乎看起来非常焦虑的状态。患者的理想状态是处于镇静状态同时能对声音做出反应,老年人或有严重呼吸系统疾病或睡眠呼吸暂停的患者,操作必须谨慎,并给予持续氧饱和度检测,充分的镇静和常规麻醉是桡动脉穿刺成功的前提。

抗痉挛药和抗凝药:"桡动脉鸡尾酒"

关于"桡动脉鸡尾酒"有多种描述,方法是经桡动脉鞘弹丸式推注(IA),几乎共同的组成成分是硝酸盐,例如,将 1 mg/mL 硝酸甘油(GTN)稀释成 100 μg /mL,以 100~200 μg IA 作为唯一的血管扩张剂。这种方法可以增加桡动脉直径达 53 %[6],但重度主动脉狭窄患者禁忌动脉推注硝酸盐,在使用血管扩张剂前应测量血压。

维拉帕米 2~5 mg 与产生一氧化氮的吗多明(一种非选择性钙拮抗剂)联用显示可以降低最大撤出力,可以减少桡动脉痉挛并减轻患者的不适[7]。尽管协同作用很小,但如果患者正在服用 β- 阻滞剂,很多术者就不会再应用维拉帕米。

静脉使用普通肝素(UFH,诊断性冠状动脉造影时常用 70 U/kg 至 5000 U, PCI 时根据体重调整)是桡动脉导管术操作的常规用药,使用 UFH 可以明显降低操作后的桡动脉闭塞率(UFH3~5000U 闭塞率 3%~5% ,无肝素闭塞率 60%)[8, 9]。包括 UFH 动脉内鸡尾酒的这种应用还存在争议。UFH 呈酸性(pH 值常为 6.0),除非注射前将 UFH 与血液缓冲 5~10 秒,否则动脉注射常会诱发疼痛性桡动脉痉挛。 替代方法（可以避免经静脉管路的抗凝不充分,同时避免 RS）可以通过导引导管应用肝素,导管位置应游离于升主动脉内。应用 UFH 的时间很重要,一些术者直到指引导丝进入升主动脉才应用肝素,这种情况对万一需要改到股动脉途径的情况是有利的。因镇静、合并应用血管扩张剂,同时患者造影前这段时间进食少,造影开始时可能 SBP 偏低,在 80~100 mmHg 左右,意味着可以早期静脉注射一些生理盐水。比伐芦定单药治疗后的桡动脉闭塞率数据很少。

动脉穿刺术

一次穿刺就成功将使痉挛程度减到最小;针刺动脉会导致动脉持续痉挛 30 分钟,如果桡动脉直径小但 BP 还可以,舌下硝酸甘油喷雾可能有帮助。

采用开放性穿刺技术可能对那些"触摸不清"的桡动脉有帮助,方法:一旦穿刺针进入动脉,血液流出来,提示不需要把持住针,0.025″导丝就可以进入穿刺针。实际上,为了"稳定针"去把持针(如果针在管腔内,针自然会被动脉吸着)常会使针尖穿出管腔。如果将针的斜面旋转,则导丝不易进入或仅能前行一小段距离,常见的问题是导丝行走在内膜下而不是"痉挛"。这种情况下,应在靠近初次穿刺点的近段 2cm 处重新穿刺,直到导丝走行顺畅才能进入鞘管,或如果感到阻力,应在透视下看着导丝在肘窝水平顺利通过(管腔内)。

插入动脉鞘

亲水涂层鞘被广泛使用并证明可减轻痉挛[7]。鞘管要浸湿并缓慢地进入。尽管 Cook Medical Inc.(Bloomington, Indiana)AQ 亲水涂层鞘管与无菌脓肿相关,现已不被术者所喜爱[11],但现有证据显示桡动脉鞘的长度在桡动脉痉挛的发生率上没有明显的影响[10]。短亲水涂层鞘(10~13 cm)最安全,采用无菌贴固定或缝合方法,可以避免鞘管在导管术中不慎撤出。

导管交换、操作和插入术

为避免 RS,导管操作应由有经验的术者操作,导丝或导管在行进中碰到任何阻力,最重要的是停止操作,不能强力推送导丝和导管。开始时,应经导管描记外周动脉压力波形,但理想的方法是轻柔地注入 50% 造影剂 / 盐水,可以在"透视下保存",作为操作 0.035″亲水导丝的路标,以上操作需要把影像增强器摇到前臂。透视下看到明显的桡动脉痉挛且血压足够(如 SBP >110),可以动脉给 GTN 100~200 μg [和

（或）维拉帕米 2.5 mg IA（如果未预防使用维拉帕米）]，如果患者焦虑和不舒服，可以进一步静脉推注镇静剂（如，地西泮 2.5 mg），更严重的情况给吗啡，注意插入或回撤导管时动作要轻柔。如果亲水导丝已通过痉挛段，要轻柔推送导管直到亲水导丝到达升主动脉，可辅以深呼吸拉直锁骨下／主动脉连接处，这时可以交换成无涂层的标准 0.035″J 型导丝以避免亲水导丝不慎进入冠状动脉，然后沿着 260 cm"长交换"J 型导丝进行导管交换，这样可以避免导丝重新穿过手臂远端血管。

无论是择期还是急诊情况，诊断性冠状动脉造影最好使用 5 Fr 导管，5 Fr 桡动脉鞘可进行择期诊断性造影操作，或 6 Fr 桡动脉可进行造影 ± PCI。进入 6 Fr 指引导管常会导致一定程度的桡动脉痉挛。上述操作的关键点是，在导管前行过程中遇到任何阻力都要停止操作并进行外周动脉造影。如果要进行 "PCI"，为减少桡动脉痉挛的机会，很多术者选择使用 260 cm"长交换"导丝。如果必须造影，与回撤交换导丝相比，更倾向于保留导丝位置、同时经 PCI 的 Y 连接器注射造影剂。如果造影提示痉挛，可以经 Y 连接器的三通给血管扩张剂。通过顺时针方向和逆时针方向轻柔地旋转导管头端，沿着作为轨道导丝小心谨慎地推送导管，常常可以成功通过痉挛段。风险是桡动脉穿孔，因此导管永远不能"暴力"操作。提倡的推送技术是：如，在导管头端嵌入一个 2 mm、部分膨胀的 PCI 球囊和应用 0.014″ PCI 指引导丝[12]。通常情况下，如果给血管扩张剂和（或）镇静剂治疗 5 分钟内桡动脉痉挛无消退、导管不能进入，那么建议更换路径。根据临床的紧急程度和抗凝状态决定更换哪个路径，对抗凝的患者，推荐更换到对侧桡动脉（通常是左侧）。临床情况不稳定或在急诊PCI（并且无绝对禁忌证）回到股动脉途径通常是最佳方法。

解剖变异

上肢血管 2 个最常见的变异是近段桡动脉严重迂曲（图 4.3）、桡动脉"环"和高分叉的桡动脉。一些精彩的综述已详细描述这种情况下的导管插入术[13, 14]，第 5 章（桡动脉路径：通过困难的锁骨下动脉和扩张的主动脉根部）中也涉及了。任何 RS 的治疗措施都是一致的：停止、影像、安抚患者和应用镇痛措施，如果有适应证，应用血管扩张剂。患者是关键，基于临床情况的急迫程度更换路径，桡动脉环可以通过并可被亲水的 0.035″ 导丝拉直，但通过 5 Fr 造影导管有明显不适时，不可能耐受进一步的冠脉干预。

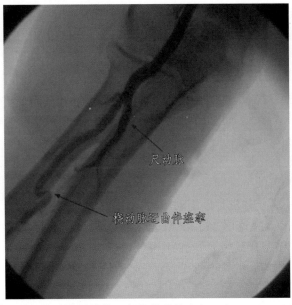

图 4.3　桡动脉极度迂曲。桡动脉近端第一弯曲处明显痉挛。（Reproduced from Lo et al. [13] with permission）

桡动脉穿孔

导管术中桡动脉夹层或穿孔的发生率约为 1%[5]。可表现为即刻疼痛或只是轻微症状,只有在交换导管后不能送入、进行外周动脉造影才能发现。造影剂外渗可能与前臂疼痛有关。导管交换时,轻柔牵拉长导丝（260 cm）可能减低导管尖端所致的夹层。尽管采用长鞘（20~23 cm）、更换 0.035″ 亲水导丝或 PCI 指引导丝有可能通过桡动脉夹层段,但是一旦发现造影剂外渗,多数术者会转换到对侧桡动脉或股动脉途径。必须仔细监测受损伤的手臂,如果术后前臂有损伤或血肿形成,要用吊带抬高前臂,观察毛细血管再充盈时间 15 分钟。疼痛加重、血肿紧张度增加或远段灌注受损,需要请血管外科紧急会诊。与局部桡动脉痉挛相关的限制性出血所致的骨筋膜间室综合征罕见,应用糖蛋白 Ⅱb/Ⅲa 受体拮抗剂（如 abciximab,Reapra）是相对禁忌证。

撤出鞘管

撤出鞘管关键是要缓慢、轻柔,如果感觉阻力很大要停止,给予血管扩张剂、镇痛和镇静；耐心并将热毛巾敷在前臂上经常会有所帮助。有报道过度用力导致桡动脉撕脱伤，目前的亲水短鞘撤出时出现问题罕见。一些应用上述方法失败的极端病例，可以采用全麻下无损伤地撤出鞘管。

结论

　　桡动脉痉挛不可预测并有时很棘手，通过仔细准备和操作技术可以降低发生率。桡动脉强化了心导管术安全的基本规则，换句话说，患者的病史、路径的结构、耐心和依从性，所有这些信息都非常重要。桡动脉途径安全、有效并受患者的欢迎，但其本身不是一种终极方法：复杂病变更适合通过其他路径（如股动脉）使操作成功。

参考文献

1. Hamon M, Pristipino C, Di Mario C, Nolan J, Ludwig J, Tubaro M, et al. Consensus document on the radial approach in percutaneous cardiovascular interventions: position paper by the European Association of Percutaneous Cardiovascular Interventions and working groups on acute cardiac care and thrombosis of the European Society of Cardiology. EuroIntervention. 2013;8(11):1242–51.
2. Yoo BS, Yoon J, Ko JY, Kim JY, Lee SH, Hwang SO, Choe KH. Anatomical consideration of the radial artery for transradial procedures: arterial diameter, branching anomaly and vessel tortuosity. Int J Cardiol. 2005;101:421–7.
3. Saito S, Ikei H, Hosokawa G, Tanaka S. Influence of the ratio between radial artery inner diameter and sheath outer diameter on radial artery flow after transradial coronary intervention. Catheter Cardiovasc Interv. 1999;46:173–8.
4. Barbeau GR, Arsenault F, Dugas L. Evaluation of the unipalmar arterial arches with pulse oximetry and plethysmography: comparison with the modified Allen's test in 1010 patients. Am Heart J. 2004;147:489–93.
5. Kotowycz MA, Dzavik V. Radial artery patency after transradial catheterization. Circ Cardiovasc Interv. 2012;5:127–33.
6. Jeserich M, Just H. Effect of nitrates on arterial blood vessels exemplified by the radial artery. Z Kardiol. 1998;87(2):77–83.
7. Kiemeneij F, Vajifdar BU, Eccleshall SC, et al. Evaluation of a spasmolytic cocktail to prevent radial artery spasm during coronary procedures. Catheter Cardiovasc Interv. 2003;58:281–4.
8. Spaulding C, Lefevre T, Funck F, Thébault B, Chauveau M, Ben Hamda K, et al. Left radial approach for coronary angiography: results of a prospective study. Cathet Cardiovasc Diagn. 1996;39(4):365–70.
9. Bertrand OE, Rao SV, Pancholy S, Jolly SS, Rodés-Cabau J, Larose E, et al. Transradial approach for coronary angiography and interventions: results of the first international transradial practice survey. J Am Coll Cardiol Cardiovasc Interv. 2010;3(10):1022–31.
10. Rathore S, Stables RH, Pauriah M. Impact of length and hydrophilic coating of the introducer sheath on radial artery spasm during transradial coronary intervention: a randomized study. J Am Coll Cardiol Cardiovasc Interv. 2010;3(5):475–83.
11. Kozak M, Adams DR, Ioffreda MD. Sterile inflammation associated with transradial catheter-

ization and hydrophilic sheaths. Catheter Cardiovasc Interv. 2003;59:207–13.

12. Shah A, Kintur S. Balloon assisted tracking of a guide catheter through radial artery loop and spasm. Cath Lab Digest. 2013;21(2):24–5.

13. Lo TS, Nolan J, Fountzopouos E, Behan M, Butler R, Hetherington SL, et al. Radial artery anomaly and its influence on transradial coronary procedure outcome. Heart. 2009;95:410–5.

14. Roberts DH, Wiper A. Vascular access: femoral versus radial. In: Redwood S, Curzen N, Thomas M, editors. Oxford textbook of interventional cardiology. Oxford: Oxford University Press; 2010.

第5章

桡动脉路径:通过困难的锁骨下动脉和扩张的主动脉根部

M. Adnan Nadir, James Nolan

摘要

经桡动脉冠脉介入的优点显而易见。然而,正因如此,与股动脉路径相比面临着更多技术方面的挑战。除桡-肱段异常外,经桡动脉途径失败通常是由于锁骨下-头臂干变异或主动脉弓异常的解剖结构变化引起的,这些变异不常见,大约占经桡动脉导管术的10%。不同的异常所导致的操作失败率不同,关键一点是认识异常并预测相关的操作难度。尽管在多数患者这些变异很小,不会对术者造成明显的困难,但如果是复杂的解剖变异,那么,操作失败率就特别高。虽然如此,应用特殊技术有可能通过富有挑战性的解剖结构并成功完成手术。某些非常困难的解剖情况可能需要更换血管路径,特别是在学习曲线的早期阶段。

M. A. Nadir , MD, MRCP

Department of Interventional Cardiology , University Hospital of North Midlands ,
Stoke-On-Trent , UK
e-mail: adnannadir@gmail.com

J. Nolan , MD, FRCP (✉)
Department of Cardiology , University Hospital of North Staffordshire,
University Hospital of North Staffordshire NHS Trust , Stoke-on-Trent , UK
e-mail: nolanjim@hotmail.com

© Springer-Verlag London 2016

A. Lindsay et al. (eds.), *Complications of Percutaneous Coronary Intervention,*
DOI 10.1007/978-1-4471-4959-0_5

关键词

　　经桡,锁骨下,头臂干,主动脉根部,压迫食管动脉

引言

　　经桡动脉途径上肢动脉的解剖变异常见,然而,在多数患者这些解剖变异相当小,不会对术者产生明显的困难,因此可能不被发现。操作困难或桡动脉途径失败、转换到其他血管路径（如股动脉）常与更复杂的解剖变异有关。最常遇到的上肢复杂变异是迂曲或360°桡动脉环[1]。然而,有相当比例的困难在于胸廓内血管情况,或是解剖变异、先天异常,或是锁骨下 - 头臂干的动脉粥样硬化狭窄。

锁骨下问题

　　锁骨下动脉明显迂曲在经桡动脉冠脉介入的病例中占 1.5%~10%[2, 3]。锁骨下迂曲的预测因素包括高血压、老年、女性、身材矮小且肥胖。临床上,锁骨下动脉最显著的先天异常是迷走锁骨下动脉,报道的发生率为 0.4%~2.0%[4, 5],迷走锁骨下动脉是指锁骨下动脉起源于主动脉弓的远段或近段降主动脉,横跨食管后方。

　　最常见的重要动脉硬化狭窄不是位于桡 - 肱动脉,而是累及锁骨下 - 头臂干,特别是广泛动脉硬化的患者。数据显示,经桡动脉方法在极度迂曲的锁骨下动脉的病例中失败率是 15%~29%；在显著动脉硬化的病例中失败率是 12%,遇到迷走锁骨下动脉患者的失败率可达 60%（图 5.1）[1, 6]。

　　与股动脉途径相比,通过桡动脉进入升主动脉的解剖和几何学特点更复杂。因此,与从股动脉途径相比,当锁骨下 - 头臂段动脉系统存在解剖变异时,术者面临的技术上的挑战是不同的。大多数锁骨下迂曲的病例可以将导丝和导管进入升主动脉。关键步骤是发现问题并预测操作可能碰到的困难。当在锁骨下 - 头臂动脉水平上发现导丝和导管推送过程中遇到阻力时,血管造影特别是在学习曲线的早期阶段很有帮助。使导管靠近阻碍处进行造影。由于前向血流很快冲走造影剂,血管造影不充分,会造成动脉阻塞的假象。多数中度迂曲的病例,将 0.035″ 的导丝轻轻回撤,同时嘱患者深呼吸再送导丝,可以成功地将导丝送到主动脉根部。在严重迂曲病例,换用亲水导丝联合吸气常常可以成功。锁骨下动脉极度迂曲并且头臂干起源于远端会严重限制导管通过,这种情况下仅仅深呼吸是不够的,还需要导管的支撑力。诊断造影导管（如 Judkin 右造影导管）可以用来帮助 0.035″ 亲水导丝前行,常能通过弯曲到达主动脉,同时拉直血管。患者深呼吸时,导管逆时针旋转向前推进。应用这些方法操作时,导丝常会进入降主动脉,特别是在主动脉弓平直的患者。这种情况下,

导管可以向前推送越过导丝,然后轻微回撤,将尖端朝向升主动脉并逆时针旋转,这时重新再深吸气,促进主动脉和锁骨下－头臂干位置变化、导丝进入,导管也随之进入主动脉根部(图 5.2)。

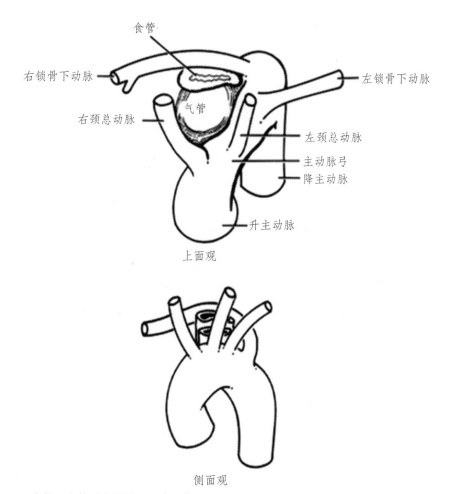

食管

右锁骨下动脉　　　　　　　　　　　　左锁骨下动脉

气管

右颈总动脉　　　　　　　　　　　左颈总动脉

主动脉弓

降主动脉

升主动脉

上面观

侧面观

图 5.1　食管后方的异常锁骨下动脉示意图。(Image courtesy of Michael P. D'Alessandro, M.D.)

对反折于食管后的迷走右锁骨下动脉,上述提到的操作手法也有效,但有几点要注意:第一,亲水导丝支持不够,建议使用标准的 0.035″导丝;第二,尽管导管进入主动脉根部,但要进入冠脉口挑战很大。即使由有经验的术者操作,经桡动脉操作的成功率也很低,所以建议早些更换路径,特别是在学习曲线的早期阶段 [7]。

偶尔,锁骨下－头臂干的动脉粥样硬化病变会阻碍导丝和导管的前行。重新分

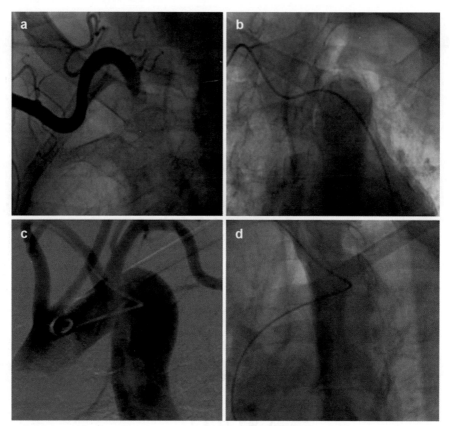

图 5.2　锁骨下动脉严重迂曲（a, c），成功通过后完成心导管术（b, d）。（From Burzotta et al. [6]; with permission）

析问题所在很重要，特别建议进行造影评价椎动脉或右颈内动脉的近段。虽然完全闭塞会阻碍此路径（尽管必要时可行闭塞再通术），但 0.035″导丝在 Judkin 右造影导管支持下可以安全通过这些病变的大多数。

一旦导丝和导管通过锁骨下 - 头臂干动脉成功到达主动脉根部，交换导管时，必须在升主动脉内固定好导丝。之后可能为了到达冠脉口需交换多个导管，建议每次交换导管使用长导丝，以最大程度减小再次通过这些区域的风险。术者要注意导管打折情况，特别是导管操作时被迂曲的锁骨下和头臂干动脉阻挡。导管打折问题可以通过导管内放置导丝的方法来避免；指引导管连接于 Y 形连接器，可以使导丝保持在原位，同时注射造影剂。一旦导丝进入主动脉就可以开始应用标准造影导管。在极度迂曲病例，标准造影导管可能无法嵌入冠状动脉，那么就需要有额外后坐力的导管，如指引导管。

主动脉问题

主动脉根部异常，如延长、扩张或平直，也可以使进入冠状动脉变得富有挑战性。意料之中的是，这些异常在高血压、广泛的动脉粥样硬化性血管疾病、主动脉瓣疾病和结缔组织病中很常见。主动脉扩张常会改变头臂干和升主动脉之间的角度，使得角度更向后。深吸气可以拉直头臂干和主动脉，这样导丝就可以进入主动脉根部。头臂干和升主动脉之间成锐角，见于主动脉根部延长的情况，头臂干更靠后起源，可能使应用标准导管进入冠状动脉极具挑战性，因此需要有额外后坐力的单弯导管[4]。主动脉根部扩张的病例，首先要选用大一号的导管（如用 JL 5 或 6 替代 4）。如果不行，可用更长的、有额外后坐力的导管再试，事实证明会更实用。

当这些解剖变异通过困难的时候，要警惕潜在的危害和操作并发症。强支撑导管操作和多次导管交换可能会导致桡动脉痉挛，桡动脉痉挛反过来可以使本来已很困难的情况变得更糟。应用亲水导丝和强支撑导管也会增加夹层的风险，所以这些操作必须谨慎并保持在透视下进行，以避免由于疏忽误进入颈动脉或椎动脉。最后，对于极度迂曲或迷走锁骨下动脉的病例，术者特别是初学者应该尽早更换到其他入路。

结论

影响近段上肢血管或主动脉的问题相对常见，对桡动脉操作来说是一个挑战。锁骨下迂曲和主动脉弓平直或延伸是最常碰到的问题，这些问题通常可以采用导丝和导管的策略去克服。迷走锁骨下动脉操作失败率高，即使对于有经验的术者而言，这种情况最好的处理方法是更换入路。

参考文献

1. Lo TS, Nolan J, Fountzopoulos E, Behan M, Butler R, Hetherington SL, et al. Radial artery anomaly and its influence on transradial coronary procedural outcome. Heart (British Cardiac Society). 2009;95:410–5.
2. Cha KS, Kim MH, Kim HJ. Prevalence and clinical predictors of severe tortuosity of right subclavian artery in patients undergoing transradial coronary angiography. Am J Cardiol. 2003;92:1220–2.
3. Burzotta F, Trani C, Mazzari MA, Tommasino A, Niccoli G, Porto I, et al. Vascular complications and access crossover in 10,676 transradial percutaneous coronary procedures. Am Heart J. 2012;163:230–8.
4. Valsecchi O, Vassileva A, Musumeci G, Rossini R, Tespili M, Guagliumi G, et al. Failure of transradial approach during coronary interventions: anatomic considerations. Catheter Cardiovasc Interv. 2006;67:870–8.

5. Abhaichand RK, Louvard Y, Gobeil JF, Loubeyre C, Lefevre T, Morice MC. The problem of arteria lusoria in right transradial coronary angiography and angioplasty. Catheter Cardiovasc Interv. 2001;54:196–201.
6. Burzotta F, Brancati MF, Trani C, Tommasino A, Porto I, Niccoli G, et al. Impact of radial-to-aorta vascular anatomical variants on risk of failure in trans-radial coronary procedures. Catheter Cardiovasc Interv. 2012;80:298–303.
7. Hamon M, Pristipino C, Di Mario C, Nolan J, Ludwig J, Tubaro M, et al. Consensus document on the radial approach in percutaneous cardiovascular interventions: position paper by the European Association of Percutaneous Cardiovascular Interventions and Working Groups on Acute Cardiac Care and Thrombosis of the European Society of Cardiology. EuroIntervention. 2013;8:1242–51.

第6章
导管无法进入左冠状动脉

Nick Curzen，Andrew Whittaker

摘要

尽管无创影像技术如心脏CT和MRI发展迅速,但侵入性的CAG仍然是冠状动脉疾病解剖评估的金标准。精确评估需要导管选择性进入右和左冠状动脉,使用造影剂在不同体位投照。为顺利完成选择性的冠状动脉造影,市场上有多种设计成型的诊断和指引导管,术者要熟悉器械的形状,了解自己导管室的备货情况。有时,选择性地插入冠状动脉会面临挑战,这些问题将在本章中进一步阐述。

关键词

起源异常,主动脉根部扩张,开口齐头闭塞,单独起源,外周动脉疾病

引言

冠脉导管置入本身没有什么需要关注的要点——即使没有术者特别的操作,导管也会自然沿着血管方向前进。   MP Judkins 1967 [1].

N. Curzen , BM (Hons), PhD (✉)
Department of Cardiology , Wessex Cardiothoracic Centre, University Hospitals of
Southampton NHS FT , Southampton , Hampshire , UK
e-mail: Nick.Curzen@uhs.nhs.uk

A. Whittaker , MBChB (Hons), MD
Department of Cardiology , University Hospitals of Southampton NHS FT ,
Southampton , Hampshire , UK
e-mail: a.whittaker1@gmail.com

© Springer-Verlag London 2016
A. Lindsay et al. (eds.), *Complications of Percutaneous Coronary Intervention,*
DOI 10.1007/978-1-4471-4959-0_6

　　侵入性的 CAG 仍然是评估冠状动脉疾病解剖的金标准；精准评估要求造影剂充分、多体位投照，对左、右冠状动脉进行选择性造影。尽管市场上有很多设计成型的诊断和指引导管，有助于完成选择性冠状动脉造影（图 6.1），但有时还是会面临挑战。本章和第 7 章"导管无法进入右冠状动脉"重点讨论此问题和解决方法，首先概述基础冠状动脉解剖。

　　左冠状动脉（LCA）通常起源于主动脉左窦的上方，低于窦管结合处。通常 LCA 开始是发出左主干（LMCA），然后分叉为左前降支（LAD）、左回旋支（LCx）。经股动脉或左桡动脉入路，可使用的标准造影导管是 Judkins left 4（JL4），从右桡动脉入路更推荐使用 JL3.5；有些中心使用专门的桡动脉导管如 Tiger Ⅱ。推荐 LCA 开口采用左前斜位（LAO）投照；这个体位 LCA 开口位于术者右侧。

　　牢记：花时间与上级医生探讨你未曾使用过的操作手法。

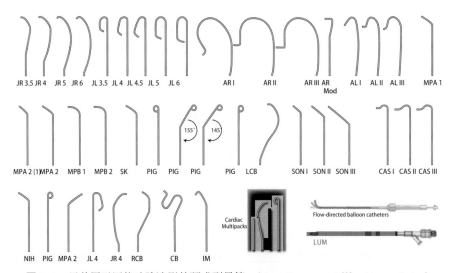

图 6.1　目前用于冠状动脉造影的预成型导管。（From Bonow et al. [3]; with permission）

不能到达 LCA 开口

问题：经股动脉途径存在严重的外周动脉疾病

解决方法

　　（1）使用亲水 J 型尖端 0.035″ 的软导丝（如 Terumo 导丝）在透视下通过迂曲或

狭窄段，或在弯曲处使用 JR 造影导管支持导丝通过。

（2）交换股动脉长鞘可以拉直股髂动脉的迂曲，便于通过有问题的外周动脉疾病段。

（3）更换到桡动脉途径。

问题：主动脉根部扩张

主动脉根部扩张或主动脉平直的患者，主动脉根部更趋水平，这意味着 LCA 开口较正常更靠上并垂直。而且这样的患者使用 JL4 导管不可能到达 LCA 开口，特别是导管在主动脉根部来回摆动的患者。偶尔，应用标准 120 cm 长的导管可以到达冠状动脉开口。

解决方法

（1）造影前回顾复习所有影像。如果 X 线（CXR）或 CT 提示主动脉根部扩张，开始就要选择大些的 Judkins 造影导管（如，经股动脉入路用 JL5 或 JL6，经右桡动脉用 JL4）。

（2）如果开始用的是 JL4 并且主动脉根部看起来是增宽的，将 0.035″ J 型导丝的头端在主动脉瓣上形成环状，在环型上方缓慢推送 JL4 导管，使导管尖端位于 LCA 开口的下方。透视下缓慢回撤导丝的同时顺时针旋转导管。如果导管头端到了 LCA 开口，缓慢回撤导管观察导管头端是否与 LMCA 同轴。如果导管头端指向 LMCA 顶部，说明导管太短需要交换为 JL5 或 JL6（或经右桡动脉用 JL4）。

（3）下一步还可尝试其他预成型导管：但是与 Judkins 导管相比，这需要更多的经验和技术，导致 LMCA 损伤的风险更高（如，医源性夹层）。除非你对这些导管的使用很有经验，确实是充分探讨了这些选择方法，并且有上级医生的实时指导。

如果 LCA 开口位于 JL 造影导管平面之外，可以应用 Amplatz 1 左造影导管（AL）（如，AL1，AL2，AL3）做更多旋转以到达 LCA。AL 导管应沿着导丝小心推进，一直到导管宽的第二弯曲位于右冠瓣，头端指向左冠窦。移去导丝后，将导管轻轻向前送（也可能需要顺时针或逆时针旋转）直至头端进入 LMCA 开口。然后将导管轻轻往回拉使头端与 LMCA 同轴。注射造影剂前，确保压力曲线为正常的压力曲线：如果不是正常压力曲线，小心调整导管位置。注意：当撤出 AL 导管时，应首先稍微向前送使得导管头端离开 LMCA 开口，因为回撤这种类型导管，常会导致导管快速、深插 LMCA，并有导致夹层的巨大风险。

（4）在 LAO 投射体位进行非选择性的造影可以辨认 LCA 从哪里发出，从而帮助术者定位以进行选择性造影。

（5）Sones 技术：这项技术首次由 Dr. F Mason Sones Jr. 描述，应用于肱动脉切开的方法,可以成功用于经桡动脉途径使用多功能造影导管（MP）。LCA 插入的技术如下：在 LAO 投照体位,导管进到主动脉瓣,然后轻轻地将头端弯曲朝向左冠状动脉窦,顺时针轻轻旋转就可以进入 LM。某些情况,患者深呼吸可有利于导管进入,如果导管头端指向 LM 顶部,轻轻回撤导管可使导管头端更同轴（图 6.2）。

　　（6）如果这些方法不行,有时应用指引导管（如 EBU 形状）可以成功,但应该只能由介入心脏病专家操作。

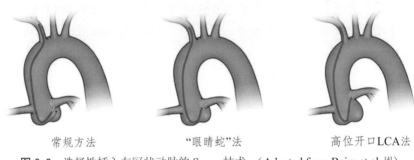

常规方法　　　　　　　　"眼睛蛇"法　　　　　　高位开口LCA法

图 6.2　选择性插入左冠状动脉的 Sones 技术。（Adapted from Baim et al. [4]）

问题：左冠状动脉起源异常

　　冠状动脉起源异常的患者大约占 0.5 %[2]。最常见的异常是 LAD 和 LCx 各自单独起源。第二常见的异常是 LCx 发自 RCA 或右冠窦、RCA 发自 LCA。单根冠状动脉罕见。LCA 起源自 RCA,走行于 RVOT/PA 和主动脉之间,容易在青年时或运动后即刻发生心源性猝死。

解决方法

LAD & LCx 单独开口(图 6.3)

　　LAD 和 LCx 单独开口的患者,常常可经股动脉应用 JL4 导管和经桡动脉用 JL3.5 完成 LAD 和 LCx 的造影。导管进 LAD 通常要顺时针旋转导管。LCx 常常要从 LAD 回撤导管再逆时针旋转。蜘蛛位常能帮助术者辨认每个血管的起源。已经进入 LAD 或 LCx,要注意不要用力旋转导管,在旋转之前导管头端要轻微回撤！在有些情况下,大一些的 JL 导管有助于进入 LCx（如, JL4.5 或 JL5）,或 Amplatz 导管（如,AL1）。或者小一些的导管可以进入 LAD,而 JL4 不行。如果导管总是进 LCx,应尝试：①配合深呼吸从低于 LCA 位置进入；②用 EBU 3.0 6 Fr 指引导管；③向更有经验的同事请教。

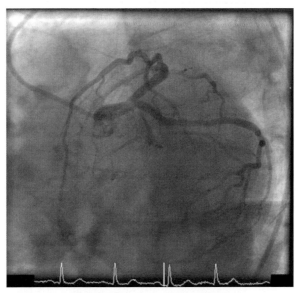

图 6.3　LAD & LCx 单独开口。

（1）LCx 发自 RCA

当 LMS 非常长时,则应该立即怀疑这仅仅是 LAD,LCx 可能起源异常（图 6.4a,b）。

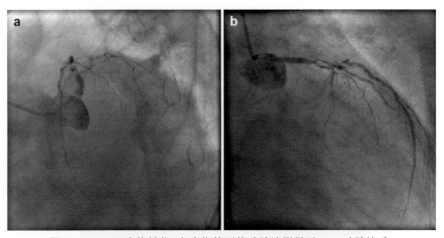

图 6.4　（a,b）在蜘蛛位、右头位的冠状动脉造影显示 LCx 动脉缺乏。

此时如 RCA 注射造影剂时,LCx 可以表现为模糊状态。然而,如果异常 LCx 的起源靠近右冠近端,进入 RCA 的导管超过了 LCx 的起源点,经常容易被遗漏（图 6.5）。如果异常 LCx 的起源位于 RCA 近端,应用 JR4 导管常可插入,如果不行,可以用 Amplatz 导管（开始用 AR1，如果不能插入才用 AL1）仔细操作，多能到达 LCx（图 6.6）。重要的是充分显示异常血管并充分判断 CAD 的严重程度，反复造影避免遗漏 LCx 或是显示不清楚，最终发现重要的狭窄。

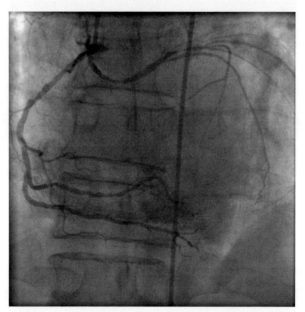

图 6.5　发自 RCA 的异常 LCx（与图 6.4 是同一个病例）（LAO 位）。

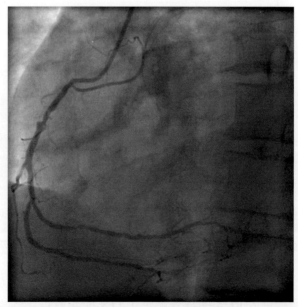

图 6.6　LAO 位，异常 LCx 发自 RCA 近端（与 图 6.4 是同一病例），但 JR4 进入冠状动脉过深超过 LCx 起点，所以不能看到 LCx。

（2）如果不能识别出异常血管，应在 LAO 体位进行造影，偶尔异常血管可发自升主动脉前壁很高位。

（3）冠状动脉 CT 造影在阐述异常冠状动脉解剖方面非常有效且安全，确认异常 LCA 走行是否很凶险，如 LCA 行走在主动脉和 PA/RVOT 之间。其对有经验的术者来说导管多可以到位，但费时尝试可能对患者不利，如慢性肾功能损害或患者焦虑 / 抑郁等。此时冠脉 CTA 是快速、准确并安全的替代方法。

问题：冠脉开口病变包括 "平头" 闭塞

主动脉瓣、主动脉根部和近端冠状动脉的钙化可以累及冠状动脉开口，在造影时表现为冠状动脉开口处病变。导管到达冠状动脉开口，应仔细观察压力波形有无嵌顿和心室化（图 6.7）。压力出现以上表现时，应轻微旋转或 "回撤" 导管，在压力曲线正常时，轻微注射造影剂，准确判断病变。

牢记：当压力曲线不正常或是冠脉开口病变时，保存透视图像会提供有价值的帮助。

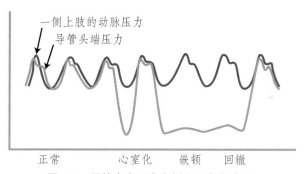

一侧上肢的动脉压力
导管头端压力

正常　　　心室化　　嵌顿　　回撤

图 6.7　导管术中压力嵌顿和心室化波形。

同压力曲线一样，其他提示开口病变的线索有造影剂很少或没有 "反流" 到主动脉，常常是造影剂滞留在冠脉直到导管撤出、恢复前向血流。如果担心是开口病变并且技师一直在汇报压力衰减，接下来安全的做法是：①撤出导管并避免再进入，接下来要寻求帮助。导管持续留在冠脉非常危险。②与上级医生讨论后交换导管。

当找不到某一个冠脉时，且按照起源异常进行了寻找，应该考虑到开口平头闭塞，特别是有 CAD 或是 STEMI 的患者。很多病例，行对侧血管造影时可见逆向远端侧支，这种病例需要较长时间的电影，可以帮助显影延迟充盈的对侧侧支，且要多个体位造影。不要忘了，逆向侧支血管可以帮助判断闭塞血管能否经介入开通和是否可以搭桥。

在 LAO 体位主动脉造影有助于发现异常血管,也可识别闭塞血管的残端。然而冠脉开口平头闭塞就不能提供帮助了,此时可以做冠脉 CTA 明确冠状动脉情况。

如果 LCx 不是发自于 LMCA,可能的解释是:

(1)异常 LCx 单独起源或起源于 RCA/Valsalva 右窦。

(2)LCx 在左主干处平头闭塞。

如果是经右桡动脉造影,经过多种努力仍然不能到达冠状动脉,术者应该考虑更换其他路径,经左桡动脉或股动脉途径,因为更换路径将会改变入路的角度和导管的操作,有助于导管到位。

牢记:当遇到找不到冠脉的病例的情况,一定要向上级医师汇报,使上级医生完全了解病情。有经验的术者可能有更多去解决问题的方法,但在救治患者的过程中,不要妄自尊大!

问题:未识别的主动脉夹层

偶尔,通常是紧急情况下,患者是在未诊断主动脉夹层的情况下进行冠状动脉造影。如果夹层向下延伸至股动脉穿刺点以下,术者会发现穿刺鞘进入了假腔,导丝沿着假腔可以相对容易地到达主动脉弓。然而,一旦操作造影导管,术者就会发现冠状动脉不能到位,且导管头端摆动与平常不同、压力波形异常。如果这样,选择如下:①停止操作,撤除器械并紧急做主动脉 CTA;②轻微手推造影剂来确认造影剂的流向。如果在真腔,仍考虑存在主动脉夹层,可以做主动脉造影,无论是经桡动脉还是股动脉途径,具有丰富经验的 PCI 术者可以发现主动脉夹层,能够理解发生了什么,并确认是什么问题,接着尽快请外科医生,这样才能挽救患者的生命。

参考文献

1. Judkins MP. Selective coronary arteriography: a percutaneous transfemoral technique. Radiology. 1967;89:815.
2. Zipes DP, Libby P, Bonow RO, Braunwald E. Braunwald's heart disease: a textbook of cardiovascular medicine. 7th ed. Philadelphia: Elsevier Saunders; 2005. chapter 18.
3. Bonow RO, Mann DL, Zipes DP, Libby P. Braunwald's heart disease: a textbook of cardiovascular medicine. 7th ed. Philadelphia: Saunders; 2005. p. 428.
4. Baim DS, Grossman W. Coronary angiography and intravascular ultrasound imaging. In: Grossman's cardiac catheterization, angiography, and intervention. 6th ed. Philadelphia: Lippincott Williams & Wilkins; 2000: chapter 11.

第 7 章
导管无法进入右冠状动脉

Nick Curzen，Andrew Whittaker

摘要

右冠状动脉（RCA）通常起源于右冠窦，RCA 的开口略低于左主干开口。进行 RCA 造影应选择 LAO 位。在这种体位下，RCA 开口位于屏幕的左边。不管是采用桡动脉还是股动脉入路，JR4 是进行 RCA 造影的标准导管。操作时，首先将JR4 推进到主动脉瓣正上方，然后顺时针旋转，同时缓慢向外回撤导管。这一操作比进行左冠造影更难，故需要反复练习。

关键词

起源异常，主动脉根部扩张，开口齐头闭塞，分支选择

问题：主动脉根部扩张

在主动脉根部扩张的患者中，主动脉根部通常处于水平位，而 RCA 开口的位置更低。此外，在这些患者中，JR4 导管可能在主动脉根部来回移动而无法到达 RCA 口。

N. Curzen , BM (Hons), PhD (✉)
Department of Cardiology , Wessex Cardiothoracic Centre, University Hospitals of
Southampton NHS FT , Southampton , Hampshire , UK
e-mail: Nick.Curzen@uhs.nhs.uk

A. Whittaker , MBChB (Hons), MD
Department of Cardiology , University Hospitals of Southampton NHS FT ,
Southampton , Hampshire , UK
e-mail: a.whittaker1@gmail.com

© Springer-Verlag London 2016
A. Lindsay et al. (eds.), *Complications of Percutaneous Coronary Intervention*,
DOI 10.1007/978-1-4471-4959-0_7

解决方法

（1）用头端较长的导管，如左或右 Amplatz 导管，通常可解决这一难题。我们建议首先使用右 Amplatz1（AR1）导管。在使用左 Amplatz 导管时应小心，因为它的深插可能导致 RCA 近端夹层。

牢记：在你能熟练进行造影之前，我们建议你选择和使用这些导管时先咨询一下你的上级医师。如果你以前从未用这些导管做过造影，你要告诉你的上级医师。

（2）如果使用上述导管仍无法到位 RCA，则应在 LAO 位进行主动脉造影。希望这样能发现 RCA 开口，从而选择合适的导管进行尝试。

（3）SONES 技术：（详见第 6 章"导管无法进入左冠状动脉"）。

RCA 造影的 SONES 技术如下（图 7.1）：

1）在 LAO 位下，导管到达主动脉瓣后，头端向左冠窦方向移动。此后，顺时针旋转和轻轻向外回撤导管并将头端指向右冠状窦。导管可能突然弹进 RCA，术者应继续将导管轻轻向后拉，同时释放顺时针扭矩。

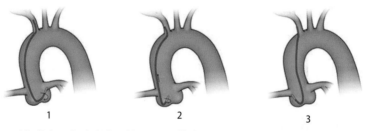

图 7.1 选择性右冠状动脉造影的 SONES 技术。（Modified from Baim and Grossman [2]）

2）导管尖端指向 RCA 口，在右冠窦上方轻轻推进，这时导管尖端可能"抓住"口部，此后术者可以将导管顺时针旋转并向前或向后移动，从而使导管处于同轴位置。

牢记：应用这些技术时，在注射造影剂前，术者应确保动脉压力波形正常。

（4）如果仍未发现 RCA，则考虑 RCA 起源异常或 RCA 开口平头闭塞。此时，术者应考虑采取其他外周动脉入路（如经桡动脉不成功时采取经股动脉入路）[1]，或者进行冠状动脉 CTA 检查。这样做时，应与你的上级医师进行讨论并安抚患者。

问题：导管进入 RCA 圆锥支

当这种情况发生时，动脉压力波形会出现衰减。这时注射一点点造影剂就有发生室颤的危险，因此应避免这样做。如果出现动脉压力下降，提醒你的助手不要注射造影剂。

解决方法

如果进行 RCA 选择性造影时出现动脉压力下降,应逆时针旋转并轻轻回撤导管。非选择性造影可以确定圆锥支的解剖位置及发现 RCA 开口是否有严重狭窄。如反复进入圆锥支,则需要更换造影导管。选择包括:①大多数情况下选择 Williams 及 3DRC 导管可解决这个问题;②选择头端角度更大的导管(例如,JR4.5/JR5 或 AR1/ARmod),如果开口严重狭窄,应先进行非选择性血管造影。此后,经验丰富的术者可以考虑使用 5 Fr 或带侧孔的导管。

问题:RCA 开口位置异常或 RCA 变异

RCA 的起源和近端变异最大,如包括起源于高位主动脉前壁的位置(图 7.2),起源于左冠状窦(图 7.3),起源于 LCx(图 7.4a, b),或开口起源正常而近端异常迂曲如 Shepherd 迂曲(图 7.5)。

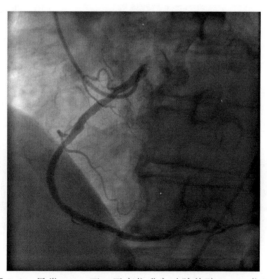

图 7.2　异常 RCA 开口于高位升主动脉前壁(LAO 位)。

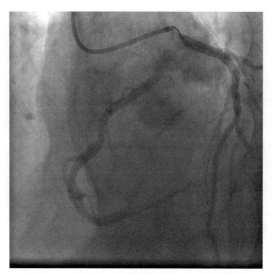

图 7.3 起源于左冠状窦的 RCA（左头位）。

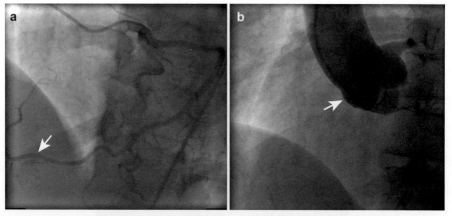

图 7.4 （a）起源于 LCx 远端（左头位），异常 RCA（白色箭头）。（b）主动脉根部造影显示 RCA 缺如（LAO 位）。白色箭头指向 RCA 正常开口位置。

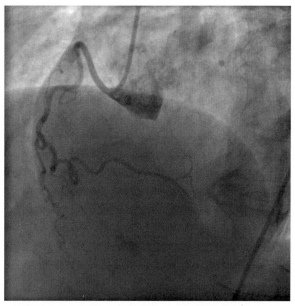

图 7. 5 开口起源正常而近端 Shepherd 迂曲（左头位）。

解决方法

当无法在正常位置发现 RCA 开口，在 LAO 位行主动脉根部造影可以为发现 RCA 提供线索。如果仍不能发现，可尝试用右 Amplatz（例如 AR1）或左 Amplatz [AL0.75（经桡动脉入路）或 AL1（经股动脉入路）] 导管进行造影。将 Amplatz 导管推进到主动脉瓣正上方，头端指向左冠窦。顺时针旋转并轻轻向外撤导管，使头端沿主动脉前壁移动。密切观察进入 RCA 口的导管头端，同时观察动脉压力波形，轻轻注射造影剂直到定位 RCA。这种技术对 RCA 开口于主动脉前壁高位时很有用。头端向下的 Amplatz 右导管（例如 ARmod）对 RCA 低位并下斜的患者有用。记住，如果找不到，存在单一冠状动脉的患者，RCA 可能起源于 LCA，也可能是开口平头闭塞。

牢记：在使用 AL 造影导管之前，一定要与您的上级医师进行讨论！

参考文献

1. Judkins MP. Selective coronary arteriography: a percutaneous transfemoral technique. Radiology. 1967;89:815.
2. Baim DS, Grossman W. Grossman's cardiac catheterization, angiography, and intervention. 6th ed. Philadelphia: Lippincott Williams & Wilkins; 2000. chapter 11.

推荐读物

Zipes DP, Libby P, Bonow RO, Braunwald E. Braunwald's heart disease: a textbook of cardiovascular medicine. 7th ed. Philadelphia: Elsevier Saunders; 2005. chapter 18.

第 8 章
导管无法进入桥血管

Gopal Dubey，Manoj Bhandari

摘要

　　介入性心脏病专家常常要评估和干预冠状动脉旁路移植血管。尽管旁路移植血管的解剖位置相似,但通常很难精确找到它们的开口。本章介绍可用于成功找到旁路血管的各种导管,并提供一些手术建议。如果无法找到一个或多个旁路移植血管,冠状动脉 CTA 的无创评估是一个可供考虑的重要工具。

关键词

　　旁路移植,血管造影 ,静脉桥血管,内乳动脉(IMA)

引言

　　用冠状动脉造影评估冠状动脉旁路移植术是一个很有挑战的方法。有时,即使是经验丰富的术者,用多种导管也很难找到桥血管 (图 8.1)。不管桥血管造影困难与否,都会使手术时间延长,术者、导管室的工作人员及患者的辐射暴露增加,而且,造影剂的用量增大还增加了发生造影剂肾病的风险。此外,频繁的导管操作可能会

G. Dubey , BSc MBBS MRCP(London) MRCP(UK) (✉)
Department of Cardiology , Royal Derby Hospital , Derby , UK
e-mail: gmdubey@hotmail.com

M. Bhandari (✉)
Consultant Cardiologist , Royal Derby Hospital , Derby , UK
e-mail: manoj.bhandari1@nhs.net

© Springer-Verlag London 2016
A. Lindsay et al. (eds.), *Complications of Percutaneous Coronary Intervention*,
DOI 10.1007/978-1-4471-4959-0_8

引起主动脉、锁骨下动脉、颈动脉和椎动脉夹层和血栓栓塞风险。因此,熟悉选择何

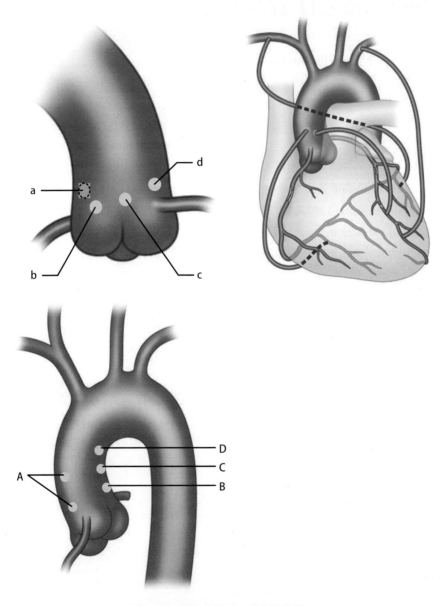

图 8.1*　移植血管开口的各种位置。
RCA 桥血管(a、b 和 A)和 LCA 桥血管(c、d 和 B、C、D)。

种导管及如何进行桥血管造影是至关重要的。

难以到达或发现桥血管的因素

导致桥血管插入困难或无法发现桥血管的因素多种多样。这些因素可以分为可控和不可控两类。

可控因素

(1)缺乏经验、技术不熟练的术者。

(2)导管选择不当。

(3)对桥血管解剖的了解有限或不了解,包括桥血管的数量和类型。

不可控因素

(1)医源性主动脉根部解剖改变,如主动脉及根部扩张和旋转,可由静脉桥引起。

(2)带或不带显影标记的桥血管口位置变化。

(3)桥血管退化或闭塞。

目前没有一种公认的正确的操作技术。最佳选择是造影前仔细查看搭桥手术情况。事先仔细阅读心脏外科医师手术时桥血管的数量、位置、续贯桥、血管质地的描述及桥血管方向,从而避免长时间寻找不存在的桥血管。

在所有情况下,术者都应该在升主动脉较低位置造影来帮助发现桥血管。理想的方法是把猪尾导管放在左主干水平面以上几厘米的位置,用 40mL 造影剂进行造影。

首选入路

通过桡动脉或股动脉入路均可成功进行桥血管造影。然而,为了技术上的方便和减少并发症,可采用以下推荐入路:

• 采用左桡动脉入路进行左 IMA 造影。

• 采用右桡动脉入路进行右 IMA 造影。

• 采用股动脉入路进行双侧 IMA 造影。

注意事项:当进行大隐静脉桥血管造影时,尤其是移植时间长的桥血管,最好避免对导管进行不必要的操作,因为桥血管开口斑块可能比较脆弱,有可能会脱落造成栓塞。

RCA 桥血管的评估

RCA 桥血管的开口位置

RCA 的静脉或动脉桥血管开口通常位于原来 RCA 开口上方几厘米的升主动脉右前面上（图 8.1）。RCA 桥血管可能在水平位平行于原来的 RCA。然而，成角的、陡峭的向下开口的桥血管并不罕见。

投照体位

由于 RCA 桥血管通常位于升主动脉右前面，首选的标准投影体位是 LAO（40°~50°），这时导管头端朝向屏幕左侧。偶尔，桥血管开口位置更靠前时，则 RAO（30°~40°）体位可能有帮助，此时导管头端指向屏幕右侧。

导管选择及操作

造影管及导引导管（图 8.2）的选择主要取决于 RCA 桥血管开口位置、升主动脉的大小和形状以及动脉入路；外科用的钛夹在判断桥血管开口起源（外科夹）时可能有用，也可能无用。假如 RCA 桥血管在主动脉呈水平位且主动脉口径正常，通常情况下用 JR4 进行 RCA 桥血管造影。在 LAO 位，将导管头端放在屏幕左侧的右冠状动脉开口上方，然后轻轻地向前和向后拉动导管，同时缓慢逆时针旋转导管，直到导管头端进入桥血管开口。操作时，应随时轻轻地、少量注射对比剂，以便发现桥血管开口。可重复上述步骤，直到看到右冠状动脉桥血管。如果用 Judkins 右导管未找到，可以尝试用右冠状动脉桥血管（RCB）导管。

如果怀疑桥血管开口向下，那么使用多功能导管（MPA）可能有助于找到桥血管（图 8.3）。如果主动脉扩张，桥血管开口向上，则应使用 Amplatz 导管（AR 或 AL）寻找桥血管。

主动脉冠状动脉旁路移植桥血管常用的导管形状

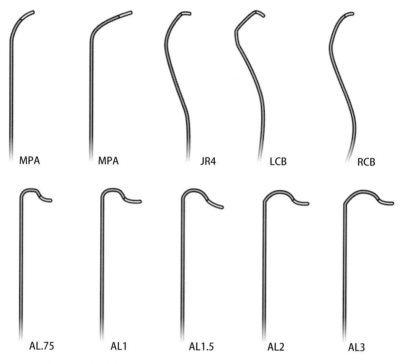

MPA　　MPA　　JR4　　LCB　　RCB

AL.75　　AL1　　AL1.5　　AL2　　AL3

图 8.2　主动脉冠状动脉旁路移植桥血管常用的导管形状。

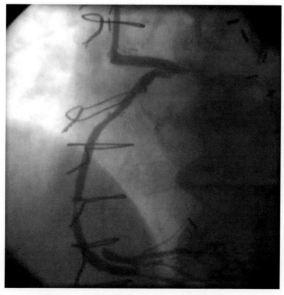

图 8.3　MPA 用于右冠桥血管开口向下。

LCA 桥血管的评估

LCA 桥血管的开口位置

　　LCA 桥血管开口通常位于左主干开口上方几厘米的升主动脉左前面上。LAD 桥血管开口位置最低,在左主干及主动脉瓣上几厘米。LCx 桥血管开口位置最高,通常位于升主动脉前壁。对角支和钝缘支开口较前者为低,通常位于中间位置。因技术原因及解剖上的变异,有时将回旋支桥血管桥接到主动脉近窦处,或将优势回旋动脉的远端分支桥血管吻合在升主动脉右前面。

投照体位

　　因为 LCA 桥血管通常位于升主动脉左前壁,因此行左侧静脉桥血管造影时首选 RAO 位(30°~40°),因为这时导管头端指向屏幕右侧(图 8.4)。但是,如在 RAO 位造影导管无法到位,在 LAO 位可帮助造影导管到位(图 8.5)。

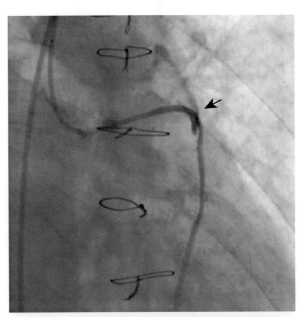

图 8.4　RAO 40°位,导管头端指向屏幕右侧。

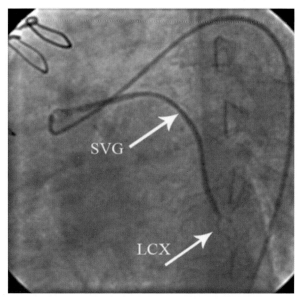

图 8.5　LAO 40° 位，导管头端指向屏幕左侧。

导管选择及操作

导管的选择主要取决于桥血管开口位置及主动脉的大小；诊断性造影首选 JR4，主动脉根部扩张的患者则要选择左冠状动脉旁路导管（LCB）或 Amplatz（左或右）导管。操作时可采用将导管头端保持在屏幕右侧的 RAO 位，然后轻轻拉动和旋转导管向更高的位置，直到导管头端进入桥血管开口。随后，轻轻注射造影剂来显示开口位置。

如果上述操作无法到位，则术者应考虑静脉桥血管可能闭塞及开口位置较高。在这种情况下，可以采用 LAO 和 RAO 投影位，试用 LCB、Amplatz 右（AR）或 Amplatz 左（AL）导管进行操作。

在寻找 RCA 和 LCA 桥血管时，非选择性造影可显示完全闭塞、缺失或位置异常的桥血管。在缓慢注射造影剂时在动脉壁上存在残余鼓包样结构提示桥血管完全闭塞。

乳内动脉桥血管的评估

乳内动脉桥血管的开口位置

左乳内动脉作为一个独立分支通常起源于左锁骨下动脉前壁,在甲状腺颈干正对面,椎动脉远端;偶尔起源于甲状腺颈干本身,也可能起源于椎动脉之前的左锁骨下动脉。

右乳内动脉最常起源于右锁骨下动脉。使用同侧桡动脉入路来寻找 RIMA 和 LIMA 桥血管,然而,由于严重的外周血管疾病或既往的手术导致同侧的桡动脉或股动脉无法进入同侧 IMA 时,则可以使用对侧桡动脉入路寻找乳内动脉。

投射体位

可在 LAO(40°~50°)位、后正位(PA)或 RAO(30°~40°)位寻找 LIMA 和 RIMA 桥血管。

导管选择及操作

通常选择 JR 对乳内动脉进行选择性造影。然而,如果无法到位,则可选择专门设计的乳内动脉导管(IMA)。有时,由于主动脉和锁骨下动脉的解剖变异或扭曲,用合适的 IMA 导管也无法对乳内动脉进行选择性造影。在这种情况下,IMA 口周围进行非选择性造影可能会显示桥血管的情况。如果桥血管不显影,则将血压袖带绑在相应的手臂上,然后在 IMA 口周围进行非选择性造影,减少流入手臂远端的造影剂,从而使桥血管显影。或者,将导管与 Y 阀连接器连接后,用 0.014″ BMW 导丝送入 IMA,随后将导管沿导丝送到 IMA 开口。

看不到桥血管或导管无法到位时的提示和技巧

当上述操作均未成功完成桥血管造影时,应考虑以下情况。

看不到桥血管的可能原因

(1)桥血管开口闭塞。

(2)进行非常规的旁路移植手术,如将胃网膜动脉桥接到供应下壁心肌的 PDA(后降动脉)或回旋支。

采用股动脉入路,使用标准内脏动脉插管如 cobra 导管。此外,向经验丰富的介入放射科医生求助也是很好的选择。

（3）关于桥血管数量的信息不准确。

出现这种情况时,首先建议再次仔细查看手术报告、以前的冠状动脉造影和诊疗记录,从而确定桥血管的类型和数量,尤其是寻找主动脉吻合口的位置和桥血管开口位置,看看是否有续贯桥和任何有关自身动脉的信息。查看既往冠状动脉造影以便发现哪些血管病变最重,从而有可能被旁路移植。此外,桥血管引起的竞争性血流可提示桥血管的位置、类型及其通畅性。

然而,仔细查看所有可用的信息后,在 LAO 和 RAO 位主动脉造影对于寻找缺失的桥血管是非常有用的。即便如此,主动脉造影也可能无法显示闭塞的、血流极慢或血流量极小的桥血管。然而,这些桥血管可通过延迟显影造影剂染色来发现,特别是怀疑是近期闭塞的情况下。

在某些情况下,尽管使用了上述所有技术,经验丰富的术者仍无法找到桥血管,则可用 CTA 来查找桥血管的起源和走行。

推荐读物

Eeckhout E, Serruys PW, Wijns W, Vahanian A, van Sambeek M, De Palma R, editors. The PCR-EAPCI percutaneous interventional cardiovascular medicine textbook. PCR Publishing: Toulouse, France; 2012.

Moscucci M, editor. Grossman & Baim's cardiac catheterization, angiography, and intervention. 8th ed. Philadelphia: LWW; 2013.

Topol EJ, Teirstein PS. Textbook of interventional cardiology: expert consult. 6th ed. Philadelphia: Saunders; 2011.

第9章
导管无法进入肺动脉

Konstantinos Dimopoulos，Anselm Uebing

摘要

　　肺动脉导管和右心导管是心血管病专家的常用工具。它是评估心脏血流动力学的金标准，通常用于各种心脏病，包括心力衰竭、瓣膜病、先天性心脏病和肺动脉高压。然而，由于非侵入性成像技术的重大改进，使用右心导管插入术的频率越来越低，可能会导致许多心血管专家在查看和解释所获得的信息方面有一定误区。事实上，对于右心腔扩大和三尖瓣反流的患者，进入肺动脉从而获得准确的肺动脉压和肺楔压更加困难。在这一章中，我们详细描述了肺动脉导管的操作技术、潜在的困难和陷阱，以及克服这些问题的技巧。

关键词

　　肺动脉，右心导管，肺楔压，Swan-Ganz 导管，肺血管造影，咯血

K. Dimopoulos , MD, MSC, PhD, FESC (✉)
Adult Congenital Heart Centre and National Centre for Pulmonary Hypertension ,
Royal Brompton Hospital , London , UK
e-mail: k.dimopoulos02@gmail.com

A. Uebing , MD, PhD
National Heart and Lung Institute , Imperial College School of Medicine , London , UK
e-mail: a.uebing@rbht.nhs.uk

© Springer-Verlag London 2016
A. Lindsay et al. (eds.), *Complications of Percutaneous Coronary Intervention,*
DOI 10.1007/978-1-4471-4959-0_9

方法

入路

通常是通过周围静脉入路来进入肺动脉。偶尔在先天性心脏病患者中出现例外，它们可以通过动脉系统（如主肺动脉窗、动脉导管未闭或大室间隔缺损）进入肺动脉。

可通过以下途径进入全身静脉循环[1,2]。

（1）股静脉（右或左）

• 优点：心血管专家对此入路很熟悉，按压方便。

• 缺点：体重指数高的患者穿刺可能很困难，并存在一定风险：穿到动脉引起血肿或动静脉瘘、腹膜后出血（仅仅静脉入路很少发生）、有时导管很难进入肺动脉。

（2）颈内静脉（右或左）

• 优点：中心静脉入路，麻醉师和经验丰富的重症监护室医师可熟练操作，比股动脉清洁，导管易于进入右室和肺动脉。

• 缺点：意外穿到动脉和出现血肿，因靠近气道而难以按压，有气胸和胸腔内出血的危险。

（3）头静脉或贵要静脉（手臂）入路[3]

• 优点：易于压迫，不需要在床上固定（与股静脉相比）。与股静脉入路相比，只要导管尺寸合适，球囊漂浮导管更容易进入肺动脉。

• 缺点：如果手臂（肘前）静脉很小或脆弱，臂内静脉迂曲则很难进入，进入小静脉（需要较小的导管，可能难以操作，且不能进行血流动力学监测）可能会很痛，与更近心端的静脉入路相比，小静脉受损的风险更大。

（4）锁骨下静脉入路

• 优点：与股静脉入路相比，更清洁，球囊漂浮导管更容易进入肺动脉。

• 缺点：由于胸腔内出血、气胸风险增加及不易压迫，故较少采用。

建议在超声引导下操作，这样不仅会增加操作的成功率，还可降低各种血管并发症[4]。

常用导管和导丝（图 9.1 ）

（1）球囊漂浮导管：带端孔的 Swan-Ganz 或 Berman 导管（端孔，在需要的情况下可测量肺楔压）或 Berman 造影导管（有侧孔，但没有端孔，可有计划地进行血管造影）。

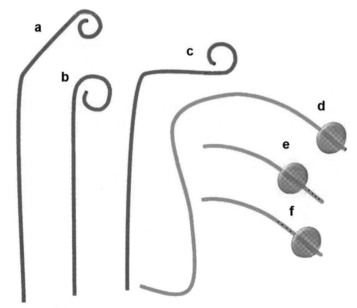

图 9.1 常用肺动脉的导管。（a）Nyman 导管。（b）猪尾导管。（c）Grollman 导管。（d）Swan Ganz 漂浮导管（带端孔）。（e）Berman 造影导管,球囊远端有侧孔（也用于阻塞血管进行造影）。（f）Berman 造影导管,球囊近端带侧孔。

（2）根据入路不同,球囊可在下腔静脉、上腔静脉（SVC）或右心房内充气,这样可轻易地随血流进入肺动脉。有时可能需要使用导丝来协助导管进入。所用导丝的直径取决于导管的内腔。在热稀释 Swan-Ganz 漂浮导管中,则需要更细的导丝。

（3）其他导管:可使用猪尾或多功能导管,通常需要使用导丝来协助导管进入肺动脉（尤其在使用猪尾导管时）,而不能用漂浮球囊来辅助。Grollman 肺动脉导管是专为肺血管造影设计的导管（Cook 公司）。该导管在猪尾近端有一个 90°的反向弯曲,这样更容易进入肺动脉。Nyman 导管也是一种猪尾型导管,在猪尾近端有一弯曲（非反转）。

（4）导丝:标准导丝或亲水涂层导丝可改善 Swan-Ganz 导管的操作性能和扭矩。在肘静脉入路,如果上臂和肩部静脉迂曲,则使用 Terumo 亲水涂层导丝。操作时应注意避免损坏小血管。例如,对导丝进行整形,做成 S 形状,这样可使导管头端进入右心室并向上朝向右心室流出道（RVOT）。当使用导丝硬端时,导丝不能出导管,以预防穿孔（图 9.2）[5]。即使是较软的导丝,如亲水涂层导丝（如 Terumo 电线）在出导管时也要小心,因为它们会导致心脏穿孔。尖端弯曲的导丝可使导管头端弯曲,但这种导丝已不常用。

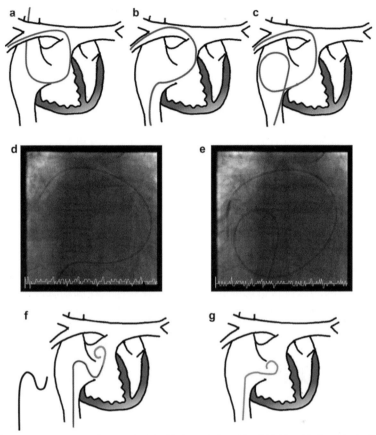

图 9.2* 采用 SVC 和 IVC 方法行肺动脉插管术。手臂、颈部或锁骨下静脉入路时,曲度更有利,
球囊漂浮导管更容易进入肺动脉。事实上,当进入右心室后,导管向上可指向主肺动脉(a)。这种
方法通常有利于进入右肺动脉。另一方面,股静脉入路要求导管从右房顺时针旋转至右心室,然后
逆时针旋转至肺动脉(b,d)。在右心扩大的患者中,可能不易直接进入。避免出现这一问题的方
法是导管在进入右心室之前在右心房中做成一个圆环,可在肝静脉水平弯曲中心静脉内的导管。
导管进入右心室(c,e)时向上指向肺动脉。应注意避免在扩大的右心房内进行频繁盘绕,这将减
少支撑,并可能导致向前推时导管意外从肺动脉中弹出。如果使用常规的猪尾导管,则可用导丝来
协助进入右心室和肺动脉。可以将头塑成 S 型弯(f)。另外,可以使用带有近端弯曲的猪尾导管
(例如 Grollman),用或不用导丝辅助(g)。

测量和信息的获取:一般原则

在进行右心导管检查中,要采集所有心腔的压力和血氧饱和度样本。这将确保
获得所有必需的数据以及排除或验证心内分流。在高、低位上腔静脉采集血氧饱和

度样本对于排除部分肺静脉异位引流至关重要,这与静脉窦型房间隔缺损相关,可能是引起肺动脉高压的一个潜在病因。在先天性心脏病患者中,中心静脉、高或低位上腔静脉、右心房、右心室、肺动脉和左心(左心室和主动脉)都要采集血氧饱和度样本。在房间隔缺损患者中,应直接采集左房和肺静脉血氧饱和度样本,其对 PVR 和 Qp/Qs 的准确评估至关重要 [6,7]。

在评估肺动脉高压患者(如结缔组织病、肺或肝病、左心疾病或特发性)时,准确测量肺动脉压、肺血流量(计算 PVR)、PWP 及毛细血管前和毛细血管后的 pH 值和右心房压力至关重要。合适的导管位置对于获得准确的肺动脉压和肺楔压至关重要。

在开始压力测量之前,务必确认压力传感器平行于右心房水平并调零。确保患者有充足的水分摄入(许多患者在进行导管手术前几个小时禁水)。如果需要,在开始测量前进行适当的水化,以免低估中心静脉压和肺动脉压力。为发现左心室舒张功能障碍(肺楔压升高),可能需要进行液体负荷 [8]。

当需要进行肺动脉血管造影或介入治疗时,导管稳定在肺动脉内是至关重要的。在有条件的导管室中可以进行高压注射造影。建议进行数字减影,但许多导管室无这一功能。在血管造影过程中,要指导患者配合屏气。

进入肺动脉困难的发生率

获得合适的导管位置和(或)合适的压力监测有时并不容易,很大程度上取决于术者的经验和患者的解剖结构。根据我们的经验,大约 10%~20% 的患者很难进入肺动脉和(或)获得高质量数据。由于无创影像技术可提供成人的大部分结构和血流动力学数据,而冠脉造影和血管成形术已成为介入心血管专家的重点工作,因此右心导管插入术的使用越来越少。许多专家,尤其是新一代的成人心血管专家,可能不会熟练操作这一技术。

问题识别和原因

1. 导管不够长:确保成人使用 110cm 导管。细心地避开右心房的大环。

2. 导管操作困难

(1)太软:球囊漂浮导管在体内加热时会变得更软;导管可能太小(一般成人右心导管尺寸:6~7Fr)。

(2)导管在右心室或静脉系统中形成线圈 / 扭结。

(3)导管楔入小静脉或发生穿孔。

3. 通过二尖瓣困难

（1）非常大的右心房。

（2）三尖瓣（自然瓣膜或人工瓣膜）狭窄或三尖瓣反流（后者可能使右心室导管操作复杂化，尤其是使用球囊漂浮导管时）。

（3）横膈高（如间质性肺病）：在透视时心脏位于横膈轮廓以下，导管位置过高。

（4）导管在冠状窦或穿过房间隔缺损。

4. 从右心室到达肺动脉困难

（1）肺动脉狭窄。

（2）肺动脉瓣反流（特别是使用球囊漂浮导管时）

（3）右心室双腔心（腔内梗阻，常伴有室间隔缺损）。

（4）非常大的右心室。

（5）导管通过室间隔缺损。

（6）当导管在右心室时，出现严重的心律失常，导管不能进行过多操作：可使球囊充气，换成较软／较小直径的导管。

5. 无法进行分支（右或左）或较小的肺动脉

（1）肺动脉分支狭窄。

（2）通过不正常的途径进入肺动脉，如主动脉 - 肺动脉连接或室间隔缺损进入。

（3）肺栓塞／血栓。

6. 肺动脉中的压力曲线欠佳

（1）导管通过右心室／三尖瓣时振动产生的伪影。

（2）肺动脉瓣反流（大量）或狭窄（血液湍流）引起的导管振动伪影。

（3）肺动脉瓣反流患者，导管位置不稳定（导管掉入右心室）。

（4）导管在肺动脉瓣上，通过侧孔在右心室流出道取样。

（5）球囊膨胀。

（6）导管嵌顿、未充分冲洗或凝结。

（7）传感器未调零或未充分平衡。

（8）导管未充分冲洗。

7. PWP 曲线欠佳

（1）导管未楔入：显示肺动脉压力曲线。

（2）导管过度楔入：记录的压力没有适当的波形，可能高于肺动脉压力。

（3）呼吸时压力曲线波动大：严重肺病患者。一些专家建议使用呼气值来计算平均 PWP，但最近的数据表明，在几个呼吸周期中取平均值更合适。同时考虑呼气末屏气测量（要求患者屏气，同时避免 Valsalva 动作）。

8. 肺血管造影不清楚（高压注射时导管弹回到右心室中）——缓慢注射造影剂。

提示和技巧

从右心房到右心室或右心室到肺动脉通过困难

（1）采用股静脉入路：尝试在右心房中弯成一个圆环，这将使导管更容易到达右心室并向上指向肺动脉（图 9.1C）。

（2）确保导管没有缠绕在三尖瓣环：将球囊放气，把导管撤到右心房，再次充气球囊后尝试。

（3）确保您没有穿过房间隔缺损（导管在心脏轮廓外进入肺静脉，血氧饱和度高）或冠状窦内（LAO 投影位下，少量注射造影剂）。

（4）当球囊漂浮导管变软时，要么使用导丝使导管更稳定，要么换成新的、更大直径的导管。但是，使用更硬的导管（如猪尾导管），则无法获得 PWP。但是，使用长的交换导丝，将无球囊头端的导管更换成 Swan-Ganz/ 端孔 Berman 导管，可以获得肺楔压。

（5）将导丝（如有必要，用亲水涂层）送入肺动脉，然后沿导丝送入导管。

（6）如果只需要基线数据，可以先获取远端肺动脉压力 /PWP，然后在回撤时获取其他压力和样本。这样做有一个优点，即球囊漂浮导管仍可保持相对较硬（记住，这些导管会随着时间延长而软化）。

（7）在颈部或手臂入路（以及在股静脉入路，导管在右房中形成环路时），导管将更容易进入右肺动脉。当导管自发进入右肺动脉时，想要进入左肺动脉，要在主肺动脉中使用亲水涂层导丝进入左肺动脉。注意避免导丝楔入外周肺动脉。

（8）在拔出导管之前，一定要先将球囊放气，如果不这样，就会有损坏瓣膜的风险，尤其是三尖瓣。

压力波形欠佳

（1）在导管 / 传感器的近端有微小的气泡或将少量血液吸入导管时，可在压力波形中出现高频伪影（例如，来自导管振动，"低阻尼信号"）损害信号传导（图 9.3）。在冲洗导管之前一定要清除气泡，避免波形"过阻尼"。

（2）如果充盈压力（右心房）和 PAP 极低，静脉输液后再重新评估血流动力学。监测 PWP 以避免左心疾病患者出现肺水肿。

（3）当 PWP 不理想时，将导管移到肺的不同段或对侧肺并重新楔入（图 9.3）。在从楔入位置撤出导管之前，一定要先将气囊放气。如果无法获得良好的 PWP 曲线，可考虑测量左心室舒张末期压力，这与左心房压力相近（在没有二尖瓣狭窄、三房心的情况下）。

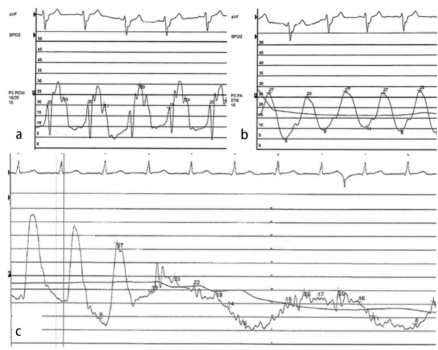

图 9.3 高频伪影影响致变形的肺动脉（PA）压力波形（a）。导管近端小气泡抑制了肺动脉压力波形（b）。使 Swan-Ganz 导管球囊充气，从而使导管"楔入"肺动脉内。注意肺楔压的显著"波动"，仅记录呼气末值（最高）（c）。

心导管术中损伤肺动脉

在肺动脉置管和（或）干预过程中会发生肺动脉破裂 [9,10]。这是一种罕见但可危及生命的情况，尤其在肺动脉高压患者中。在回撤导管之前，务必使球囊放气，不要长时间将导管置于楔入位置。

肺动脉破裂引起的咯血和（或）血胸需要进行心肺复苏，以确保气道、呼吸和循环（ABC）。咯血患者进行气管插管，最好是用双腔管或有选择地插向"健康"肺：优先考虑保护健康肺！很少通过放血来预防大咯血窒息。

血流动力学不稳定的患者需要进行液体和血液复苏。纠正 / 逆转抗凝和其他凝血异常。应进行止血的操作，如暂时阻塞出血血管或如果出血持续，应进行弹簧圈闭塞。在支气管镜下，用球囊阻塞出血段支气管。在极端情况下，可以考虑进行外科肺切除术。

参考文献

1. Baim DS. Grossman's cardiac catheterization, angiography, and intervention. Philadelphia: Lippincott Williams & Wilkins; 2006.
2. Kern M. Cardiac catheterization handbook: expert consult. 5th ed. Philadelphia: Mosby; 2011.
3. Shah S, Boyd G, Pyne CT, Bilazarian SD, Piemonte TC, Jeon C, Waxman S. Right heart catheterization using antecubital venous access: feasibility, safety and adoption rate in a tertiary center. Catheter Cardiovasc Interv Off J Soc Card Angiography Interv. 2014;84:70–4.
4. Denys BG, Uretsky BF, Reddy PS. Ultrasound-assisted cannulation of the internal jugular vein. A prospective comparison to the external landmark-guided technique. Circulation. 1993;87:1557–62.
5. Waltman AC, Walker TG. A technique for pulmonary artery catheterization in patients with right ventricular enlargement. AJR Am J Roentgenol. 1989;152:391–2.
6. Dimopoulos K, Wort SJ, Gatzoulis MA. Pulmonary hypertension related to congenital heart disease: a call for action. Eur Heart J. 2014;35:691–700.
7. Gatzoulis M, Webb GD, Daubeney P. Diagnosis and management of adult congenital heart disease: expert consult. 2nd ed. Philadelphia: Churchill Livingstone; 2010.
8. Authors/Task Force Members, Galiè N, Hoeper MM, Humbert M, Torbicki A, et al. Guidelines for the diagnosis and treatment of pulmonary hypertension. Eur Heart J. 2009;30:2493–537.
9. Hoeper MM, Lee SH, Voswinckel R, Palazzini M, Jais X, Marinelli A, et al. Complications of right heart catheterization procedures in patients with pulmonary hypertension in experienced centers. J Am Coll Cardiol. 2006;48:2546–52.
10. Baker CM, McGowan Jr FX, Keane JF, Lock JE. Pulmonary artery trauma due to balloon dilation: recognition, avoidance and management. J Am Coll Cardiol. 2000;36:1684–90.

第二部分
造影并发症

第二部分

诸暨大石村

第 10 章
围术期胸痛治疗策略

Scott W. Murray

摘要

　　PCI 术中、术后常有胸痛发生，30% 的患者在术后 24 小时内会发生胸痛。引起胸痛的原因有多种，其中也包括患者的一些主观因素。本章将对 CAG 和 PCI 患者围术期发生胸痛的主要原因加以叙述，并介绍能确保患者手术安全的措施。

关键词

　　胸痛, PCI 并发症, 栓塞, 痉挛, 夹层, 无复流

引言

　　介入术中、术后常有胸痛发生，30% 的患者在术后 24 小时内会发生胸痛[1]。以下各章将详细阐述 CAG 及 PCI 相关胸痛的各种原因，并介绍必备的预防胸痛产生、确保患者安全的基本措施。

S. W. Murray , MBChB, BSc, MRCP
Department of Interventional Cardiology , Liverpool Heart and Chest Hospital ,
Broadgreen , Merseyside , UK
e-mail: scottmurray@doctors.org.uk

© Springer-Verlag London 2016
A. Lindsay et al. (eds.), *Complications of Percutaneous Coronary Intervention*,
DOI 10.1007/978-1-4471-4959-0_10

冠脉介入治疗前胸痛

空气栓塞

空气进入冠脉比较少见,发生率仅为 0.1%~0.3%,但由于会导致心肌灌注减少或无复流,所以属于致命性的并发症 [2]。发生空气栓塞后,可表现为心电图 ST 段抬高或一过性胸痛,严重者会出现低血压、心动过缓、无脉电活动或难治性室性心律失常。如果在冠脉内注射前细心准备,这种并发症完全可以避免。具体操作如下:必须彻底冲管,所有进入主动脉的导管,都要回血并排气,以确保整个管道内无气体。在撤掉造影导丝后,要再次回血,保证移除导丝后,管内未滞留气体。同理,任何较大直径器械自导管撤出后都要常规回血,比如血栓抽吸导管、较大的支架或后扩球囊。一旦发生空气栓塞,则立即给予 100% 氧气吸入、高压注射生理盐水,必要时给予阿托品、肾上腺素。极少数患者可能还需要辅助呼吸、植入 IABP 和强化复苏 [3]。关于该并发症更具体的处理措施,详细内容见第 17 章。

冠状动脉痉挛

导管进入冠脉可引起血管痉挛,继而因管腔变小、正常血流充盈受损而促发胸痛。痉挛多见于冠脉的开口部位,有时也可累及全程血管。此时应快速识别并迅速向冠脉内注射硝酸盐类药物,逆转血管痉挛,恢复部分管腔流量。虽然该并发症很难预测或预防,但是轻柔操作导管、不要深插是最有效地避免该类并发症发生的技术关键。图 10.1a 显示由于导管头端深插造成的严重左主干开口痉挛。患者出现血流动力学障碍和持续的胸痛。图 10.1b 为使用硝酸盐后痉挛缓解的图像。详细内容见第 15 章。

术中胸痛

导管致冠脉夹层

文献报道,冠脉介入术中,该并发症发生率为 0.02%~0.35%[4],如果操作不当,造影导管也会引发夹层。冠脉近端夹层后,可因血管局部损伤或远端血流灌注减少引起胸痛。所以操作时,一定要小心调整导管头端位置,避免压力直接指向血管壁。另外,在回撤导管内各种器械(如支架、后扩球囊、IVUS 或 OCT)时,可能引起导管突然深插而引发夹层。所以,术者要时刻关注导管头端的位置,并随时调整好,并在回撤器械前,给导管提供适当的向外的牵引力。如果可能(根据患者的血管情况和手术方案),应首先选择软头、损伤性低的导管。图 10.2 显示左冠脉夹层的 IVUS 影像

（白箭头代表漂浮的膜片；FL 代表假腔；TL 代表真腔）。

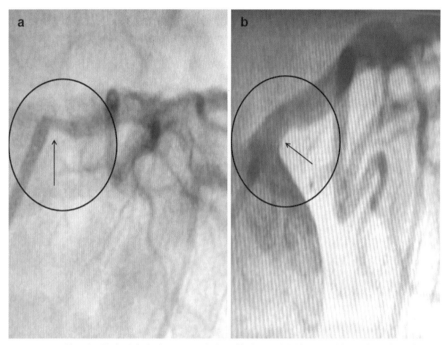

图 10.1 （a）导管深插所致重度左主干开口痉挛（箭头和圆圈所示），引发血流动力学障碍和持续胸痛。（b）冠脉内注射硝酸盐后，痉挛缓解。

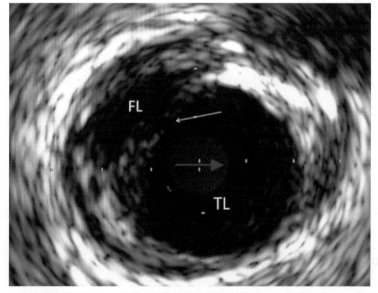

图 10.2* 左冠脉夹层的 IVUS 影像（白箭头代表漂浮的膜片；FL 代表假腔；TL 代表真腔）。

导丝致冠脉夹层

　　将近 40% 的冠状动脉成形术会发生一定程度的血管夹层 [5]。使用亲水涂层和（或）硬头导丝会增加内膜下夹层的发生率，并形成假腔 [5]。术者应避免强行冠脉内推送导丝或球囊。把导丝头端塑形成不具创伤性的弯头，并保证在导丝前进过程中始终自由、顺畅，以减少进入内膜下的可能。图 10.3 显示重度左主干夹层，并延伸到左前降支和回旋支。患者出现严重胸痛，给予急诊冠状动脉搭桥，预后良好。详细内容见第 17 章。

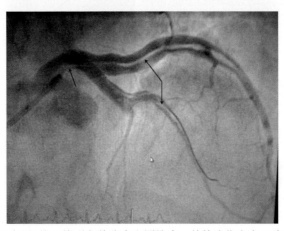

图 10.3　重度左主干夹层，并延伸到左前降支和回旋支。单箭头指左主干夹层膜片，双侧箭头指延伸到左前降支和回旋支的夹层膜片。

壁内血肿

　　冠状动脉壁内血肿定义为血管壁中层，内、外弹力膜之间出现血液积聚，有或无血液进出口 [6]。可因血管局部狭窄或血肿向远端延伸导致管腔压塞引发胸痛。壁内血肿可因血管夹层或做 CTO 技术时导丝进入内膜下所致 [7]。

边支丢失

　　文献报道，当主支支架跨过内径（>1mm）伴有开口病变的边支血管时，发生边支闭塞的概率最高可达 19%[8]。所以，此时术者应避免使用闭环支架，而且要尽可能保证支架不覆盖重要或有病变边支的开口。

微血管阻塞导致"无复流"现象

　　血栓或斑块可引起下游血管栓塞，导致远端微血管阻塞，促发胸痛和心电图变化。这种情况在 PCI 术后很常见,尤其在 ACS 的患者[9]。TIMI 血流降低与 CK-MB 升高相关,反映了微循环栓塞与外周心肌坏死之间的关联性[10]。详细内容见第 22 章。

冠状动脉穿孔

虽然冠脉穿孔不常见（发生率 <0.5%）,但是由于穿孔后较高的死亡率而成为很可怕的并发症。胸痛的发作是因局部损伤或血液进入周围心肌促发,但是随着时间的延长,会引起远端血流障碍而使疼痛持续不缓解。小的穿孔,简单、长时间局部球囊扩张足以封闭裂口。然而一些严重穿孔（图 10.4 箭头、圆圈所示）,会迅速发生心包压塞,需要立即行心包引流,防止心血管崩溃。详细内容见第 25 章。

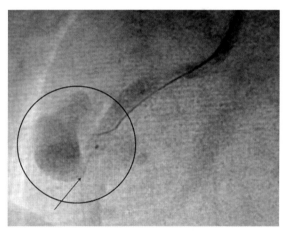

图 10.4　严重冠脉穿孔（箭头和圆圈）快速发生心包压塞,需要立即心包引流,防止心血管崩溃。

术后胸痛

胸痛却无明显的造影异常

这可能是血管成形术后最常见的胸痛[11]。胸痛性质不典型,多发生在术后 24 小时内,不伴有心电图变化及心肌酶升高。胸痛的机制可能有多种,包括机械性损伤、粥样斑块的挤压、局部冠状动脉夹层或损伤累及滋养血管[11]。大约 80% 的患者不适持续不超过 72 小时,其余患者持续不超过 2 周[11]。与术后无胸痛的患者相比,术后发生胸痛者,更多出现血清肌钙蛋白及 CK-MB 轻微升高[12]。这提示,虽然没有心电图的改变,胸痛患者仍存在亚临床型微血管栓塞及坏死。

PCI 术后胸痛:可能存在支架内血栓

支架内血栓是 PCI 术后主要的并发症,发生率约为 0.5%[13]。虽然胸痛是这类并发症的主要表现,但是也有发生猝死的可能。支架内血栓总的死亡率可达 50%[13, 14]。患者常表现为急性心梗的症状、体征,心电图出现 ST 段抬高。事件可急性发作(术后数小时)、亚急性发作(支架植入后 30 天内)、晚期和极晚期发作(术后 1 年或更长)。术后较长时间发生支架血栓,可能与停止双抗治疗有关。急性和亚急性血栓,更多与药物治疗失败和其他处理策略有关,如植入支架过小、支架膨胀不全、支架贴壁不良或支架边缘撕裂 [14]。一旦发生支架血栓,应立即重复造影,进行支架优化,必要时再次行 PCI 术。

参考文献

1. Jeremias A, Kutscher S, Haude M, et al. Nonischemic chest pain induced by coronary interventions. A prospective study comparing coronary angioplasty and stent implantation. Circulation. 1998;98:2656–8.
2. Kahn JK, Hartzler GO. The spectrum of symptomatic coronary air embolism during balloon angioplasty: causes, consequences, and management. Am Heart J. 1990;119:1374–7.
3. Khan M, Schmidt DH, Bajwa T, Shalev Y. Coronary air embolism: incidence, severity, and suggested approaches to treatment. Cathet Cardiovasc Diagn. 1995;36:313–8.
4. Ozdol C, Oral D, Tutar E. Catheter-induced left main coronary artery dissection in abrupt closure and cardiac arrest: successful stenting during resuscitation. J Invasive Cardiol. 2007;19:E93–5.
5. Sharma SK, Israel DH, Kamean JL, Bodian CA, Ambrose JA. Clinical, angiographic, and procedural determinants of major and minor coronary dissection during angioplasty. Am Heart J. 1993;126:39–47.
6. Kawamoto T, Okura H, Koyama Y, Toda I, Taguchi H, Tamita K, et al. The relationship between coronary plaque characteristics and small embolic particles during coronary stent implantation. J Am Coll Cardiol. 2007;50:1635–40.
7. Smith E, Di Mario C, Spratt J, et al. Subintimal TRAnscatheter Withdrawal (STRAW) of hematomas compressing the distal true lumen: a novel technique to facilitate distal re-entry during recanalization of chronic total occlusions (CTO). Presentation/conference proceeding TCT. 2012
8. Kushner FG, Hand M, Smith Jr SC, et al. 2009 focused updates: ACC/AHA guidelines for the management of patients with ST-elevation myocardial infarction (updating the 2004 guideline and 2007 focused update) and ACC/AHA/SCAI guidelines on percutaneous coronary intervention (updating the 2005 guideline and 2007 focused update): a report of the American College of Cardiology Foundation/American Heart Association Task Force on Practice Guidelines. Circulation. 2009;120:2271.
9. Pierpont GL, McFalls EO. Interpreting troponin elevations: do we need multiple diagnoses? Eur Heart J. 2009;30:135.

10. Lee SW, Park SW, Hong MK, Kim YH, Lee BK, Song JM, et al. Triple versus dual antiplatelet therapy after coronary stenting: impact on stent thrombosis. J Am Coll Cardiol. 2005;46:1833–7.

11. Mehran R, Dangas G, Mintz GS, Lansky AJ, Pichard AD, Satler LF, et al. Atherosclerotic plaque burden and CK-MB enzyme elevation after coronary interventions: intravascular ultrasound study of 2256 patients. Circulation. 2000;101:604–10.

12. Tardiff BE, Califf RM, Tcheng JE, Popma JJ, Davidson CJ, Cohen EA, et al. Clinical outcomes after detection of elevated cardiac enzymes in patients undergoing percutaneous interventions. J Am Coll Cardiol. 1999;33:88–96.

13. Holmes Jr DR, Kereiakes DJ, Garg S, Serruys PW, Dehmer GJ, Ellis SG, et al. Stent thrombosis. J Am Coll Cardiol. 2010;56:1357–65.

14. Armstrong EJ, Feldman DN, Wang TY, Kaltenbach LA, Yeo KK, Wong SC, et al. Clinical presentation, management, and outcomes of angiographically documented early, late, and very late stent thrombosis. JACC Cardiovasc Interv. 2012;5(2):131–40.

第 11 章
左主干病变：处理策略

Javaid Iqbal，Julian Gunn

摘要

　　冠状动脉旁路手术（CABG）是治疗无保护左主干病变的金标准。近年来，随着心脏介入手术技术的进步，以及临床研究资料和术者经验的积累，使经皮冠状动脉介入治疗左主干病变的数量增加。但是，该类手术必须特殊处理，因为左室70%~100% 的血液是由左主干供应的，所以累及左主干的并发症具有很高的发病率和死亡率。本章将就 PCI 治疗左主干病变可能发生的并发症，以及如何预防和处理加以讨论。

关键词

　　左主干，血管成形术，并发症

引言

　　左主干（LMS）是指左冠状动脉最近端的一段血管，从左冠状窦发出，远端分为左前降支和左回旋支。左主干负担 75%（右优势）至 100%（左优势）左室供血。因此，任何严重的左主干病变或介入治疗导致的左主干并发症都有可能使患者面临很高的致命性风险或左室功能不全和心律失常[1]。

　　严重的无保护左主干病变占冠状动脉造影患者的 5%~7%，如果不进行再血管化

J. Iqbal , BSc, PhD, MRCP • J. Gunn , MD, MA, MRCP (✉)

Department of Cardiology , Sheffi eld Teaching Hospitals NHS Foundation Trust , Sheffi eld, UK

e-mail: J.Iqbal@sheffi eld.ac.uk; j.gunn@sheffi eld.ac.uk

© Springer-Verlag London 2016

A. Lindsay et al. (eds.), *Complications of Percutaneous Coronary Intervention,*

DOI 10.1007/978-1-4471-4959-0_11

治疗,这些患者几乎一半会在 3 年内死亡。已经有多个试验显示,左主干狭窄患者进行搭桥治疗较药物治疗显著获益 [1,2]。直到最近,CABG 一直是治疗左主干病变的金标准。然而,随着 PCI 技术的提高及支架工艺的改进,在不伴有其他部位多处病变的左主干病变,进行介入治疗已取得等同于 CABG 的效果。目前,左主干病变行 PCI 手术的并发症发生率相对较低,但是,一旦发生,将是致命性的。由此引起的死亡占所有血管成形术相关死亡的 1/5。进行左主干病变的介入治疗,并不需要特殊的能力,但是需要术者能意识到手术可能存在的陷阱,并能够给予及时解决(图 11.1)。

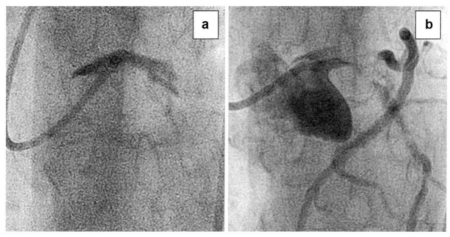

图 11.1 (a)左主干病变行 PCI 治疗可能发生的并发症。EBU 导管头端顶在左主干管壁上,用力推注造影剂造成阻塞性夹层甚至左冠完全闭塞。(b)稍稍回撤导管并在 LAO 位轻轻注射造影剂清楚显示夹层与血管开口的关系及真腔,及时给予处理。

患者及手术方案的选择

基于以前比较 CABG 与普通球囊血管成形术及植入金属裸支架的资料证据,国际性指南中,介入治疗左主干病变仍属于 Ⅲ 类适应证。ACC/AHA2009 年更新了 PCI 的适应证,对于左主干病变,将其升级为 Ⅱb 类适应证,并且建议对于冠脉解剖特点提示 PCI 术出现并发症风险低,或者患者病情提示外科手术风险增加,或者两种情况都有时,可考虑行 PCI 治疗。EXCEL 试验结果明确了 PCI 和 CABG 均可采用的左主干狭窄患者,使用两种不同方法治疗后的具体结果。目前,好像更应该依据 SYN-TAX 试验结果来选择治疗方案;即,左主干狭窄病变患者,SYNTAX 评分为 0~32 分的,可采取 PCI 手术,并植入药物涂层支架,而 SYNTAX 评分 ≥ 33 分者,CABG 应作为标准治疗方案[3]。这一方案也得到 2014 年 ESC 关于血管重建指南的支持[4]。然而,值得指出的是,独立的左主干病变一般 SYNTAX 评分 <22 分,评分高者,大都为多支血管病变。

导管的选择

正确选择造影及指引导管是 PCI 手术成功的关键。Judkins 左冠导管是造影默认使用的导管,但是这类导管支撑力小,介入手术经常需要支撑力更强的导管(EBU/XB/Voda)。手术过程中,选择正确的导管和尺寸,确保导管稳定而且与左主干同轴很重要。如果发现选择不合适,应尽早更换,而不要等手术做到一半,甚至出现并发症后再换。

导管大小的选择

所选指引导管应该能够输送术中需要的所有器械。一般来说,6Fr 的指引导管能同时容纳一个球囊和支架,7~8Fr 的导管可同时容纳 2 个支架而不产生明显摩擦力或引起压力下降。无鞘的 7.5Fr 的导管可用于桡动脉通路(因为它的外径与 6Fr 鞘相同)。

带侧孔导管的应用

虽然有时可以使用带侧孔的导管,但是不能保证避免下游血压下降,而只能对远端血管提供极小的灌注压。而且,一些术者发现,使用这种导管,造影剂会从侧孔跑掉,很难把左主干的开口显示清楚。所以,笔者不鼓励使用带侧孔导管。

导管与血管啮合

如果将冠脉导丝和(或)球囊置于血管远端,可以沿导丝或球囊轻轻地调整导管的位置,达到导管与血管的良好契合。

导丝脱出

在左主干病变 PCI 术中,这真的是很危险的一环。认真进行导丝塑形能避免在这一环节出问题。在头端向上的 EBU 或 Voda 导管中,用力推送尖端笔直、坚硬的导丝,会造成血管夹层或闭塞。

造影图像分析

• 因为所有左冠状动脉分支的显影都要依赖于造影剂通过左主干后充盈显影,所以时刻意识到有可能存在左主干病变,并清楚导管与左主干之间的位置关系很重要。

• 介入治疗需要左主干病变详细的图像信息,而外科手术则需要了解远端血管的具体情况。所以显影不充分(或过度造影)应该避免。

• 左前斜头位是显示左主干开口及其与主动脉连接处最好的体位。

• 显示左前降支和回旋支分叉最好的体位是左前斜足位(蜘蛛位)。降低床位,转动球管,使左前斜和足位足够大,使左主干影像离开脊柱,移向肺区,以便得到最清楚的图(图 11.2)。

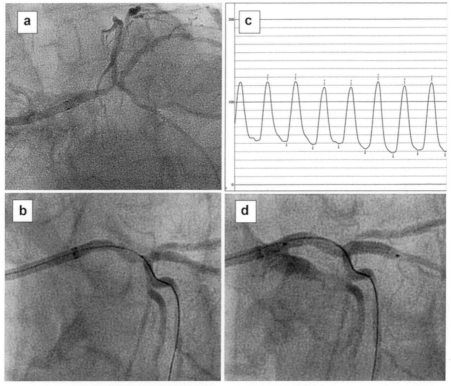

图 11.2 (a)足够大的足位、蜘蛛位清楚显示复杂左主干狭窄病变(三分叉)。(b)左前斜头位显示指引导管与左主干同轴很好,但深插了。(c)压力曲线显示室性特征,如果不及时发现,将会导致无法挽回的灾难性事件。(d)术者回撤导管,并将支架准确地定位于血管口部(从口部到中间支)。

左主干的测量

左主干血管内径通常根据左前降支和回旋支的大小来估测。左主干的正常参考内径根据比例定律估测；Finet 定律最常用，即左主干内径 =0.68×（LAD 内径 +LCx 内径）。应鼓励左主干病变介入治疗时使用 IVUS 检测，这样可以改善预后 [5]。

左主干开口及中段病变的介入治疗

· 左主干开口和中段病变大约占介入治疗左主干病变的 1/3，而且一般植入一个支架即可。

· 病变通常需要预扩张；对于钙化病变，可考虑使用切割球囊或棘突球囊。旋磨头对于这种血管来说太小，不能触及血管深部的钙化。

· 对于开口病变，支架应稍突出到主动脉，以确保血管开口完全覆盖，避免病变覆盖不完全。

· 支架释放之前，指引导管绝对不能插进左主干开口，以免被支架套住。同时，又要使导管与血管开口紧密接触，这样才能把造影剂注入左主干内。要确保不因调整导管的位置而使支架移位。在回撤球囊时，要注意防止导管深插入支架内。

· 支架释放后，应该把球囊稍撤到主动脉内一些，把支架近端重新扩张一下，以保证支架与血管开口良好贴壁。

· 左主干开口部位血管壁主要由弹力纤维构成，因此很有可能发生弹性回缩。为了预防这种情况发生，应植入支撑力最大的支架（通常是最硬的支架）。术中一旦发生弹性回缩，应选择大小合适的非顺应性球囊进行后扩张。避免重叠植入支架。要注意，使用过大顺应性球囊在口部过度扩张，可能造成升主动脉夹层。

· 如果左主干开口植入支架后，左冠其他部位还需要介入操作，一定要小心不要损坏开口部位支架。要保证导管与血管同轴，可以在导管进入左主干开口前，先送头部带弯的导丝进入血管远端，然后再将导管插入左主干开口内。

左主干远端（分叉）病变的介入治疗

· 左主干远端分叉病变大约占进行介入治疗的左主干病变的 2/3，并且与口部及中段病变介入治疗相比，预后更差。

· 这种病变尽可能选择单支架技术。一般是从左主干跨到大分支，植入一个支架，通常是跨到前降支。如果回旋支较前降支更大、病变更重，支架也可跨到回旋支。

· 适合左主干的双支架技术包括 culott、T 支架、TAP、mini-crush、V 支架、SKS（对吻支架技术）或精细的分叉支架技术。选择哪种策略，要根据血管和病变的特征以及术者的经验。SKS 技术可用于急诊的真分叉病变。

· 强烈建议行近端优化（POT）和最后球囊对吻技术。

术中胸痛的处理

左主干病变 PCI 术中发生胸痛时，应暂停手术，马上评估患者当时的状况和手术操作情况，看看是否出现心电图和压力变化。大多数心脏导管室在术中仅监测肢体导联或胸前导联心电图，所以一些轻微的心电图改变可能发现不了。因此一旦发生胸痛，要考虑是否发生导管嵌顿、气体栓塞、球囊阻断下游血流、边支闭塞、支架引起牵胀痛等。同时应给患者使用镇静、止痛药。

术中出现压力变化

- 要重视压力变化，一旦发生，要立即采取措施。
- 发现压力变化时，即刻评估患者状况，查看心电图及压力曲线（图 11.3）。压力变化可有以下几个原因：迷走反射、低血容量、硝酸酯类药物作用、造影剂反应、镇静剂过量使用等。不过，气体栓塞、夹层、心包压塞也是有可能的。如果手术操作过程

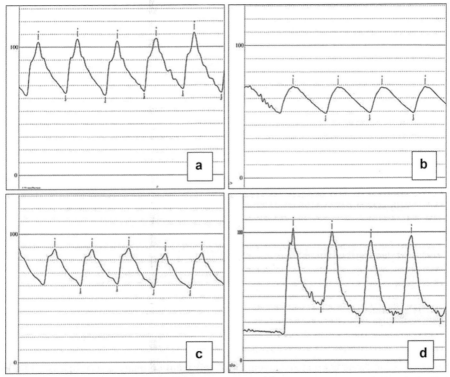

图 11.3　左主干病变行 PCI 术中出现的几种不正常压力曲线。（a）正常的主动脉压力曲线。（b）由于 Y 连接器内的气泡引起压力衰减。（c）冠脉内注射硝酸甘油后引起血压下降。（d）由于导管阻塞了左主干引起压力波型心室化。

中压力下降,而曲线波型没有变钝,应该赶紧进行血管造影,仔细寻找引起心包压塞的冠状动脉穿孔。如果冠状动脉正常没有问题,在股动脉入路的患者有可能发生了腹膜后出血。如果找不到血压下降的原因,要尽快补液、给予阿托品和 IABP 植入。

•心包压塞:见第 25 章。迅速用球囊压迫血管破口,同时超声指导下心包穿刺抽血。如果备有带膜支架,可予植入到穿孔处。停止使用 Ⅱ b/ Ⅲ a 抑制剂,监测 ACT 并考虑植入 IABP。

•压力波型心室化:术中发生压力波型心室化,要及时想到可能是导管位置不当所致。要么是发生了左主干嵌顿,要么就是导管开口指向血管壁造成的。此时轻轻回撤指引导管即可恢复正常波型。

•压力衰减:最常见的压力衰减见于导管内同时输入过多的器械(比如 6F 指引导管内送入两根导丝、两个球囊)。然而致死性的原因是血栓或气栓堵塞血管。在弄清血压衰减的原因之前绝不能向冠脉内注射。撤出导管,看看导管和手术通路是否正常。向导管室心血管专家求助,如果进行抽吸,两个术者一定要仔细配合,时刻清楚对方在干什么。通过半开放的 Y 型连接系统抽吸,可能会把气体吸进导管。如果此时向冠脉内注射将是致命性的。如有必要,可以更换所有的操作器械。

夹层

•对于夹层,预防较治疗更重要。但即使如此,经验丰富的术者仍有可能发生夹层。

•迅速并准确做出处理:召集更有经验的同事,要清楚应由谁来处理。在紧急情况下,一定要明确责任人,同时呼叫床旁超声准备植入 IABP。

•如果可能,可考虑用软导丝试着送到血管远端,甚至在等待外科手术时也可做此尝试。

•可考虑植入 IABP 泵。虽然有些介入专家担心 IABP 泵会使夹层情况恶化,但是如果血压持续下降,首先要稳定血液循环,保持一定的血压,否则,患者将失去救治的机会。

•大部分夹层病例都可通过介入方法处理好,很少需要外科手术。只有在夹层造成阻塞,导丝又不能通过,或者输送导丝风险很高时才考虑外科手术。

参考文献

1. Fajadet J, Chieffo A. Current management of left main coronary artery disease. Eur Heart J. 2012;33:36–50b.
2. Iqbal J, Serruys PW, Taggart DP. Optimal revascularization for complex coronary artery disease. Nat Rev Cardiol. 2013;10:635–47.

3. Mohr FW, Morice MC, Kappetein AP, Feldman TE, Stahle E, Colombo A, et al. Coronary artery bypass graft surgery versus percutaneous coronary intervention in patients with three-vessel disease and left main coronary disease: 5-year follow-up of the randomised, clinical SYNTAX trial. Lancet. 2013;381:629–38.
4. Windecker S, Kolh P, Alfonso F, Collet JP, Cremer J, Falk V, Filippatos G, et al. 2014 ESC/EACTS guidelines on myocardial revascularization: the Task Force on Myocardial Revascularization of the European Society of Cardiology (ESC) and the European Association for Cardio-Thoracic Surgery (EACTS) developed with the special contribution of the European Association of Percutaneous Cardiovascular Interventions (EAPCI). Eur Heart J. 2014;35:2541–619.
5. Park SJ, Kim YH, Park DW, Lee SW, Kim WJ, Suh J, et al. Impact of intravascular ultrasound guidance on long-term mortality in stenting for unprotected left main coronary artery stenosis. Circ Cardiovasc Interv. 2009;2:167–77.

第 12 章
室速和室颤

Sirohi Rohit，Kamal Chitkara

摘要

　　室性心律失常是 PCI 术致命性的并发症,包括室性期前收缩、加速性自主室性心律、室速和室颤。产生这种心律失常的原因有很多,包括缺血性损伤、再灌注性损伤、患者自身的原因,还有医源性因素,如过度调整导管、冠状动脉夹层、冠状动脉内气栓、造影剂原因等。深入理解该并发症的危险因素,以便提前计划预防,并迅速采取处理措施,能够有效减少心律失常带来的危害。

关键词

　　心律失常,室颤,室速,复苏

引言

　　在 PCI 术中,室性心律失常是最可怕的并发症之一。其发生使介入医生面临很大的挑战,即使采取了适当的处理措施,患者也有可能死亡。一般可分为缺血性心律失常和再灌注性心律失常。缺血性心律失常是由于梗死相关的心外膜冠状动脉自身突然闭塞或因 PCI 手术引起的继发性闭塞所致。后者包括导管引起的血管夹层、球

S. Rohit , MBBS, MRCP

Department of Cardiology , Glenfi eld Hospital , Leicester , Leicestershire , UK

K. Chitkara , MBBS, MD, MRCP (✉)

Department of Cardiology , Royal Derby Hospital , Derby , Derbyshire , UK

e-mail: kamal.chitkara@nhs.net

© Springer-Verlag London 2016

A. Lindsay et al. (eds.), *Complications of Percutaneous Coronary Intervention*,

DOI 10.1007/978-1-4471-4959-0_12

囊过长时间扩张引发的缺血、球囊大小与血管内径不匹配引发的夹层、异位血栓进入或大斑块移位造成冠脉阻塞等。梗死相关动脉血流恢复后，心肌发生再灌注，导致心肌细胞死亡、血管和电生理不稳定，从而引发再灌注性心律失常。所以必须了解室性心律失常的病理生理特点和危险因素，以便提前干预，并给予合理的后续治疗。

发病率

不同研究报道的 PCI 术中心律失常的发病率不同[1]。室性心律失常在急诊 PCI 术中比择期 PCI 术中更常见。缺血性和再灌注性心律失常在急诊 PCI 和择期 PCI 中均有可能发生。但是，再灌注性心律失常更多见于急诊 PCI，而缺血性心律失常则更多见于择期 PCI[2]。总的来说，再灌注性心律失常比缺血性心律失常更多见[3]，主要有以下几种形式：室性期前收缩（VPC），加速性室性自主心律（AIVR），室性心动过速（VT），室颤（VF）[3, 4]。术中出现这几种心律失常提示梗死血管成功再灌注[4]。然而，有时候很难说这些心律失常是因为心梗致心肌细胞损伤和缺血所致，还是因为 PCI 术引起的心肌再灌注所致，或者与两者均密切相关[5]。

大部分资料认为，室性心律失常发生于急诊 PCI 术中[6-8]。而高达 70% 的急诊 PCI 病例可发生再灌注性心律失常[6-8]。其中加速性室性自主心律占 51%，室性期前收缩占 42%，非持续性室速占 7%，所有急诊 PCI 患者缓慢性心律失常发生率为 18%[6-8]。据报道，大约有 4.5% 的急诊 PCI 患者发生室速和室颤[7,8]。

病理生理

室性心律失常是由于缺血或再灌注引起细胞内复杂的变化的结果[9-11]。虽然这些病理生理学异常已经得到广泛的研究，但是仍需要进一步明确了解其准确的机制。室性心律失常的发生好像是由多种因素与心肌细胞的离子状态共同作用的结果，这些因素包括心肌缺血、泵衰竭、心梗造成的心肌损伤、自主神经张力变化以及先前存在的心肌代谢状态等[9-11]。

急性心肌缺血和再灌注致细胞内和细胞外生化和代谢不稳定，引起心肌和电生理功能异常，从而使其易于形成折返和自律性增高，因而导致室性心律失常的发生[9-13]。急性缺血可引起心肌细胞酸中毒和缺氧，导致缺血边界心肌复极化电位离散。急性心肌缺血发生后几分钟内，细胞内钙离子流动即出现异常，这也可能是引起心律失常的一个重要原因[13;14]。

发生室性心律失常的危险性

发生室颤和持续性室速后,如果不能给予适当的治疗,并恢复稳定的血流动力学状态,患者则有很快死亡的危险。美国医学会期刊发表的一项大型国际性研究结果显示,就算处理得很好,STEMI 患者一旦发生室速 / 室颤,术中或术后早期死亡的危险也会提高 3 倍 [15]。

发生室性心律失常的危险因素

患者和事件相关的危险因素

患者和事件相关的危险因素见表 12.1[15]。

表 12.1　发生室颤和室速的患者及事件相关的危险因素

早期室速 / 室颤	晚期室速 / 室颤
下壁心梗	
ST 段显著抬高	ST 段显著抬高
肌酐清除率降低	ST 段回落 <70%
低收缩压	低收缩压
心功能 Kilip 分级 >1	基础心率 >70 次 / 分
更大的体重	入院时未使用 β 受体阻滞剂
PCI 术前 TIMI 血流 0 级	PCI 术后 TIMI 血流 <3 级

手术相关的危险因素

指手术过程中可以避免的引起室性心律失常的一些操作技巧。

含碘的造影剂

冠脉内注入含碘造影剂,可以引起缓慢性心律失常和低血压,并且降低发生室性心律失常的阈值,尤其在导管已造成压力衰减时,延长右冠内造影剂注射时间更易发生 [16,17]。另一方面,为了降低致心律失常效应而使用非离子型含碘造影剂,是以牺牲图像质量为代价的 [18,19]。

过度调整导管造成导管头端楔入血管

过度调整导管造成导管头端楔入冠脉开口,继而注射造影剂,便引发室性心律失常,尤其是室颤 [20]。

冠状动脉痉挛

PCI 术中,过多的器械进出冠脉,可能会激发冠脉痉挛和急性缺血,继而再发生再灌注。众所周知,冠脉痉挛会引发室性心律失常,尤其是室颤 [21,22]。准确的机制还不清楚,但一些研究提示,冠脉痉挛时,QT 的离散度会增加 [23]。发现这种情况,立即回撤导管并注入血管扩张剂(如硝酸甘油)是有效的。

冠脉内气栓

这是少见的一种冠脉造影并发症 [24]。一旦发生会出现一系列的临床表现:胸痛、ST 段抬高、心动过缓、低血压和室性心律失常 [25]。通过术前充分处理导管、球囊及连接管可避免此类并发症的发生。

造影剂注入圆锥动脉

圆锥动脉供应右室流出道的血供,这常常与室性心律失常相关 [26]。众所周知,向圆锥动脉内注入造影剂会引发室性心律失常,尤其是室颤 [26]。由于圆锥动脉腔小,而且离右冠开口近,将导管插入圆锥动脉很常见。换短头的导管是防止导管进入圆锥动脉的好办法。

右冠 PCI

多项研究表明,右冠 PCI 手术存在发生室速 / 室颤的高风险 [27]。一些溶栓性研究也提示,右冠梗死发生室性心律失常的风险增高 [27]。确切机制尚不清楚,不过,一种假说认为,右冠突然发生再灌注,通过血管迷走反射,使迷走张力增高,反过来,又代偿性引起交感神经张力增高,这也许能解释这一现象 [28]。

预防和治疗

一般性措施

造影和 PCI 术前做好充分的准备是防止严重心律失常发生的基础,包括以下几个方面:

- 充分准备压力和造影剂管路，防止发生气栓；
- 正确选择导管；
- 确保导管头端与血管同轴；
- 如果导管到位后发现压力衰减，应换用带侧孔导管；
- 认真冲刷所有器械；
- 使用安全性造影剂；
- 尽可能缩短注射造影剂时间；
- 持续血流动力学监测。

已经证明，对于 STEMI 进行早期再灌注治疗的患者，尽早使用 β 受体阻滞剂，可降低发生威胁生命的室速的发生率 [15]。然而，是否常规使用 β 受体阻滞剂，还存在争论。因为大部分室性心律失常发生于 PCI 术早期，其中一部分可能是由低血压和缓慢性心律失常激发的，从这个角度讲，使用 β 受体阻滞剂是相对危险的。

特殊措施

预防和减少缺血性心律失常发生的策略

最有效的预防和减少缺血性心律失常发生的方法，就是通过合适的介入策略尽可能恢复血管通畅，获得 TIMI3 级血流。而且，按照指南使用双抗和抗凝剂能帮助保持目标血管开通；使 STEMI 患者门 - 球时间缩到最短，也是获得血管通畅的有效方法 [29]。

预防和减少再灌注性心律失常发生的策略

梗死相关动脉一旦开通就有可能出现再灌注性心律失常 [30]。然而，即使得到了最优化的抗栓治疗，也有可能发生微血管栓塞或心肌再灌注损伤 [9]。各种治疗策略，目的都是逆转氧化应激、炎性反应、pH 值及钙负荷超载，所有这些反应，在缺血和再灌注时都会发生，而且都是有害的 [30,31]。

然而，目前已经发现一些预防致死性再灌注损伤的方法，包括间断冠脉内球囊扩张、远程缺血预适应训练、治疗严重贫血、降低体温，在一些随机性研究中初步证明这些方法的有效性 [9]。同样已经证明，一些药物如环孢霉素（cyclosporine）、艾塞那肽（exenatide）也能减少再灌注性心律失常的发生。但是，在常规应用于临床前，还需要进一步明确 [9]。

PCI 术中室性心律失常的治疗

PCI 术中发生室性心律失常后的治疗策略，与非 PCI 手术时发生的室性心律失常相似。但是，尽可能恢复梗死相关动脉血流应该是基本目标[32]。

缺血性室性早搏

室性早搏很少需要治疗[33]。

加速性室性自主节律

这种心律失常常能自行终止，而且一般血流动力学状态稳定，患者能够很好地耐受。因此很少需要治疗。但是，如果症状明显，可用阿托品升高窦性心律取代加速性室性自主节律[33]。

非持续性单型室速

非持续性单型室速发作时，患者能很好地耐受，所以不需要治疗，仅需简单观察即可。然而如果发作频繁，应静脉使用胺碘酮、利多卡因或 β 受体阻滞剂[33]。

持续性单型 / 多型室速 / 室颤

室颤和持续性单型室速应立即采取直流电复律。电转复可以终止大部分此类心律失常[33]。但是，如果难以转复，可以静脉使用抗心律失常药，如胺碘酮、利多卡因、β 受体阻滞剂。如果电转复和静脉抗心律失常治疗后仍不能转复，可以考虑植入临时起搏电极进行超速起搏来结束心律失常[33]。

再灌注性心律失常

除了室颤，其他再灌注性心律失常通常能自行终止。而且可以观察到，如果患者没有症状，一般不会出现血流动力学不稳定[33]。

如果患者有症状，而且出现血流动力学不稳，就要按上文介绍的方法治疗持续性加速性室性自主心律和室速。抗心律失常药物也要依照上文描述的原则来使用[33]。

但是，室颤需要紧急处理：立即进行心肺复苏和除颤。在心肺复苏过程中，给予电转复后，如仍为顽固性室颤，应静脉给予胺碘酮，可能会有助于恢复窦律[33]。

结论

PCI 术中常出现心律失常，严重的室性心律失常发生于心肌缺血或再灌注后。提前计划、实施预防措施，快速识别并采取治疗能降低 PCI 术中心律失常带来的损害。PCI术中发生室性心律失常后的治疗策略，与非PCI手术时发生的室性心律失常的治疗策略相似。对于进行心肺复苏的患者行PCI术是对术者技术的挑战。因此早期快速恢复梗死相关动脉的血流仍是关键。

参考文献

1. Luqman N, Sung RJ, Wang CL, Kuo CT. Myocardial ischemia and ventricular fibrillation: pathophysiology and clinical implications. Int J Cardiol. 2007;119:283–90.
2. Majidi M, Kosinski AS, Al-Khatib SM, Lemmert ME, Smolders L, van Weert A, et al. Reperfusion ventricular arrhythmia 'bursts' predict larger infarct size despite TIMI 3 flow restoration with primary angioplasty for anterior ST-elevation myocardial infarction. Eur Heart J. 2009;30:757–64.
3. Goldberg S, Greenspon AJ, Urban PL, Muza B, Berger B, Walinsky P, Maroko PR. Reperfusion arrhythmia: a marker of restoration of antegrade flow during intracoronary thrombolysis for acute myocardial infarction. Am Heart J. 1983;105:26–32.
4. Six AJ, Louwerenburg JH, Kingma JH, Robles de Medina EO, van Hemel NM. Predictive value of ventricular arrhythmias for patency of the infarct-related coronary artery after thrombolytic therapy. Br Heart J. 1991;66:143–6.
5. Heper G, Korkmaz ME, Kilic A. Reperfusion arrhythmias: are they only a marker of epicardial reperfusion or continuing myocardial ischemia after acute myocardial infarction? Angiology. 2007;58:663–70.
6. Wehrens XH, Doevendans PA, Ophuis TJ, Wellens HJ. A comparison of electrocardiographic changes during reperfusion of acute myocardial infarction by thrombolysis or percutaneous transluminal coronary angioplasty. Am Heart J. 2000;139:430–6.
7. Mehta RH, Harjai KJ, Grines L, Stone GW, Boura J, Cox D, et al. Sustained ventricular tachycardia or fibrillation in the cardiac catheterization laboratory among patients receiving primary percutaneous coronary intervention: incidence, predictors, and outcomes. J Am Coll Cardiol. 2004;43(10):1765–72.
8. Giglioli C, Margheri M, Valente S, Comeglio M, Lazzeri C, Romano SM, et al. The incidence and timing of major arrhythmias following successful primary angioplasty for acute myocardial infarction. Ital Heart J. 2005;6:28–34.
9. Hausenloy DJ, Yellon DM. Myocardial ischemia-reperfusion injury: a neglected therapeutic target. J Clin Invest. 2013;123:92–100.
10. Yellon DM, Hausenloy DJ. Myocardial reperfusion injury. N Engl J Med. 2007;357:1121–35.
11. Braunwald E, Kloner RA. Myocardial reperfusion: a double-edged sword? J Clin Invest. 1985;76:1713–9.
12. Piper HM, Garcia-Dorado D, Ovize M. A fresh look at reperfusion injury. Cardiovasc Res. 1998;38:291–300.
13. Reimer KA, Lowe JE, Rasmussen MM, Jennings RB. The wavefront phenomenon of ischemic cell death. 1. Myocardial infarct size vs duration of coronary occlusion in dogs. Circulation. 1977;56:786–94.
14. Avkiran M, Marber MS. Na(+)/H(+) exchange inhibitors for cardioprotective therapy: progress, problems and prospects. J Am Coll Cardiol. 2002;39:747–53.
15. Mehta RH, Starr AZ, Lopes RD, Tcheng JE, Farkouh ME, Reiffel J, et al. Incidence of and

outcomes associated with ventricular tachycardia or fibrillation in patients undergoing primary percutaneous coronary intervention. JAMA. 2009;301:1779–89.

16. Wolf GL, Kraft L, Kilzer K. Contrast agents lower ventricular fibrillation threshold. Radiology. 1978;129:215–7.

17. Wolf GL, Mulry CS, Laski PA, Kilzer K. Changes in ventricular fibrillation threshold induced by contrast agents during acute coronary artery occlusion. Invest Radiol. 1983;18:145–8.

18. Arrowood JA, Mullan DF, Kline RA, Engel TR, Kowey PR. Ventricular fibrillation during coronary angiography: the precatheterization QT interval. J Electrocardiol. 1987;20:255–9.

19. Wolf GL, Le Veen RF, Mulry C, Kilzer K. The influence of contrast media additives upon ventricular fibrillation thresholds during coronary angiography in ischemic and normal canine hearts. Cardiovasc Intervent Radiol. 1981;4:145–7.

20. Pedersen HK, Jacobsen EA, Mortensen E, Refsum H. Contrast-medium-induced ventricular fibrillation: arrhythmogenic mechanisms and the role of antiarrhythmic drugs in dogs. Acad Radiol. 1995;2:1082–8.

21. Chalfoun N, Morady F, Chugh A, Jongnarangsin K. Painless coronary spasm causing recurrent ventricular tachycardia. Heart Rhythm. 2007;4:1471–2.

22. Bashour T. Cardiac rhythm disorders complicating coronary arterial spasm. Clin Cardiol. 1984;7:510–2.

23. Parchure N, Batchvarov V, Malik M, Camm AJ, Kaski JC. Increased QT dispersion in patients with Prinzmetal's variant angina and cardiac arrest. Cardiovasc Res. 2001;50:379–85.

24. Khan M, Schmidt DH, Bajwa T, Shalev Y. Coronary air embolism: incidence, severity, and suggested approaches to treatment. Cathet Cardiovasc Diagn. 1995;36:313–8.

25. Kahn JK, Hartzler GO. The spectrum of symptomatic coronary air embolism during balloon angioplasty: causes, consequences, and management. Am Heart J. 1990;119:1374–7.

26. Yamada T, McElderry HT, Doppalapudi H, Murakami Y, Yoshida Y, Yoshida N, et al. Idiopathic ventricular arrhythmias originating from the aortic root prevalence, electrocardiographic and electrophysiologic characteristics, and results of radiofrequency catheter ablation. J Am Coll Cardiol. 2008;52:139–47.

27. Berger PB, Ruocco NA, Ryan TJ, Frederick MM, Podrid PJ. Incidence and significance of ventricular tachycardia and fibrillation in the absence of hypotension or heart failure in acute myocardial infarction treated with recombinant tissue-type plasminogen activator: results from the Thrombolysis in Myocardial Infarction (TIMI) phase II trial. J Am Coll Cardiol. 1993;22:1773–9.

28. Gacioch GM, Topol EJ. Sudden paradoxic clinical deterioration during angioplasty of the occluded right coronary artery in acute myocardial infarction. J Am Coll Cardiol. 1989;14:1202–9.

29. Ornato JP. The ST-segment-elevation myocardial infarction chain of survival. Circulation. 2007;116:6–9.

30. Hearse DJ, Tosaki A. Free radicals and reperfusion-induced arrhythmias: protection by spin trap agent PBN in the rat heart. Circ Res. 1987;60(3):375–83.

31. Ludman AJ, Yellon DM, Hausenloy DJ. Cardiac preconditioning for ischaemia: lost in translation. Dis Model Mech. 2010;3(1–2):35–8.

32. Hausenloy DJ, Baxter G, Bell R, Bøtker HE, Davidson SM, Downey J, et al. Translating novel strategies for cardioprotection: the Hatter Workshop Recommendations. Basic Res Cardiol. 2010;105:677–86.

33. Task Force on the management of ST-segment elevation acute myocardial infarction of the European Society of Cardiology (ESC), Steg PG, James SK, Atar D, et al. ESC guidelines for the management of acute myocardial infarction in patients presenting with ST-segment elevation. Eur Heart J. 2012;33:2569–619.

第 13 章
主动脉夹层及损伤

Virag Kushwaha，Daniel Blackman

摘要

　　对 PCI 来说，医源性升主动脉损伤（Standford 标准分型 A 型主动脉夹层）或者主动脉瓣损伤尽管罕见，可是一旦出现便会造成严重后果。升主动脉夹层一般源于冠状动脉夹层后逆行撕裂。而这一机制正是区分 PCI 术中的医源性主动脉夹层（IAD）和自发性主动脉夹层（SAD）的关键点。IAD 可以自动脉破口向近段撕裂，造成主动脉瓣反流和（或）心包压塞；也可以向远端撕裂造成头颈部动脉或者降主动脉的损伤。升主动脉以及主动脉瓣的医源性损伤可以由指引导管对血管的直接损伤引起，但是非常罕见。处理 IAD 的关键在于夹层的范围，是否波及主动脉瓣。对于局限性的夹层有时往往通过植入支架覆盖夹层入口就可以得到有效的处理。

关键词

　　医源性主动脉夹层，经皮冠状动脉介入治疗，升主动脉，主动脉瓣反流，并发症

V. Kushwaha , BSc, MBBS, PhD, FRACP
Department of Cardiology , Leeds General Infi rmary , Leeds , West Yorkshire , UK
e-mail: viragk@gmail.com

D. Blackman , MD (✉)
Department of Cardiology , Leeds General Infi rmary , Leeds , UK
e-mail: daniel.blackman@leedsth.nhs.uk

© Springer-Verlag London 2016

A. Lindsay et al. (eds.), *Complications of Percutaneous Coronary Intervention,*
DOI 10.1007/978-1-4471-4959-0_13

引言

对于 PCI 来说,医源性升主动脉 A 型夹层以及主动脉瓣损伤很少出现,只要出现必然会造成严重的并发症[1-3]。医源性升主动脉夹层往往由于某一冠脉损伤后逆行撕裂造成[2]。而这种医源性夹层(IAD)与自发性主动脉夹层(SAD)有很大区别。IAD 可以自动脉破口向近段撕裂,造成主动脉瓣反流和(或)心包压塞[4];也可以向远端撕裂造成头颈部动脉或者降主动脉的损伤[2]。升主动脉以及主动脉瓣的医源性损伤可以由指引导管对血管的直接损伤引起,但是非常罕见[1, 5, 6]。处理 IAD 的关键在于夹层的范围,是否波及主动脉瓣。对于局限性的夹层有时往往通过植入支架覆盖夹层入口就可以得到有效的处理[7-11]。

医源性主动脉夹层的发病率

根据国际主动脉夹层注册研究(IRAD)机构统计,对于 A 型 IAD 来说,大约 27% 的患者是由于冠脉造影或者冠脉介入治疗引起,而其余的是由心脏外科手术引起[1]。另外也有一篇外科手术及介入手术联合研究的文献也得出了类似的结果[3]。心脏导管或者 PCI 造成的累及升主动脉的 IAD 的发病率估计为 0.01%~0.02%[1-3]。单纯 PCI 中其发病率稍高,为 0.03%,而在急诊 PCI 中其发病率很高,约为 0.19%[2]。IAD 的预后很差,有很多研究表明其死亡率与 SAD 类似[1, 3]。而队列研究显示,对于介入手术的人群,发生 IAD 后 30 天的死亡率接近 50%[3]。

IAD 与 SAD 是不同的,后者在大部分患者人群中缺乏明显的胸痛表现[1]。SAD 患者大部分也没有明显高血压病史,这也是 IAD 与 SAD 在病理分型上的主要不同[1]。因此,若影像学上显示出主动脉根部造影剂分层,可高度怀疑并诊断 IAD(图 13.1)。

医源性主动脉夹层的病因学

大部分由于心脏导管术或者 PCI 术所造成的 IAD 都起源于冠状动脉,延伸到主动脉根部,很少一部分与冠状动脉无关[2]。而更多的介入治疗中的 IAD 出现于右冠状动脉操作中[2],这可能是由左主干介入治疗率的相对较低以及右冠状动脉介入治疗率较高所致。

实际上,介入手术中出现的 IAD 与很多因素有关,但可以肯定的是,冠状动脉的损伤可能是最主要的因素。一些复杂的冠脉病变使得术者不得不选用支撑力更强、管径更大的指引导管以及更硬、涂层更亲水的导丝来进行手术。很多病例都报道了在进行右冠状动脉手术时使用左 Amplatz 导管,尤其是 8Fr 以上管径的导管时常会出现 IAD[2]。另外，在对慢性完全性闭塞病变进行的 PCI 术队列研究显示，内膜下寻径技术更容易造成延伸至主动脉根部的夹层 [7, 11]。

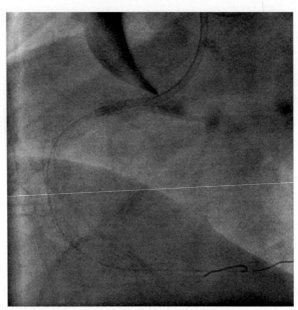

图 13.1　图中显示经右冠介入治疗并发升主动脉夹层。可见造影剂显影局限在右冠窦口以上的主动脉根部。

除了指引导管和导丝外，暴力注入造影剂同样会造成内膜下夹层及其延伸 [9]。这种情况下，此后的操作需要少注入造影剂。同样，在进行造影剂大剂量注射或者 OCT 操作时也需要小心避免造成夹层 [9]。

而引起 IAD 的非手术操作性因素包括高血压、高龄、弥漫性主动脉粥样硬化以及动脉管壁累及中膜的溃疡 [1]。发生 IAD 的尸检结果显示，有大约 60% 的患者存在主动脉粥样硬化，而有 22% 的患者存在动脉壁溃疡 [3]。但是，与 SAD 不同的是，主动脉疾病并非 IAD 的良好预测因素 [1, 3]。这些因素提示 SAD 与 IAD 在发生机制上是不同的，同样在处理办法上也是截然不同的。

医源性主动脉夹层的处理方法

SAD（Stanford A 型主动脉夹层）一般采用外科方式处理，未处理的患者死亡率很高 [12]。对于 IAD 来说，尽管没有明确的循证医学支撑，但是使用各种方法封闭住冠状动脉内部的夹层入口在很多病例报道中都取得了良好的效果 [7-11]。

如何选择合理的治疗方案需要考虑以下因素：

（1）目标冠状动脉的具体情况；

（2）患者的血流动力学情况；

（3）是否累及主动脉瓣功能；

（4）夹层延伸的范围；

（5）是否破入心包造成压塞。

如果怀疑主动脉夹层，应立即采取经胸超声心动图（TTE）来确定是否存在心包压塞或者急性主动脉瓣功能不全。如果存在心包压塞或者急性主动脉瓣功能不全的情况之一，则立即需要进行外科手术，同时也需要考虑是否对夹层的入口进行封闭 [4]。虽然经食管超声（TOE）能够明确是否夹层累及主动脉弓或者胸降主动脉，但是在介入手术台上仍无法明确夹层最远延伸到何处。

对冠状动脉罪犯血管植入支架，支架近段延伸覆盖冠脉窦口的方法可以有效封住冠脉夹层的入口 [7-11]。另外，需要注意的是，推注造影剂要尽量轻柔，因为造影剂的强力注入容易使夹层撕裂范围增大。不同类型的支架都可以考虑，例如金属裸支架、药物洗脱支架、覆膜支架以及覆膜 / 药物洗脱支架三明治支架组等 [7-11]。对于那些需要早期进行外科手术的 IAD 患者来说，金属裸支架是首选。尽管覆膜支架可以完全覆盖夹层入口，但是并不常用。对于大多数患者来说，最常用的还是药物洗脱支架。不管哪种支架，最重要的一点就是需要确保覆盖到冠脉窦口部。这就需要使用支撑力稍弱的指引导管，操作时使指引导管头端稍微远离冠脉窦口。如果无法完美地通过回撤动作将指引导管送到位，这时可以旷置一根导丝到主动脉窦，这样可以防止指引导管深插到冠状动脉。另外很重要的一点是，为了达到完全覆盖冠状动脉窦口的目的，需要选择一个合适的投射角度观察冠状动脉窦口。例如，处理右冠时，需要更大角度左前斜位 + 头位。对于左主干夹层，需要左前斜位或者正前后位 + 头位。如果实在无法确定窦口位置，可以稍将少部分支架梁突出于主动脉。

释放支架之后，需要通过造影观察是否有残余的夹层。如果患者症状稳定，而且造影显示夹层稳定无延展，需要进一步通过 TTE 或者 TOE 明确主动脉瓣功能，同时可以考虑使用磁共振成像（MRI）或者断层扫描（CT）明确主动脉全程情况。这些检查可以作为参考，为进一步是否考虑进行外科手术提供重要的参考依据。Dunning等认为，对于那些从冠脉开口起算延伸大于 40mm 的主动脉夹层患者来说，预后极差且需要立即进行外科干预，尽管这样的患者很罕见 [2]。

对于那些主动脉损伤但并未涉及冠状动脉夹层或者仅仅是孤立性的主动脉瓣损伤（图 13.2）的患者，主动脉根部外科手术和（或）瓣膜置换术（外科手术或者导管置换术）是很好的选择。那些由于使用指引导管造成的直接急性主动脉瓣损伤或者夹层累及的主动脉瓣损伤的患者，如果无外科手术适应证，可以考虑使用导管主动脉瓣置换术置换主动脉瓣。这种情况下，镍钛合金的自膨胀金属瓣由于其特有的近端支架折叠瓣技术，能够很好地铆钉住升主动脉，防止夹层的进一步进展，有其明显的优势，当然，这些证据仅仅在经皮主动脉瓣植入术过程中出现 IAD 的情况下进行了评估 [13]。

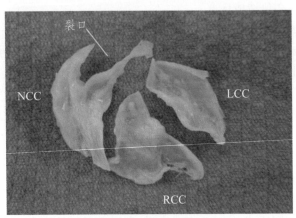

图 13.2*　主动脉瓣标本取自一名 55 岁的男性患者，该患者有可能由于造影导管造成了急性主动脉瓣反流，随后给予其进行主动脉瓣置换术。术中可见在无冠窦有一明显撕裂样裂口。NCC，无冠窦；RCC，右冠窦；LCC，左冠窦。

　　如果并不需要对患者升主动脉进行外科修补术，那么动脉血管全程都需要进行定期 MRI 或者 CT 扫描。最佳扫描的区间目前无文献支持，一般来讲，无症状的患者需要在 4~6 周进行扫描，随后 3 个月、6 个月以及 12 个月的扫描是需要的 [14]。如果考虑到避免使患者多接受放射线或者造影剂的损害，可以首选进行 MRI。

　　手术后续的强化治疗包括严格控制血压，降低血压对主动脉壁的剪切力。β 受体阻滞剂能够明显降低心脏收缩力因而降低血流对血管壁的剪切力，是一线治疗用药 [14]。尽管目前还没有循证学依据，但是我们还是建议对血压进行强化控制，最好收缩压控制在 110mmHg 以下 [14]。必要时在使用 β 受体阻滞剂的同时可以联用硝普钠、硝酸甘油或者血管紧张素转化酶抑制剂。

结论

　　升主动脉的 IAD 以及主动脉瓣的损伤在 PCI 中罕见，但是一旦出现，其死亡率骤升。需要外科手术的 IAD 死亡率很高，但是大多数由于冠状动脉夹层造成逆向撕裂的 IAD 可以通过覆盖支架进行治疗。支架植入后的后续治疗包括使用 β 受体阻滞剂控制血压、MRI 或者 CT 扫描监测夹层进展（图 13.3）。

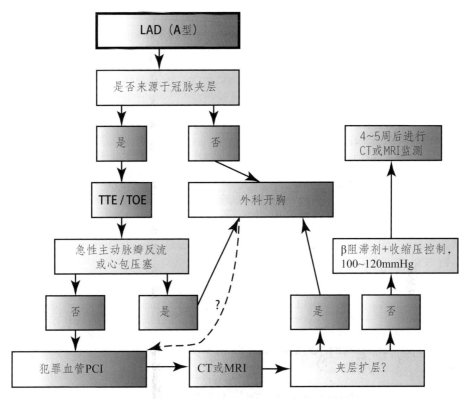

图 13.3　处理医源性主动脉夹层的流程图。处理方案主要根据是否存在外科适应证进行分类。大多数病例，即使存在心包压塞或者急性主动脉瓣反流，都可以考虑使用 PCI 技术通过植入支架封堵住夹层在主动脉窦口。TTE，经胸超声；TOE，经食管超声；MRI，磁共振成像；CT，计算机断层扫描；SPB，收缩压。

参考文献

1. Januzzi JL, Sabatine MS, Eagle KA, Evangelista A, Bruckman D, Fattori R, et al. Iatrogenic aortic dissection. Am J Cardiol. 2002;89:623–6.
2. Dunning DW, Kahn JK, Hawkins ET, O'Neill WW. Iatrogenic coronary artery dissections extending into and involving the aortic root. Cathet Cardiovasc Interv. 2000;51:387–93.
3. Leontyev S, Borger MA, Legare JF, Merk D, Hahn J, Seeburger J, Lehmann S, Mohr FW. Iatrogenic type A aortic dissection during cardiac procedures: early and late outcome in 48 patients. Eur J Cardiothorac Surg. 2012;41:641–6.
4. Dahdouh Z, Roule V, Lognone T, Sabatier R, Bignon M, Malcor G, et al. Iatrogenic bidirectional dissection of the right coronary artery and the ascending aorta: the worst nightmare for an interventional cardiologist. Korean Circ J. 2012;42:504–6.
5. Tallarico D, Chiavari A, Campolongo G. Echocardiographic and macroscopic images: aortic

cusp laceration. Circ Cardiovasc Imaging. 2009;2:e32–3.

6. Kotoulas C, Bigeon J-Y, Patris K, Hasan R. Aortic valve as a victim of percutaneous coronary angioplasty and stenting. Ann Thorac Surg. 2007;84:1765.

7. Danzi GB, Dampanile A, Sozzi FB, Bonanomi C. Retrograde dissection during percutaneous coronary intervention: sealing of the entry site by covered stent implantation. BMJ Case Reports. 2012. pii: bcr0320126014. doi:10.1136/bcr-03-2012-6014. http://casereports.bmj.com/content/2012/bcr-03-2012-6014. abstract.

8. Park IW, Min PK, Cho DK, Byun KH. Successful endovascular treatment of iatrogenic coronary dissection extending into the entire ascending aorta. Can J Cardiol. 2008;24:857–9.

9. Wykrzykowska JJ, Ligthart J, Lopez NG, Schultz C, Garcia-Garcia H, Serruys PW. How should I treat an iatrogenic aortic dissection as a complication of complex PCI? Eurointervention. 2012;7:1111–7.

10. Gorog DA, Watkinson A, Lipkin DP. Treatment of iatrogenic aortic dissection by percutaneous stent placement. J Invasive Cardiol. 2003;15:84–5.

11. Abdou SM, Wu CJ. Treatment of aortocoronary dissection complicating anomalous right coronary artery and chronic total intervention with intravascular ultrasound guided stenting. Catheter Cardiovasc Interv. 2011;78:914–9.

12. Nienaber CA, Eagle KA. Aortic dissection: new frontiers in diagnosis and management: part 1: from etiology to diagnostic strategies. Circulation. 2003;108:628–35.

13. Ong SH, Mueller R, Gerckens U. Iatrogenic dissection of the ascending aorta during TAVI sealed with the CoreValve revalving prosthesis. Catheter Cardiovasc Interv. 2011;77:910–4.

14. Nienaber CA, Eagle KA. Aortic dissection: new frontiers in diagnosis and management: part 2: therapeutic management and follow-up. Circulation. 2003;108:772–8.

第 14 章
急性低血压发作

Virag Kushwaha，Daniel Blackman

摘要

在 PCI 过程中或治疗后，常发生低血压。这个过程中，有很多情况均可以引起低血压，例如低血容量、心源性休克以及外周血管扩张等。通过联合应用常见的诊断学方法，例如详尽的病史资料、血流动力学监测、心电监测、血管造影以及经胸超声心动图均可以对低血压的诊治提供重要的帮助。在大多介入操作手术出现低血压的情况下，都可以通过合理并及时的处理来控制低血压的发生，大大降低了患者的死亡率。

关键词

低血压，经皮冠状动脉介入治疗，心源性休克，造影剂反应，血管迷走反射

引言

在 PCI 中或治疗后低血压的发生并不少见。有很多原因可以引起 PCI 相关的低血压，包括相对良性的情况，例如脱水，以及能够危及生命的情况，例如心包压塞和心源性休克等。及时发现并进行有效的处理能够大大降低患者的死亡率。

V. Kushwaha , BSc, MBBS, PhD, FRACP
Department of Cardiology , Leeds General Infi rmary , Leeds , West Yorkshire , UK

D. Blackman , MD (✉)
Department of Cardiology , Leeds General Infi rmary , Leeds , UK
e-mail: daniel.blackman@leedsth.nhs.uk

© Springer-Verlag London 2016
A. Lindsay et al. (eds.), *Complications of Percutaneous Coronary Intervention*,
DOI 10.1007/978-1-4471-4959-0_14

PCI 术中出现低血压的原因

在 PCI 术中出现低血压的原因众多,大致可以分为 3 种情况:血容量丢失、心源性休克以及外周血管扩张。血容量丢失的主要原因是脱水以及大出血(包括大的血肿或者腹膜后出血)。心源性休克有很多种原因,包括心肌梗死引起的左室或者右室收缩功能障碍,机械并发症例如急性瓣膜损伤或者室间隔缺损(VSD),缓慢型或者快速型心律失常以及心包压塞等。而外周血管扩张的原因主要有造影剂过敏反应、血管迷走反射、硝酸酯类或者腺苷引起的药物扩血管效应。

对低血压患者的评估

通常要对拟进行 PCI 的患者进行基础血压水平的评估,这样可以对任何血压的变化提供重要提示。除此之外,还需要对整套有创血压监测系统的管道进行液体充填以保证传感器的精确性,防止管道中出现气泡而造成传感器失真,随后对血压传感器进行调零。一旦发现传感器系统失真或者监测血压较低,就需要对管道进行液体回抽或者将导管撤出体外以避免管道中血栓形成。需要注意的是,一旦发现导管传感器障碍或者导管堵塞,不能向内推注液体冲管,以避免导管里面的堵塞异物跑到血管中栓塞血管。

应采集详尽的病史,以便提供更多的信息,例如既往是否有冠脉缺血的症状、造影剂过敏、血管迷走反射以及出血并发症等。除此之外,持续的心电监测能够观察到是否有缺血性 ST-T 改变以及快速或缓慢型的心律失常。经胸超声(TTE)的作用也是非常重要的,它能够监测到左室或者右室的心脏收缩功能、瓣膜功能障碍或室间隔缺损等结构性心脏改变以及监测到心包压塞。传统的左心或者右心侵入性压力监测系统可以帮助进行液体输注或者进行有效的给药,但是目前基本上被 TTE 所代替。最后,可以通过冠脉造影发现冠脉穿孔的部位,主动脉造影发现主动脉夹层撕裂的部位(包括导管操作造成医源性夹层),使用左室造影可以明确是否有急性主动脉瓣反流以及室间隔缺损,同时左室造影还可以评估左室功能。

针对不同原因低血压的处理

容量负荷降低

对于 PCI 中出现的低血压首要的步骤就是保证患者的血容量,除非患者同时合并明确的肺水肿。一般情况下,对于容量丢失造成的低血压通过补液能够迅速回升血压。

脱水

尽管一般情况下，PCI 或者冠脉造影术前，患者无须禁食，但是一般来讲，患者或多或少都会不自觉地减少水分摄入。不管怎样，静脉输注 500mL 的晶体液能够有效纠正容量的负平衡。一般来说并不需要使用血管活性药物，除非术者全面评估患者后认为患者有别的需要使用血管活性药物的情况。

血肿和腹膜后出血

大的血肿足以引起血流动力学的不稳定。而腹膜后出血一般出现在股动脉穿刺途径 PCI 中。经桡动脉途径进行 PCI 术能够减少大多数血管并发症的发生[1]。

由于股动脉穿刺点的特殊解剖位置，在拔出股动脉鞘管后不容易对穿刺点进行压迫，造成穿刺点局部缓慢出血。一般来说，穿刺鞘周围持续渗血迅速造成巨大血肿的形成很少发生，但是一旦出现，就会对血流动力学造成很大影响。这时候如果穿刺鞘仍然保持在位，那就需要怀疑是否有股动脉撕裂伤等[2]。理想的情况下，可以穿刺对侧股动脉放置动脉鞘管，对患侧股髂动脉进行造影。如果造影发现股动脉有不连续渗出，可以使用外周血管球囊（6~10mm 直径）给予 4~8 个大气压对渗出部位进行扩张封堵。多数情况下，球囊封堵可以处理局部出血，实在不行，就需要进行外科修补治疗或者局部血管介入治疗。特殊情况下，需要逆转抗凝治疗（肝素或者低分子肝素），或者使用对抗血小板糖蛋白 II b/ III a 抑制剂的办法，例如输注血小板。

腹膜后出血是致命的，一般很少出现，但是如果出现一般来说也很难发现。如持续的低血压伴有穿刺侧髂骨或者下腹部疼痛，就要怀疑是否有腹膜后出血的可能性[3]。最近的研究统计，腹膜后出血的发生率为 0.3%~0.6%[3-5]。急诊手术、穿刺点过高以及体表面积小于 1.8m² 都会增加腹膜后出血的风险[4,6]。尽管没有明确的统计学研究，但是常规应用血小板糖蛋白 II b/ III a 拮抗剂能够明显提高腹膜后出血的风险[6]。

如果在 PCI 手术台上就发现了腹膜后出血，那么立即通过同侧或者对侧动脉途径进入导管对穿刺点进行球囊封堵是可行的办法。如果术后已经拔出股动脉鞘才发现有腹膜后出血，那么就需要立即进行人工压迫，随后进行腹部 CT 扫描。一般来说，大部分腹膜后出血都能够通过保守治疗有效处理，小于 10% 的患者需要进一步侵入性治疗[4]。一旦出现腹膜后出血，需要对患者进行交叉配血，必要时进行血液输注。当然，紧急情况下需要立即对出血动脉进行影像学检查以及外科手术，并对该动脉进行早期特殊处理（具体见第 31 章，"冠状动脉治疗中股动脉入路的风险管理"）。

心源性休克

尽管介入治疗技术在不断进步,但是心肌梗死后出现的心源性休克的预后还是很差[7]。识别出什么原因造成的心源性休克对治疗是非常重要的,此时就需要使用TTE。

右室以及左室功能不全

冠脉缺血或者心肌梗死造成的急性左心室或者右心室功能不全,继而引起心源性休克。对于这种情况,尽快开通梗死的动脉,进行血运重建能够明显改善患者的预后[8,9]。

右冠近段闭塞造成的累及下壁缺血,引起右室功能不全,造成前负荷降低,引起低血压。对于这种情况,首先要静脉补充500~1000mL的晶体液,直到血压出现回升[10]。但是需要注意,过多的液体输注能够引起右室压力负荷过重,造成室间隔移位,最终导致右室结构和功能进一步恶化。如果输注液体不能维持血压,就需要使用正性肌力药物[11]。

对于因为急性心梗造成的左心室功能障碍,血运重建能够明显降低患者死亡率,是目前的主要治疗方案[12]。主动脉内球囊反搏(IABP)治疗能够明显降低心脏后负荷,增加舒张压和冠脉血流,但是并不能增强收缩压,对心排血量也收效甚微[13]。心源性休克时IABP的植入尽管可以在初期增加各个器官的血流灌注,但是最新的随机对照临床实验显示患者远期受益同对照组相比无明显差别[14]。虽然不建议常规进行IABP植入,但是对于急性左心室功能障碍的患者,使用IABP能够稳定患者的血压及心脏功能,为后续的治疗提供重要的帮助。其他的一些心脏辅助装置,例如Impella或者TandemHeart,虽然可以在导管室给患者植入,但因其需要大口径的动脉途径进行操作,因此并不常规应用。有时需要使用正性肌力药物,但是要看患者血压的情况决定。如果有低血压(收缩压<60mmHg),此时就需要使用血管活性药物,例如去甲肾上腺素[15, 16]。如果收缩压在60mmHg以上,可以联合应用正性肌力及血管升压药物,例如多巴胺以及肾上腺素。在建立中心静脉通道之前可以给予0.5~1mg间羟胺或者50~100μg的肾上腺素。

急性心肌梗死的机械并发症

ST抬高型心肌梗死由于其特殊性对临床医生是重要挑战,会引起灾难性的并发症,例如急性乳头肌断裂所致的二尖瓣功能不全、室间隔缺损、左室游离壁破裂等。TTE可以用来明确诊断,必要时可以使用经食管超声。如果急诊超声无法进行,左室造影也可以作为诊断手段之一。给予药物治疗的同时植入IABP能够显著降低心脏后负荷，以待后续进行 PCI 治疗。

心包压塞

冠脉介入治疗造成的冠脉穿孔或者心梗造成的游离壁破裂均会引起心包压塞（见第 25 章）。冠脉介入治疗中，任何经过冠脉的器械均可以造成冠脉穿孔，例如冠脉球囊扩张、旋磨术后、激光消蚀术后、支架释放、支架内后扩张等，在钙化病变中尤其更加容易出现 [19]。例如在钙化病变等高风险病变的手术过程中，一般在支架释放及后扩张后及时的造影发现穿孔部位是非常重要的，必要时需要球囊保留在指引导管中，以进行补救操作。一般来说，发现穿孔后，及时地扩张球囊在穿孔部位进行封堵很管用。除此之外还可以在破口的冠脉近段对血流进行封堵防止血流经破口漏入心包，但是此时并不能防止远端血流经过破口漏出。大多数情况下，球囊封堵破口以及逆转抗凝治疗足以阻断穿孔的血流 [19, 20]。如果球囊封堵不佳，那么就要根据血管的直径来考虑后续处理。对于大于 2.5mm 直径的血管，可以使用覆膜支架覆盖住破口 [19]。对于小血管来说，尤其是远端血管的破口，可以使用弹簧圈、凝胶、血栓以及脂肪颗粒对破口进行封堵 [19, 21, 22]。而对于严重的危及生命的穿孔来说，就需要进行外科处理，不过由于介入技术的不断进步，外科处理的情况越来越少。

心律失常

无论是缓慢型还是快速型心律失常，都需要尽快进行处理。PCI 术中最常见的缓慢型心律失常是 I ~ III 度的房室传导阻滞。尤其是在对右冠状动脉进行处理时，因为超过 90% 的人群其右冠状动脉发出房室结动脉 [23]。这种情况下对右冠状动脉进行血运重建后房室传导阻滞都会消失。另外还可以弹丸注射阿托品 0.6~1.2mg 或者格隆溴铵（glycopyrrolate）0.3~0.6mg 提升心率。如果上述办法都试过之后患者心率仍然较低，血压也升不上来，那么就需要及时对患者行临时起搏器植入术 [24, 25]。

严重的冠状动脉或者瓣膜疾病的患者，低血压会引起患者发作快速心律失常，需要立即进行处理。任何无脉性快速心律失常都需要对患者进行立即电复律。如果患者仍然有意识，可以给予静脉 300mg 胺碘酮弹丸注射或者利多卡因注射（1.5mg/kg，最大剂量 100mg），同时需要呼叫麻醉师，给予患者镇静药物以备后续使用电复律。

外周动脉扩张

血管迷走反射

PCI 术中常见血管迷走反射,一般出现在动脉鞘进入或者拔出的那一刻 [2]。所谓的血管迷走反射是因为拔出或者进入鞘管时副交感神经兴奋,引起血压和心率的下降。患者可以有出汗、头晕、恶心、胸部不适、乏力、焦虑、打哈欠以及耳鸣等多种不同的反应 [26]。对于老年人来说,迷走反射可以仅有血压下降这一体征。血管迷走反射的处理包括静注 0.6~1.2mg 阿托品或者格隆溴铵 0.3~0.6mg 提升心率,同时给予患者补充血容量(详见第 1 章)。

造影剂过敏反应

严重的造影剂过敏反应很少见。一般来说有些患者在接触造影剂之后,体内的肥大细胞被激活随后脱颗粒,同时 IgE 介导的超敏反应被激活 [27]。IgE 介导的过敏反应不同,有些患者第一次接触造影剂的时候也会发生首次接触反应 [27]。大多数患者的症状包括低血压、心动过速、心血管崩溃、胸痛、支气管痉挛或者荨麻疹 [2]。使用非离子型等渗型造影剂(290mOsm/kg),例如碘克沙醇(商品名威视派克),可以降低造影剂过敏反应的发生率至 0.7%[28]。由于低血压可能是唯一的造影剂过敏反应体征,尤其是没有别的原因时也应该考虑造影剂过敏。此时可以给予肾上腺素、激素或者抗组胺药物进行处理。

那些曾经发生过过敏反应的患者或者既往有哮喘病史等过敏反应的患者在 PCI 中发生造影剂过敏的机会也会增高 [29]。目前并没有相关研究显示那些对含碘食物(例如贝壳类)过敏的患者是否也对造影剂过敏。术前预防性使抗过敏药物可以降低术中造影剂过敏的风险,例如大剂量的类固醇或者抗组胺药物。

结论

在 PCI 中低血压的发生是常见的也是可以治疗的。及早地发现其原因并且进行对症处理能够明显降低患者的发病率和死亡率(图 14.1)。

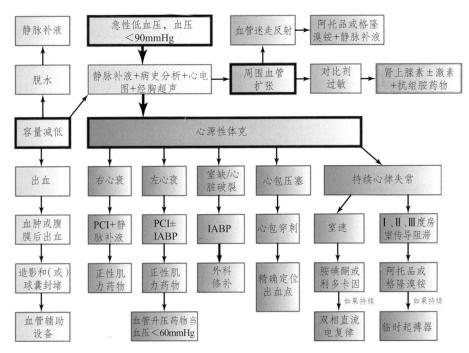

图 14.1　导管室中出现急性低血压时候的处理模式图。在排除不同原因造成的低血压后给予静脉输注液体进行个体化治疗。

参考文献

1. Mamas MA, Ratib K, Routledge H, Fath-Ordoubadi F, Neyses L, Louvard Y, Fraser DG, Nolan J. Influence of access site selection on PCI-related adverse events in patients with STEMI: meta-analysis of randomised controlled trials. Heart. 2012;98:303–1.

2. Tavakol M, Ashraf S, Brener SJ. Risks and complications of coronary angiography: a comprehensive review. Glob J Health Sci. 2012;4:65–93.

3. Ellis SG, Bhatt D, Kapadia S, Lee D, Yen M, Whitlow PL. Correlates and outcomes of retroperitoneal hemorrhage complicating percutaneous coronary intervention. Catheter Cardiovasc Interv. 2006;67:541–5.

4. Trimarchi S, Smith DE, Share D, Jani SM, O'Donnell M, McNamara R, Riba A, Kline-Rogers E, Gurm HS, Moscucci M. Retroperitoneal hematoma after percutaneous coronary intervention: prevalence, risk factors, management, outcomes, and predictors of mortality. JACC Cardiovasc Interv. 2010;3:845–50.

5. Mehta SK, Frutkin AD, Lindsey JB, House JA, Spertus JA, Rao SV, et al. Bleeding in patients undergoing percutaneous coronary intervention. Circ Cardiovasc Interv. 2009;2:222–9.

6. Farouque HM, Tremmel JA, Raissi-Shabari F, Aggarwal M, Fearon WF, et al. Risk factors for the development of retroperitoneal hematoma after percutaneous coronary intervention in the era of glycoprotein IIb/IIIa inhibitors and vascular closure devices. J Am Coll Cardiol.

2005;45:363–8.

7. Goldberg RJ, Spencer FA, Gore JM, Lessard D, Yarzebski J. Thirty-year trends (1975 to 2005) in the magnitude of, management of, and hospital death rates associated with cardiogenic shock in patients with acute myocardial infarction: a population-based perspective. Circulation. 2009;119:1211–9.

8. Hochman J, Sleeper L, Webb J, et al. One-year survival following early revascularization for cardiogenic shock. JAMA. 2001;285:190–2.

9. Jacobs AK, Leopold JA, Bates E, Mendes LA, Sleeper LA, White H, Davidoff R, Boland J, Modur S, Forman R, Hochman JS. Cardiogenic shock caused by right ventricular infarction: a report from the SHOCK registry. J Am Coll Cardiol. 2003;41:1273–9.

10. Lahm T, McCaslin CA, Wozniak TC, Ghumman W, Fadl YY, Obeidat OS, Schwab K, Meldrum DR. Medical and surgical treatment of acute right ventricular failure. J Am Coll Cardiol. 2010;56:1435–46.

11. Haddad F, Doyle R, Murphy DJ, Hunt SA. Right ventricular function in cardiovascular disease, part II. Circulation. 2008;117:1717–31.

12. Hochman JS, Sleeper LA, Webb JG, Sanborn TA, White HD, Talley JD, et al. Early revascularization in acute myocardial infarction complicated by cardiogenic shock. N Engl J Med. 1999;341:625–34.

13. Scheidt S, Wilner G, Mueller H, Summers D, Lesch M, Wolff G, Krakauer J, Rubenfire M, Fleming P, Noon G, Oldham N, Killip T, Kantrowitz A. Intra-aortic balloon couterpulsation in cardiogenic shock – report of a cooperative clinical trial. N Engl J Med. 1973;288:979–84.

14. Thiele H, Zeymer U, Neumann F, Ferenc M, Olbrich H, Hausleiter J, et al. Intraaortic balloon support for myocardial infarction with cardiogenic shock. N Engl J Med. 2012;367:1287–96.

15. Saia F, Grigioni F, Marzocchi A, Branzi A. Management of acute left ventricular dysfunction after primary percutaneous coronary intervention for ST-elevation acute myocardial infarction. Am Heart J. 2010;160:s16–21.

16. Reynolds HR, Hochman JS. Cardiogenic shock: current concepts and improving outcomes. Circulation. 2008;117:686–97.

17. Chevalier P, Burri H, Fahrat F, Cucherat M, Jegaden O, Obadia JF, Kirkorian G, Touboul P. Perioperative outcome and long-term survival of surgery for acute post-infarction mitral regurgitation. Eur J Cardiothorac Surg. 2004;26:330–5.

18. Lemery R, Smith HC, Giuliani ER, Gersh BJ. Prognosis in rupture of the ventricular septum after acute myocardial infarction and role of early surgical intervention. Am J Cardiol. 1992;70:147–51.

19. Al-Lamee R, Ielasi A, Latib A, Godino C, Ferraro M, Mussardo M, et al. Incidence, predictors, management, immediate and long-term outcomes following grade III coronary perforation. J Am Coll Cardiol Interv. 2011;4:87–95.

20. Meguro K, Ohira H, Nishikido T, Fujita M, Chinen T, Kikuchi T, Nakamura K, Keida T. Outcome of prolonged balloon inflation for the management of coronary perforation. J Cardiol. 2013;61:206–9.

21. Storger H, Ruef J. Closure of guide wire-induced coronary artery perforation with a two-component fibrin glue. Catheter Cardiovasc Interv. 2007;70:237–40.

22. Oda H, Oda M, Makiyama Y, Kashimura T, Takahashi K, Miida T, Higuma N. Guidewire-induced coronary artery perforation treated with transcatheter delivery of subcutaneous tissue. Catheter Cardiovasc Diagn. 2005;66:369–74.

23. Pejkovic B, Krajnc I, Anderhuber F, Kosutic D. Anatomical aspects of the arterial blood supply to the sinoatrial and atrioventricular nodes of the human heart. J Int Med Res. 2008;36:691–8.

24. Steg G, James SK, Atar D, Badano LP, Blomstrom-Lundqvist C, Borger MA, et al. ESC guide-lines for the management of acute myocardial infarction in patients presenting with ST-segment elevation acute myocardial infarction of the European Society of Cardiology. Eur Heart J. 2012;33:2569–619.
25. O'Gara PT, Kushner FG, Ascheim DD, Casey DE, Chung MK, de Lemos JA, et al. 2013 ACCF/AHA guideline for the management of ST-elevation myocardial infarction: executive summary: a report of the American College of Cardiology Foundation/American Heart Association task force on practical guidelines. Circulation. 2013;127:529–55.
26. Landau C, Lange RA, Glamann DB, Willard JE, Hills LD. Vasovagal reactions in the cardiac catheterization laboratory. Am J Cardiol. 1994;73:95–7.
27. Gueant-Rodriguez R, Romano A, Barbaud A, Brockow K, Gueant J. Hypersensitivity reac-tions to iodinated contrast media. Curr Pharm Des. 2006;12:3359–72.
28. Bertrand ME, Esplugas E, Piessens J, Rasch W. Influence of a non-ionic, iso-osmolar contrast medium (iodixanol) versus and ionic, low-osmolar contrast medium (ioxaglate) on major adverse cardiac events in patients undergoing percutaneous transluminal coronary angioplasty: a multicenter, randomized, double-blind study. Circulation. 2000;101:131–6.
29. Nayak KR, White AA, Cavendish JJ, Barker CM, Kandzari DE. Anaphylactoid reactions to radiocontrast agents: prevention and treatment in the cardiac catheterization laboratory. J Invasive Cardiol. 2009;21:548–51.

第 15 章
冠状动脉痉挛

Eduardo Alegría-Barrero，Rodrigo Teijeiro-Mestre

摘要

　　心外膜的冠状动脉由于某种原因其肌层收缩可以引起明显的胸痛,称之为冠状动脉痉挛。对于心内科介入医生来讲,冠状动脉痉挛在术中很常见,需要及时发现并进行处理。冠状动脉痉挛一般可发生于正常冠状动脉或者粥样硬化斑块负荷的冠状动脉,或者发生于导管操作、过度换气以及某些药物的作用下。血管扩张剂,例如硝酸酯类能够缓解冠状动脉痉挛并恢复冠状动脉血流。

关键词

　　胸痛,冠状动脉痉挛,硝酸酯类药物

引言

　　冠状动脉痉挛是变异性心绞痛以及某些冠状动脉正常或者有冠状动脉粥样硬化斑块患者心肌梗死的原因 [1];大约 30% 的患者有明显的急性冠状动脉缺血症状但是造影并未发现冠状动脉堵塞或者罪犯血管不明 [2]。

　　Prinzmetal 等 [3] 提出冠状动脉张力增加的情况下可能引起明显的血管狭窄和心绞痛症状。冠状动脉痉挛一般来说是局灶的、可逆的冠状动脉缩窄,而这种缩窄因为血流通过限制会引发患者心绞痛发作（图 15.1）。一般来说,冠状动脉痉挛很少累及

E. Alegría-Barrero , MD, PhD (*) • R. Teijeiro-Mestre , MD

Department of Cardiology , Torrejón University Hospital , Madrid , Spain

e-mail: eduar.alegria@gmail.com; rodrigoteijeiro@hotmail.com

© Springer-Verlag London 2016

A. Lindsay et al. (eds.), *Complications of Percutaneous Coronary Intervention,*

DOI 10.1007/978-1-4471-4959-0_15

3 支主要的冠状动脉血管 [4,5]。

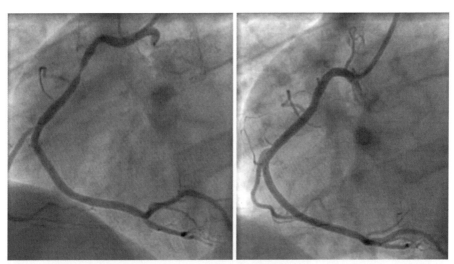

图 15.1　一名 46 岁高加索女性患者以胸痛入院。冠状动脉造影显示局灶右冠近段狭窄（右冠，左图）。在给予冠状脉内注射硝酸甘油之后（右图），可见右冠各个节段恢复正常,证明了冠状动脉痉挛的存在。

　　总体上说,冠状动脉痉挛可由多种因素引起,例如自发性冠状动脉痉挛、物理因素例如冠状动脉指引导管的刺激或者生理性因素例如过度换气、药物刺激诱发。冠状动脉痉挛发生部位的冠状动脉可有或者没有粥样硬化斑块负荷。冠状动脉痉挛一般发生在午夜休息时至早上这个区间段,因为心脏外膜血管的张力具有昼夜的周期变化节律性,其张力一般在凌晨增高,而在下午降低 [6]。在心电图上的表现,痉挛的冠状动脉相对应的导联会出现 ST 段抬高。冠状动脉造影未见冠状动脉狭窄侧面证实了变异性心绞痛的患者存在局灶或者弥漫性冠状动脉痉挛。

　　尽管如此,冠状动脉痉挛的预后仍然和冠状动脉粥样硬化的程度有很大关系。目前文献报道的冠状动脉痉挛的因素包括内皮损伤引起 NO 水平的降低、rho/rho- 激酶信号通路介导的血管平滑肌收缩力增强、磷酸激酶 C-δ1 蛋白活性的增强造成平滑肌细胞高敏感性、自主神经张力的失衡、过氧化应激水平的增高、慢性低强度炎症反应,镁元素缺乏以及遗传易感性 [7,8]。

危险因素

　　• 静息心绞痛（变异性心绞痛）：局灶血管痉挛,一般累及其中一条血管。

- 物理刺激：心导管头端刺激诱发痉挛（一般累及右冠），旋磨术。
- 冠状动脉内影像学：血管内超声（IVUS），光学相干断层扫描（OCT）。
- 急性冠状动脉综合征（图 15.2）。
- 激发试验：麦角新碱、甲基麦角新碱实验。
- 静脉给予儿茶酚胺。
- β 受体阻滞剂。
- 成人心脏移植（5%）[9]。
- 过度换气。

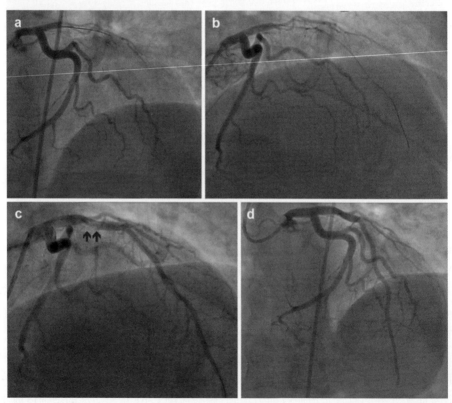

图 15.2 48 岁高加索男性患者因 ST 抬高急性冠状动脉综合征转入我院行首次 PCI 术。可见左前降支（LAD）闭塞（a，头位造影），导丝经过闭塞段进入了 LAD 远端。造影剂显示了 LAD 有着严重的弥漫性痉挛（b，右前斜位＋头位）；随后，给予 200mg 硝酸甘油冠状动脉内注射后可见 LAD 血流明显改善（c，右前斜位＋头位）。给予植入一枚 3.5mm×18mm 佐他莫司（zotarolimus）药物洗脱支架，造影结果满意（d，头位造影）。

并发症

在冠状动脉造影或者 PCI 过程中,冠状动脉痉挛可以引起患者突发心绞痛,心电图 ST 段抬高以及血流动力学不稳定。持续的冠状动脉痉挛不解除可以造成相应血管供血区域的心肌梗死。

冠状动脉痉挛可以引起患者出现致死性心律失常,包括房室传导阻滞、房型心律失常、室性快速心律失常 / 室颤甚至猝死,需要立即进行处理。

怎样预防冠状动脉痉挛

在成人,冠状动脉造影过程中推荐常规使用硝酸酯类预防冠状动脉痉挛。另外,操作造影导管时需要尽可能地轻柔。尤其是右冠造影管推注造影剂之前,需要密切观察有创压力曲线的波形,确保压力波形正常后再推注造影剂。如果之前的造影管出现了冠状动脉痉挛,怀疑是造影管物理刺激引起的,之后可以使用小一号的例如 5Fr/4Fr 诊断性造影导管进行造影。

造影导管刺激造成的冠状动脉左主干痉挛非常罕见,容易让介入医师产生是否给予患者行 CABG 的疑惑。在这种情况下,需要轻柔操作导管给予冠状动脉内注射硝酸甘油,再次确认是否冠状动脉痉挛 [10]。

怎样治疗冠状动脉痉挛

冠状动脉造影中出现的冠状动脉痉挛时,可以通过冠状动脉内注入硝酸盐类进行缓解。一般来讲,成年人的推荐剂量是最大扩张血管效应剂量,为 150~200μg[11]。

硝酸甘油:首先稀释为 200μg/mL,随后给予冠状动脉内弹丸注射 100~200μg,必要时可以重复注射,此时需要观察患者的血压和心率(血压下降约 10%~30%,心率轻度上升)。对于低血压的患者注射硝酸甘油时需要格外注意。硝酸甘油作为主要的心外膜血管扩张剂,一般不用于无复流情况,因为无复流是由于小动脉的堵塞引起。通常可以使用小动脉扩张剂扩张小动脉处理无复流,例如腺苷、硝普钠、地尔硫草、维拉帕米(细节见第 22 章"无复流现象")。

一旦冠状动脉痉挛使用硝酸甘油耐受后,可以选择血管内注射钙拮抗剂(例如,维拉帕米 100μg/mL:100~200μg;地尔硫草 250μg/mL:1mg)或者硝普钠(100μg/mL:100μg)。

激发试验可以用于鉴别变异性心绞痛,其通过刺激 α- 肾上腺素受体以及 5- 羟色胺受体作用于血管平滑肌所诱发。进行激发试验之前,患者需要代谢掉钙拮抗剂或者硝酸酯药物至少 24 小时。使用甲基麦角新碱（静脉注射：0.4mg 稀释于 8mL 弹丸注射：1mL-0.05mg，2mL-0.10mg，5mL-0.25mg，间隔 3~5 分钟；冠状动脉注射：间断注射 5~10μg，等待 3 分钟，在不同剂量并且进行影像学确认，最大剂量每条血管不超过 50μg）。激发试验阳性的标准是局部血管痉挛（直径狭窄 >70%）同时伴有明显的临床相关症状或者有心电图明显的改变。

　　冠状动脉痉挛的同时因为常伴有房室传导阻滞或者快速心律失常。因此必须提前准备好除颤仪以及临时起搏器。

手风琴效应

　　所谓的手风琴效应就是当介入导管或者导丝进入扭曲的冠状动脉后出现局部血管的"损伤"或者"缩窄"，而当导丝撤出后上述"损伤"或"缩窄"消失这种现象 [12]。这种现象的产生是因为弯曲的血管被导丝拉直所致（图 15.3）。这种现象需要区别于夹层、血栓或者痉挛。只有识别出这种现象，才能避免进行过度的介入治疗，例如植入支

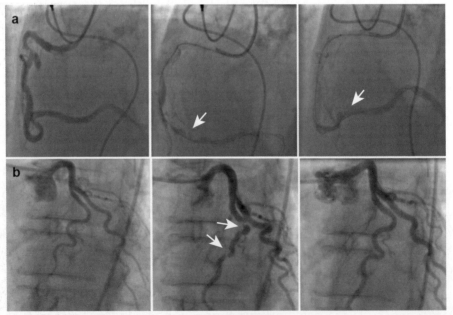

图 15.3　（a）冠脉痉挛造成"手风琴"现象。在导丝通过右冠严重扭曲段之后，可见远端冠脉痉挛，此处区别于近段的冠脉斑块造成的狭窄（箭头）。进而患者出现血流动力学不稳定。随着导丝的撤出以及冠脉推注硝酸甘油，痉挛消失（箭头），随后进行近段支架植入术。（b）远端斑块造成前降支血管狭窄。导丝通过后，出现冠脉痉挛的"手风琴"现象，患者在台上出现胸痛。通过给予硝酸甘油冠脉推注后痉挛解除，远端支架得以植入。

架或者避免给予大剂量的抗凝药物处理。冠状动脉过于扭曲以及介入导丝的硬度的提升都容易造成手风琴现象。由于较硬的导丝将弯曲的冠状动脉拉直,冠状动脉会表现为导丝嵌入以及串珠样改变。在进入导丝之前,通过前期造影阅片可以了解冠状动脉原本的结构。这种情况下,非常有趣的是,抽出导丝之后受累的冠状动脉节段立即恢复了正常。另外的解决办法就是使用 OTW 球囊或者微导管并换用较软的导丝 [12]。

结论

　　冠状动脉痉挛是常见的介入并发症,可以常规使用硝酸甘油进行预防和治疗。在植入支架之前,有必要解除冠状动脉痉挛,这些操作在那些没有冠状动脉粥样硬化却又有局灶性冠状动脉狭窄或病变的患者尤为重要。

参考文献

1. Maseri A, Pesola A, Marzilli M, Severi S, Parodi O, L'Abbate A, et al. Coronary vasospasm in angina pectoris. Lancet. 1977;1:713–7.
2. Yang EH, Lerman A. Angina pectoris with normal coronary angiogram. Herz. 2005;30:17–25.
3. Prinzmetal M, Kennamer R, Merliss R, Wada W, Bor N. Angina pectoris. A variant form of angina pectoris. Am J Med. 1959;27:375–88.
4. Valencia J, Brouzet T, Mainar V, Bordes P, Ruiz-Nodar JM, Pineda J. Severe spontaneous three-vessel coronary artery spasm. Int J Cardiol. 2006;112:e53–5.
5. Hao PP, Shang R, Liu YP, Hou GH, Zhang MX, Zhang C, et al. Cardiogenic shock from acute ST-segment elevation myocardial infarction induced by severe multivessel coronary vaso-spasm. Eur Heart J. 2014;35:146.
6. Yasue H, Omote S, Takizawa A, Nagao M, Miwa K, et al. Circadian variation of exercise capacity in patients with Prinzmetal's variant angina: role of exercise-induced coronary arterial spasm. Circulation. 1979;59:938–48.
7. Kusama Y, Kodani E, Nakagomi A, Otsuka T, Atarashi H, Kishida H, Mizuno K. Variant angina and coronary artery spasm: the clinical spectrum, pathophysiology, and management. J Nihon Med Sch. 2011;78:4–12.
8. Nakano T, Osanai T, Yomita H, Sekimata M, Homma Y, Okumura K. Enhanced activity of variant phospholipase C-δ1 protein (R257H) detected in patients with coronary artery spasm. Circulation. 2002;105:2024–9.
9. Boffa GM, Livi U, Grassi G, Casarotto D, Isabella G, Cardaioli P, et al. Angiographic presentation of coronary artery spasm in heart transplant recipients. Int J Cardiol. 2000;73:67–74.
10. Edris A, Patel PM, Kern MJ. Early recognition of catheter-induced left main coronary artery vasospasm: implications for revascularization. Catheter Cardiovasc Interv. 2010;76:304–7.
11. Baim DS. Coronary angiography. In: Baim DS, editor. Grossman's cardiac catheterization, angiography, and intervention. 7th ed. Philadelphia: Lippincott Williams & Wilkins; 2005. p. 187–221.
12. Muller O, Hamilos M, Ntalianis A, Sarno G, De Bruyne B. The accordion phenomenon: lessons from a movie. Circulation. 2008;118:e677–8.

第 16 章
肺水肿

Eduardo Alegria-Barrero，Miguel A. San-Martin

摘要

　　肺水肿是一种突发的、危及生命的并发症,需要及时治疗。在 PCI 时,可能会出现许多不同的并发症最终导致肺水肿。因为患者可能会急剧恶化,因此迅速识别和治疗肺水肿至关重要。在严重的情况下,可能需要麻醉医师快速气管插管进行呼吸道的管理。

关键词

　　肺水肿,急性心力衰竭,容量超负荷,正性肌力药,注射用利尿剂

引言

　　安全性和长期的疗效是 PCI 最重要的两个目标 [1]。就前者而言,肺水肿是一种突发的、危及生命的并发症,需要立即治疗。本章将概述 PCI 导致肺水肿可能的原因和必要的措施,以确保及时处理。

病理生理学

　　肺毛细血管中的静水压力迅速增高导致跨血管的液体过滤压增加是急性心源性

E. Alegria-Barrero , MD, PhD (✉) • M. A. San-Martin , MD
Department of Cardiology , Torrejón University Hospital , Madrid , Spain
e-mail: msanmartin@torrejonsalud.com

© Springer-Verlag London 2016
A. Lindsay et al. (eds.), Complications of Percutaneous Coronary Intervention,
DOI 10.1007/978-1-4471-4959-0_16

或容量超负荷肺水肿的病因 [2]。临床上,这可能表现为渐进或突然呼吸频率增加,通常伴有可闻及的哮鸣音,氧饱和度下降也很常见,术者应持续监测动脉氧合情况。

肺水肿的危险因素

一些作者 [3-5] 明确了肺水肿的主要危险因素:
- 慢性心力衰竭(最常见)
- 急性冠状动脉综合征
- 收缩期左心室功能障碍
- 长时间仰卧位
- 严重的瓣膜病
- 严重的高血压
- 容量超负荷:造影剂、液体
- 快速性心律失常 / 缓慢性心律失常
- 高龄
- 肾功能不全
- 左主干 / 多支病变
- 复杂病变:血栓、分叉、钙化、完全闭塞
- TIMI 血流减少
- 周围血管疾病

高风险操作

存在复杂冠状动脉疾病和肺水肿危险因素的患者具有高风险。 PCI 术后再次手术比例已降至不足 1%,手术相关死亡率显著降低 [6],但是相关并发症如肺水肿仍可能发生,特别是在高危病例中。

高危临床特征包括年龄较大、心肌梗死病史、射血分数低、充血性心力衰竭和肾功能不全。高风险血管造影特征包括左主干或多支冠状动脉疾病、复杂病变、TIMI 血流减慢和血栓性病变 [4,5]。

IABP 支持提供高达 0.5L / min 的心排血量,适用于心律稳定的患者。经皮 Im-pella® 设备可提供高达 2.5L/min 的循环支持,并可通过 13Fr 导管植入 [7]。可以在高风险介入治疗之前考虑使用这些装置降低急性肺水肿或心源性休克的发生风险。对于意外发生血流动力学不稳定的患者,必须给予血管活性药物,同时应考虑 IABP,以避免出现影响正常冠脉灌注的严重低血压。

容量超负荷

在心脏导管插入术或冠状动脉血管成形术期间,容量负荷过重会导致突发肺水肿。它是由使用造影剂、长时间仰卧位和心肌收缩或舒张功能障碍引起的。急性低血压伴高左心室充盈压表明原发性心功能不全,同时要考虑缺血、心包压塞或突然发作的瓣膜反流。患者可能需要正性肌力药物支持（多巴胺、多巴酚丁胺）,血管活性药物或循环支持装置(第 14 章)及呋塞米。

诊断

为了尽快识别这种并发症,操作者和护理人员应定期与患者沟通,以解决他们可能遇到的关于呼吸的任何问题[1]。

导管室监测指南指出:应该监测血压、呼吸频率和脉搏血氧饱和度及肺水肿患者的呼吸道症状,包括呼吸急促和喘息。喘息通常由支气管肌肉痉挛引起。躁动可能是肺水肿发展的重要标志。

心率增快和左心室舒张末期压力增加是急性心力衰竭的征象。介入心脏病专家必须意识到这一点。心率增加反映出交感神经张力增加,表明心脏输出功能下降,房性心律失常也可能存在。

在心脏导管术中必须持续监测脉搏血氧饱和度,它是一个与动脉血氧浓度相关的非侵入性技术。氧饱和度 >94% 与 $PaO_2 > 60mmHg$ 相关。急性氧饱和度下降需要快速给予氧疗,保证气道开放。

在患者发生明显的肺水肿并导致躁动和血氧饱和度下降之前,应渐进地采取支持措施[8],见表 16.1 和表 16.2(正性肌力药、注射用利尿剂、血管扩张剂、IABP)[8]。

一旦肺水肿发展,就需要进行更积极的治疗。必要时允许患者在给予吗啡和硝普钠的同时半卧位,以降低充盈压力。

如果即将发生呼吸衰竭,应在出现完全呼吸停止前尽早麻醉支持进行插管。

如果操作成功完成,应充分关注并直接治疗肺水肿。如果确诊急性并发症,推荐介入医师把重点放在按标准处理和麻醉剂应用上或寻求其他同事的帮助以治疗呼吸道问题。

表 16.1　肺水肿的治疗

确保气道通畅

氧气面罩

利尿剂：呋塞米

正性肌力药：多巴酚丁胺、多巴胺

血管扩张剂：注射用硝酸甘油 / 注射用硝普钠

吗啡

如果可能，45° 仰卧位

纳洛酮用于治疗阿片类药物中毒，氟马西尼（flumazenil）用于苯二氮䓬类药物中毒

如果发生心源性休克：

  有意识的患者：无创通气（bi-pap）

  气管插管

  IABP[7]

表 16.2　导管室用于治疗肺水肿患者的药物 [7, 8]

药物	作用	剂量	副作用	禁忌
多巴酚丁胺	β1~2 受体激动剂（增加 HR 和 CO，降低外周血管阻力和血压）α-1 受体激动剂（增加 HR、外周血管阻力和血压）	规格：250 mg/20 mL 半衰期：2.5~5 分钟 剂量：2.5~15 μg/(kg·min) 配制：2ampules +5% 葡萄糖 460 mL	心动过速，室性异位搏动，高血压	严重的主动脉瓣狭窄、梗阻性肥厚性心肌病
多巴胺	β 受体激动剂，增加正性肌力作用	规格：20 mg/2 mL 和 250 mg/25 mL	心动过速，高血压	嗜铬细胞瘤
呋塞米	抑制髓袢对 Na^+, K^+, Cl^- 的吸收。减少水的吸收。适用于充血性心力衰竭、肺水肿、高血压和高钙血症		代谢性碱中毒，低钾血症，高尿酸血症，高血糖	
氢化可的松	肾上腺皮质激素，适用于过敏性休克	1 g, 500 mg, 100 mg 半衰期短 用法：300~500 mg/6~8 h	高血压	

待续

表 16.2　导管室用于治疗肺水肿患者的药物 　　　　　　　　　　　　　　　　　续表

药物	作用	剂量	副作用	禁忌
硝酸甘油	外周静脉血管扩张剂	50 mg/10 mL,稀释于 5% 葡萄糖 240 mL 中 用法 :5~10 μg/(kg·min), 然后相应增加剂量,最 大 400μg	心动过速、低血压	
肾上腺素	β-1 和 α 受 体 激 动 剂,增加正性肌力 作用、血压和后负 荷。减少肾脏和内 脏灌注。适用于严 重低血压和心源性 休克	4mg/mL 半衰期 : 3 分钟	心 律 失 常、心 绞 痛、高血压	

参考文献

1. Eeckhout E, Lerman A, Roguelov C, Girod G, Renders F. Prevention and treatment of procedural complications. In: Colombo A, Stankovic G, editors. Problem oriented approaches in interventional cardiology. 1st ed. London: Informa Healthcare; 2007. p. 1–8.
2. Ware LB, Matthay MA. Acute pulmonary oedema. N Engl J Med. 2005;353:2788–96.
3. Singh M, Rihal CS, Selzer F, Kip KE, Detre K, Holmes DR. Validation of Mayo Clinic risk adjustment model for in-hospital complications after percutaneous coronary interventions, using the National Heart, Lung and Blood Institute dynamic registry. J Am Coll Cardiol. 2003;42:1722–8.
4. Wu C, Hannan EL, Walford G, Ambrose JA, Holmes Jr DR, King 3rd SB, et al. A risk score to predict in-hospital mortality for percutaneous coronary interventions. J Am Coll Cardiol. 2006;47:654–60.
5. Wu C, Camacho FT, King 3rd SB, Walford G, Holmes Jr DR, Stamato NJ, et al. Risk stratification for long-term mortality after percutaneous coronary intervention. Circ Cardiovasc Interv. 2014;7:80–7.
6. Seshadri N, Whithlow PL, Acharya N, Houghtaling P, Blackstone EH, Ellis SG. Emergency coronary artery bypass surgery in the contemporary percutaneous coronary intervention era. Circulation. 2002;106:2346–50.
7. Mejia VM, Naidu SS, Herrmann HC. Support devices for high-risk percutaneous coronary intervention. In: Topol EJ, editor. Textbook of interventional cardiology. 5th ed. Philadelphia: Saunders Elsevier; 2008. p. 641–54.
8. Baim DS. Complications and the optimal use of adjunctive pharmacology. In: Baim DS, editor. Grossman's cardiac catheterization, angiography, and intervention. 7th ed. Philadelphia: Lippincott Williams & Wilkins; 2005. p. 36–75.

第 17 章
冠状动脉夹层

Nikesh Malik，Claire E. Raphael，Anthony H. Gershlick

摘要

急性夹层，分为自发性或医源性，可导致急性血管闭塞，而后者则可由 PCI 时使用的任何器械引起。虽然许多夹层可能很小，甚至会被忽视，但在最严重的情况下，夹层可能导致严重的血流动力学异常，甚至死亡。因此需要快速识别和及时治疗，通常是支架植入，以确保良好的临床结果。

关键词

夹层，血流，医源性，自发性，支架

N. Malik , MBBS, MRCP
Department of Cardiology , Essex Cardiothoracic Centre , Basildon , Essex , UK
e-mail: nikeshmalik@hotmail.com

C. E. Raphael , MA , MRCP
Department of Cardiology , Royal Brompton and Harefi eld NHS Foundation Trust ,
London , UK
e-mail: claire.raphael@gmail.com

A. H. Gershlick , MB, BS (✉)
NIHR Leicester Cardiovascular Biomedical Research Unit , University Hospital of Leicester ,
Leicester , Leicestershire , UK
e-mail: agershlcik@aol.com

© Springer-Verlag London 2016 137
A. Lindsay et al. (eds.), Complications of Percutaneous Coronary Intervention,
DOI 10.1007/978-1-4471-4959-0_17

引言

冠状动脉夹层可以是自发性的或医源性的。医源性冠脉夹层由动脉壁的机械损伤引起,通常由操作导引导管、导丝或球囊扩张所致,或支架边缘有过多的斑块破裂,导致内膜撕裂、中部夹层,甚至可能延伸穿过外膜,导致明显的穿孔。其后果可能从对冠状动脉血流无影响,到导致完全冠状动脉闭塞。国家心肺和血液研究所(NHLBI)根据其血管造影表现对夹层进行分级(图 17.1)[1,2]。

一般来说,A 型和 B 型夹层在临床上是良性的,而 C 型至 F 型夹层被认为是更严重的,并且发病率和死亡率显著增加[3]。

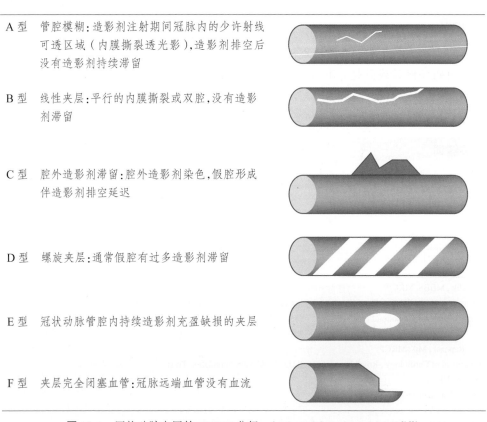

A 型 管腔模糊:造影剂注射期间冠脉内的少许射线可透区域(内膜撕裂透光影),造影剂排空后没有造影剂持续滞留

B 型 线性夹层:平行的内膜撕裂或双腔,没有造影剂滞留

C 型 腔外造影剂滞留:腔外造影染色,假腔形成伴造影剂排空延迟

D 型 螺旋夹层:通常假腔有过多造影剂滞留

E 型 冠状动脉管腔内持续造影剂充盈缺损的夹层

F 型 夹层完全闭塞血管:冠脉远端血管没有血流

图 17.1 冠状动脉夹层的 NHLBI 分级。(Adapted from Rogers et al.[1,2])

发病率

医源性冠状动脉夹层的发病率与 PCI 的其他并发症一样,取决于操作者的经验、

可用的技术和病例的复杂性,然而临床上明显的夹层发生率不到 1%。冠状动脉左主干（LMS）的医源性夹层估计发生率为 0.1%[4, 5],尽管这是 PCI 中最令人恐惧的并发症之一,具有潜在的灾难性后果,但及时和正确地识别和处理可以产生有利的早期和晚期结果。

鉴别

冠状动脉夹层的外观是管腔内的皮瓣,通常被描述为"模糊",或者是造影剂的腔外线性或螺旋外渗,呈"螺旋状"外观（图 17.2 和图 17.3）[6, 7]。血栓表现为腔内透

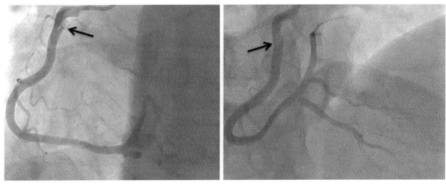

图 17.2　导引导管导致右冠状动脉夹层及相关血栓形成（右图）。（Images reproduced from Van Mieghem et al.[6];with permission）

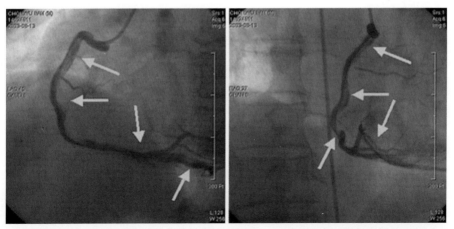

图 17.3　导引导管导致右冠状动脉长螺旋夹层（箭头）。（Images reproduced from Hong et al. [7]; with permission）

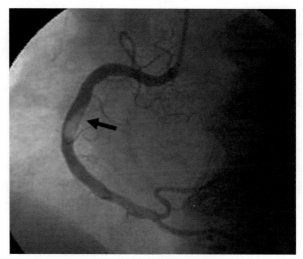

图17.4　大的冠脉内血栓（箭头）。

明，具有光滑的轮廓，通常呈圆形（图17.4）。痉挛表现逐渐变细，并且冠脉内成像是没有因斑块导致的狭窄病变，可由冠脉内使用硝酸盐药物进行辨别（图17.5）。其他类似的表现可能是由导管深插引起的，导管退出后来消失；由于过于温和的注射或间断的造影剂注射导致造影剂层流；硬性导丝拉直血管，通过撤回靠近伪影区域的钢丝进行区分。另外还有平行于动脉的分支血管，这可以通过改变投影体位来区分。如有疑问，应采用血管内超声（IVUS）或光学相干断层扫描（OCT）进行冠状动脉内成像。

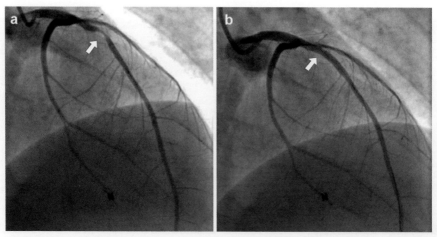

图17.5　（a）前降支近端痉挛（箭头）。（b）冠脉内注射硝酸盐恢复正常（箭头）。（Images reproduced from Rogers [2]; with permission）

预防

冠状动脉夹层的最佳预防方法是首先通过小心操作导引导管、导丝和其他介入器械来防止其发生。使用 Amplatz 导管、较硬的导丝、球囊动脉比大于 1.2 和操作者缺乏经验都与增加夹层风险有关 [8]。血管造影预测因子包括解剖上开口或位置不正常、LMS 动脉粥样硬化、钙化病变、长病变、偏心病变和血管迂曲 [9]。

在强力注射造影剂之前，应将导管与动脉同轴放置，特别是在 LMS 钙化的情况下。应尽可能避免导引导管的深插，同时从动脉内撤出任何介入器械时要将导管稍微回撤。在每次造影剂注射之前应检查压力波形，如果看到阻尼或心室波形，则应将导引导管从窦口稍微拉回或调整直至出现正常的动脉压力波形。

除非有严重的钙化病变，通常应在低压下预扩张，在这种情况下，在支架植入前充分"预处理"。尽量不要使用超大支架，支架植入后应仔细检查血管情况。在撤出导丝后应对远端血管造影，并且在完成手术后应检查血管开口情况。

在许多情况下，LMS 夹层不容易发现，但如果出现不明原因的胸痛、PCI 期间低血压或缺血性心电图改变，应采取交叉垂直体位进行造影来判定，必要时在导引导管稍微脱出情况下进行造影。

解决方法

冠状动脉夹层的处理取决于受损血管的长度、对血流的影响以及患者的临床状态。不引起缺血的轻微夹层不需要治疗，通常在没有临床后遗症的情况下愈合 [10]。对于直径小于 2.5 mm 的血管，反复长时间低压球囊扩张的方法通常是有用的，但对于那些影响冠脉血流的夹层，特别是在直径大于 2.5 mm 的血管中，应该迅速进行支架植入术。

最重要的是要确保并保持整个导丝在血管真腔内，然后进行球囊扩张和支架植入，以防止夹层进一步扩大。如果夹层发生在血管开口，通常由导引导管的头端引起，此时可能导丝还没有到位，则需要改变导管的方向以防止导丝进入假腔，但应注意不要使导管脱出，因为这可能是导丝通过真腔的最佳机会。如果导丝脱出或已进入假腔，则应使用软导丝重新通过病变，然后才能移除第一根导丝。如果有疑问，应使用交叉垂直体位血管造影或使用微导管轻柔注射造影剂来检查导丝的位置。如果难以进入真腔，可以使用 IVUS，并用平行于 IVUS 导管的第二根导丝重新穿越夹层，以便可以在直接 IVUS 引导下进行。夹层表现为内膜片隔开的两个管腔（图 17.6）[11]，真腔可以通过注射造影剂和侧支存在来确认。

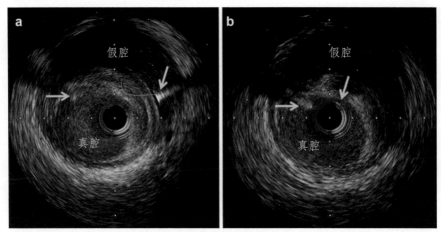

图 17.6* IVUS 显示真假腔（a）中的导丝（黄色箭头）和真腔（b）。（Images reproduced from http://www.kscvi.org [111]）

对局部血管夹层的处理是迅速植入支架以覆盖病变。对于向远端扩展的血管开口部夹层，应首先对血管口进行支架植入，然后对远端部分进行支架植入术。在螺旋夹层的情况下，远端应植入支架以阻止夹层向远端进一步扩展。在冠状动脉穿孔的情况下，长时间低压力球囊扩张有一定价值，如心包压塞则可进行心包穿刺，如果持续出血必要时逆转抗凝，近端和中部血管穿孔则使用覆膜支架，远端穿孔可使用弹簧圈栓塞（见第 27 章，"远端导丝穿孔"）。

LMS 夹层可导致灾难性血管闭塞，它可以因操纵 LMS 口部的器械或在处理 LAD 近端病变期间出现。应尽早考虑股动脉和静脉通路进行血流动力学支持，IABP 应处于待命状态以防低血压或缺血性损害的情况发生。如果紧急，应该有心胸外科医生辅助。然而，在存在先兆或急性闭塞的情况下，需要立即确保 LMS 安全以防止或逆转血流动力学异常、休克或即将死亡的过程。在心脏骤停的情况下，自动胸部按压设备对于保持一致的心脏按压并为冠状动脉介入留出时间非常有效。如果尚未到位，导丝应迅速穿过 LMS 夹层进入 LAD、LCx 或两者（取决于夹层的程度），然后进行球囊扩张和支架植入以消除假腔。如果夹层延伸到主动脉，需要对 LMS 口部植入支架以封住入口部位。如果初始夹层进展出现明显主动脉瓣反流或主动脉血管受累，则需要进行外科手术。否则，通常可以通过主动脉的后续 CT 扫描进行保守治疗（图 17.7 和图 17.8）[12]。

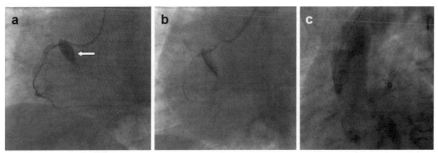

图 17.7　冠状动脉造影显示右冠状动脉 PCI 期间的主动脉夹层（箭头）（a）；在窦口（b）用支架植入治疗，显示主动脉壁内的造影剂（c）。（Images reproduced from Santos et al. [12]; with permission）

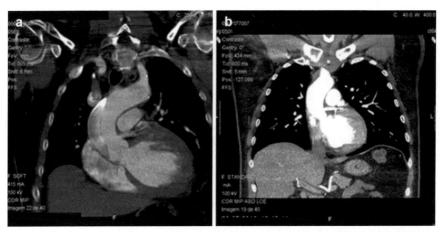

图 17.8　PCI 术后立即进行胸部 CT 扫描（a），显示升主动脉夹层，主动脉弓及其主要分支血管正常；出院后 3 个月进行了随访，CT 扫描见图（b），显示壁内血肿完全吸收。（Images reproduced from Santos et al. [12]; with permission）

　　注意：大血管突然闭塞可能导致血流动力学不稳定、心律失常和心源性休克。因此，处理原则是使患者状态稳定同时尝试导丝通过血管。在缓慢性心律失常时，可能需要阿托品和（或）临时起搏，在给予正性肌力药和麻醉剂支持的情况下植入 IABP。最后，检查 ACT 非常重要，特别是在有血栓的情况下。如果尚未明确为夹层，则急性血管闭塞的鉴别诊断包括急性支架内血栓形成和血栓远端栓塞（特别是急性冠脉综合征患者），因此要确保患者充分抗凝。

参考文献

1. Holmes Jr DR, Holubkov R, Vlietstra RE, Kelsey SF, Reeder GS, Dorros G, et al. Comparison of complications during percutaneous transluminal coronary angioplasty from 1977 to 1981 and from 1985 to 1986: the National Heart, Lung, and Blood Institute Percutaneous Transluminal Coronary Angioplasty Registry. J Am Coll Cardiol. 1988;12:1149–55. Epub 1988/11/01.
2. Rogers JH, Lasala JM. Coronary artery dissection and perforation complicating percutaneous coronary intervention. J Invasive Cardiol. 2004;16:493–9. Epub 2004/09/09.
3. Ferguson JJ, Barasch E, Wilson JM, Strony J, Wolfe MW, Schweiger MJ, et al. The relation of clinical outcome to dissection and thrombus formation during coronary angioplasty. Heparin Registry Investigators. J Invasive Cardiol. 1995;7:2–10. Epub 1994/12/09.
4. Awadalla H, Sabet S, El Sebaie A, Rosales O, Smalling R. Catheter-induced left main dissection incidence, predisposition and therapeutic strategies experience from two sides of the hemisphere. J Invasive Cardiol. 2005;17:233–6. Epub 2005/04/16.
5. Eshtehardi P, Adorjan P, Togni M, Tevaearai H, Vogel R, Seiler C, et al. Iatrogenic left main coronary artery dissection: incidence, classification, management, and long-term follow-up. Am Heart J. 2010;159:1147–53. Epub 2010/06/24.
6. Van Mieghem NM, van Weenen S, Nollen G, Ligthart J, Regar E, van Geuns RJ. Traumatic coronary artery dissection: potential cause of sudden death in soccer. Circulation. 2013;127(3):e280–2. Epub 2013/01/23.
7. Young Joon Hong M, Weon Kim, Youngkeun Ahn, and Myung Ho Jeong. A case of stenting in guiding catheter-induced long spiral dissection in the right coronary artery. Available from: http://www.circulation.or.kr/info/case/case200405.htm.
8. Sharma SK, Israel DH, Kamean JL, Bodian CA, Ambrose JA. Clinical, angiographic, and procedural determinants of major and minor coronary dissection during angioplasty. Am Heart J. 1993;126:39–47. Epub 1993/07/01.
9. Kovac JD, de Bono DP. Cardiac catheter complications related to left main stem disease. Heart. 1996;76(1):76–8. Epub 1996/07/01.
10. Huber MS, Mooney JF, Madison J, Mooney MR. Use of a morphologic classification to predict clinical outcome after dissection from coronary angioplasty. Am J Cardiol. 1991;68(5):467–71. Epub 1991/08/15.
11. Successful treatment of iatrogenic left main coronary artery dissection. Korean Society of Interventional Cardiology. 2012; Available from: http://www.kscvi.org.
12. Santos M, Luz A, Silveira J, Antunes N, Vieira M, Anjo D, et al. Aortocoronary dissection complicating percutaneous angioplasty. Rev Port Cardiol. 2011;30(9):745–7.

第 18 章
冠状动脉空气栓塞

Damian J. Kelly

摘要

　　冠状动脉并发症中很少有像冠状动脉空气栓塞（CAE）这样难以预测。冠脉气栓的后果可以是无症状的短暂慢血流，也可以造成灾难性的心血管崩溃和死亡。与许多 PCI 并发症不同，CAE 几乎是可以避免的；因此，对于每个术者来说，必须具备预防和处理的基本知识。

关键词

　　空气栓塞，CAG，PCI

引言

　　冠状动脉空气栓塞（CAE）是心导管术中的罕见并发症，文献中鲜有报道。回顾性研究表明，CAG 和 PCI 的 CAE 发生率在 0.3%~1%[1]。虽然肺循环的滤过能力允许身体较容易地耐受静脉循环内的少量空气（可到 1~2 mL），但动脉循环中的任何空气都可能导致致命的血流动力学或神经系统损害。

　　相比其他导管室并发症，更重要的预防措施是严格遵守操作常规，应该可以避免无意中将空气注入冠状动脉循环。CAE 可能导致各种临床综合征，从无症状到心脏骤停甚至死亡[2]。

D. J. Kelly , BMedSci, MBChB(Hons.), MD, MRCP
Department of Cardiology , Royal Derby Hospital , Derby , Derbyshire , UK
e-mail: damian.kelly@nhs.net

© Springer-Verlag London 2016
A. Lindsay et al. (eds.), *Complications of Percutaneous Coronary Intervention*,
DOI 10.1007/978-1-4471-4959-0_18

空气进入冠脉循环中的通路

空气进入冠脉一定是发生在冠脉导管操作的某个过程。可能发生在以下 4 个主要阶段：器械连接、导管内移动器械、冠状动脉造影和介入器械。鉴于错误会导致严重后果，所以要仔细核对这些基本步骤。

器械连接

多数导管室使用密闭的三联三通测量动脉压，三联三通可以注射造影剂和盐水冲洗导管（通过加压袋）。多数导管室要求术者或助手对部件组装并连接压力传感器，同时进行冲洗管路。错误连接或连接不良就成为空气进入的入口，因此术者必须检查连接。如果工作人员一旦将造影剂瓶与管路连接，则应立即进行排气，以防止管路中产生气泡。

助手进行初步准备后，术者必须仔细地将三联三通排气（注射口朝上）。排气满意后在右心房水平校整动脉压。虽然在操作过程中经常是由护士更换造影剂，但术者有责任观察造影剂用量，并且绝不能把空气吸入管道使其进入三联三通中。如果发生这种情况，可能较安全的方法是断开连接，从三联三通系统中完全排出空气后再继续操作。

在三联三通连接好之后，所有导管在使用之前均应该用肝素盐水冲洗两次。一种方法是从包装取出导管后立即用盐水冲洗导管，装入 0.035″ 指引导丝或交换导管之前要再次冲洗。应该注意的是，指引导管在第一次冲洗后如果不立即使用，也可能产生气泡。

如果 PCI 时 Y 形接头（例如 Super ketch，Minvasys，France）或延长管和三联三通一起使用，则应注意在冠脉造影前要小心地排空所有管道中的空气。

导管内移动器械

导管内空气的主要来源是由于类似文丘里管的"活塞或吸附"效应而"夹带"空气，通常是在从导管快速抽出 0.035″ 导丝期间。这种效应在导管内腔和移动器械（例如导丝）之间的直径差异越小时越明显。5 Fr 诊断导管及 4 Fr 导管更明显。关键是避免过快地回撤导丝，这可能与空气被夹带时的"吸吮"有关。如果没有充分地冲洗导管或回血，那么就可能使导管内的气泡进入冠脉。

在器械送入或回撤中，器械越大，指引导管中夹带空气的风险越大。在目前的 PCI 中，血栓抽吸导管因其外腔接近 6 Fr，因此风险较大。这些器械比球囊扩张导管或大多数冠脉支架导管更大，特别容易夹带空气。建议植入导管前用生理盐水冲洗，在器械进入冠脉的整个过程中，要关闭 Y- 连接器的止血阀，以避免夹带空气。回撤导管时止血阀要紧紧关闭,直到需要打开阀门以撤除器材。

此外,当导引导管头端堵塞时(例如,患有严重的开口病变),高压抽吸理论上存在风险,因为负压可以沿导管传递至 Y 形接头并突破止血阀,吸引少量空气进入导管。因此,当抽吸血栓时,应避免导管的远端堵塞或开放止血阀。在撤回血栓抽吸导管后,在冲洗导管或注射造影剂之前,Y 阀要充分放血。

冠状动脉造影

如果导管贴靠于主动脉壁或进入冠脉开口时不同轴(贴壁),则退出指引导丝时由于"活塞"效应更容易导致空气进入。因此最好在导管悬空于升主动脉时连接导管与三通管。这样可以在导管进入冠状动脉时进行连续压力监测以减少冠脉损伤风险。为了避免连接时有气泡,三通与导管应"湿性"连接,由于指引导丝回撤产生的"活塞"效应更易发生空气夹带,因此,造影前应先从导管排出 5~10mL 血液,这样可以进一步降低存在于导管内未被发现的空气被注射进冠脉内的风险。三通注射前要回抽,目视确认三通本身看不到气泡,注射器尾端要朝上 45°,以使来自导管内的气泡上升。

介入器械

冠状动脉球囊扩张导管的球囊尖端破裂会产生气压伤,可以引起明显的 CAE 或动脉夹层,因此需要仔细地准备球囊。球囊的准备有许多方法,包括用 50% 造影剂 /盐水混合物初始充填球囊导管尾端的端孔后,连接压力泵 3 次负压抽吸。现代的一种方法是简单地填充球囊导管尾端的端孔后,连接压力泵给以负压,也有术者连接后给予中性压力。同理,对于更大、更长且非顺应性高压球囊,如棘突 / 切割球囊需要更仔细的准备。如果扩张球囊时看到球囊中有气泡,提示准备不充分。如果这种准备不足的球囊在处理钙化病变时破裂,将会发生 CAE。

血管内超声导管和冠脉微导管必须仔细去除空气以避免 CAE,而且在止血阀处快速推进或回撤时易于使空气产生活塞夹带的风险。此外,在通过强力注射生理盐水的"blowing-off"撤回微导管的"Nanto"技术时也应该特别小心 [3]。

半自动造影剂注射系统

半自动造影剂注射系统(例如 Acist CVI,Acist Medical Systems,Minnesota,USA;MedRad,MedradInc,Pennsylvania,USA)取代了直接将造影瓶与导管相连的三通,由计算机通过电或电 - 气手动来控制造影剂的速度和体积。它们推向市场的目的是能够防止疏忽所致的 CAE,并确实消除了没有更换造影剂和将空气注入造影剂管路的风险。然而,它不能防止在连接管路或上述任何一个方面的人为错误,并且良好的保证可能会降低整体的警惕性。

CAE 的识别和处理

　　成功的治疗依赖于迅速识别和立即处理严重的 CAE 及循环崩溃，主要是根据症状。

　　第一步是识别 CAE，中等及大量的微气泡通过冠状动脉，甚至都缺乏显著的血流动力学改变。然而，巨大的 CAE 会导致远端微循环的"气栓"，导致 ST 段抬高、低血压、心动过缓和循环崩溃（图 18.1）。

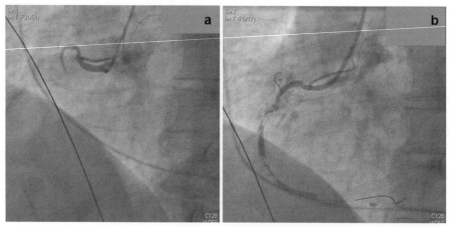

图 18.1　（a，b）急性下壁 STEMI 直接 PCI，回撤血栓抽取导管后大量空气被注入冠脉造成严重 CAE，气栓导致循环崩溃，近端植入支架并按 ALS 流程处理后血流恢复正常。

　　因此，初始处理按照 ALS 流程进行。造影看到明显的空气气栓与振荡的空气柱、远端无造影剂通过，必然会导致循环崩溃，及时识别并尽早告知术者，必要时通知抢救人员（包括，如果必要需要心脏骤停团队）非常重要。给予 100% 氧气面罩吸氧，心动过缓给予阿托品 1~3mg IV 并迅速给予静脉输液。通过压力袋（最好通过静脉鞘）快速静脉输液，并且早期使用升压药物如静脉注射去氧肾上腺素 100~200μg 治疗低血压。

　　如果发现空气注入，停止注射并不再造影至关重要。必须想到导管内或许充满空气。不要移动导管位置，轻微脱开并彻底回血（10~15mL 血液）以清除空气。然后用力注射血液或造影剂处理气栓、尽力驱散空气。如果失败，尝试使用 20mL 注射器用力直接抽吸。

如果指引导管和冠脉导丝在位,可以通过球囊上下移动以恢复血流。如果还不成功,有使用血栓抽吸导管可以成功抽吸的报道[4]。随着时间推移,即使是大量空气也会被吸收,主要目的是防止循环崩溃。

非常大的 CAE 可能同时使空气进入对侧冠状动脉产生灾难性后果。如果靶血管血流恢复但血流动力学异常持续存在,用指引导管到对侧动脉造影可能是合适的,但这种情况下预后不良。心肺复苏当然必不可少,并且心脏按压可以促进空气清除。基于此,可以考虑使用自动装置(如 Lucas 设备),因为通常需要延长 CPR 时间以恢复心排血量。

事件随访

CAE 事件应在并发症会上进行公开讨论,并向患者说明,解释轻度 CAE 是导管室的并发症之一。CAE 反映术者操作能力及反应能力,每次事件都是一个学习机会,每个人都可以针对出现原因进行"根源分析"。

结论

冠状动脉空气栓塞是一种可以避免的错误,这种错误甚至可以发生在有经验的术者,可能会带来灾难性后果,并且疗效有限。有效的预防是仔细准备并且对操作中的每个基本步骤都持续保持警惕。严重的 CAE,冲洗和抽吸可能有助于驱散空气,但通常需要延长 CPR 时间。

参考文献

1. Khan M, Schmidt DH, Bajwa T, Shalev Y. Coronary air embolism: incidence, severity, and suggested approaches to treatment. Cathet Cardiovasc Diagn. 1995;36:313.
2. Kahn JK, Hartzler GO. The spectrum of symptomatic coronary air embolism during balloon angioplasty: causes, consequences, and management. Am Heart J. 1990;119:1374–7.
3. Nanto S, Ohara T, Shimonagat T. A technique for changing a PTCA balloon catheter over a regular length guide wire. Cathet Cardiovasc Diagn. 1994;32:274–7.
4. Patterson MS, Kiemeneij F. Coronary air embolism treated with aspiration catheter. Heart. 2005;91:e36.

第 19 章
心室破裂

Juan F. Iglesias，Didier Locca

摘要

心室破裂（VP）虽然很少见，但它是一种严重威胁人类生命的并发症，多由心脏导管介入治疗、心肌活检、临时或永久的心脏起搏电极植入、心包穿刺术所致。心室破裂迅速诊断、立即行心包穿刺是至关重要的，然而严重的心室破裂出血量大则最终需要外科手术修复心肌。

关键词

心室，导管，破裂，压塞，穿刺管

引言

经皮或介入过程中心室破裂（VP）的发生率很低。在一项大型导管介入的回顾性研究中，纳入 11 845 例患者，心室破裂的发生率是 0.12%[1]。同样，在梅奥诊所 18 年的回顾性观察发现：常规介入治疗中心室破裂的发生率为 0.08%[2]。发生心脏穿孔相关的危险因素包括：65 岁以上的女性和心脏介入治疗中使用的器械（指引导管、指

J. F. Iglesias , MD
Department of Cardiology , Lausanne University Hospital , Lausanne , Switzerland
e-mail: Juan-Fernando.Iglesias@chuv.ch

D. Locca , MD (✉)
Barts Health NHS, Heart Centre , St. Bartholomew's Hospital, Queen Mary University ,
London , UK
e-mail: d.locca@qmul.ac.uk

© Springer-Verlag London 2016
A. Lindsay et al. (eds.), *Complications of Percutaneous Coronary Intervention,*
DOI 10.1007/978-1-4471-4959-0_19

引导丝、穿刺针、扩张鞘、球囊、活检、起搏电极）。

　　本章回顾了经皮介入手术心室破裂并发症的主要原因，并对其临床表现、诊断策略和治疗方案进行讨论。

导管诊断性操作

左心导管检查

　　通过左心导管导致明确的心室破裂的诊断发生率很低，仅有 0.01%[1]。有使用直导丝逆行通过钙化狭窄的主动脉瓣时出现左室自由壁穿孔的病案报道[3-5]。在一项回顾性研究中，主动脉瓣狭窄患者行左心室逆行导管检查，心室破裂的发生率为 0.4%；年龄 >70 岁、主动脉瓣面积 <0.7 cm^2、多普勒确定的峰值压力梯度 70 mmHg 以上者并发症发生率更高[3]。因此，严重钙化性主动脉瓣狭窄患者的主动脉瓣逆行导管检查并非完全良性[4, 6]，对主动脉梯度的侵入性测定应限于多普勒超声心动图数据不可用或不确定的患者。在某些需要进行有创血流动力学监测的病例中，建议谨慎地穿过狭窄的主动脉瓣以避免并发症。

左心室造影

　　使用猪尾导管行心室造影术并发症发生率很低。然而，有报道应用直导管行造影检查时在注射造影剂过程中导管末端向前移动导致 VP 的发生[7]。建议使用带侧孔的猪尾形导管，在注射前使用右前斜投影，仔细定位导管在左心室位置，造影剂注射流速低于建议的最大值，以降低并发症发生率。最近有急性心肌梗死患者在左心室造影时发生心脏破裂的报道[8]。

介入治疗性操作

心包穿刺术

　　在大型回顾性观察研究中，心包穿刺与显著的并发症发生率相关，范围从 1.2%~3%[2, 9]。心包穿刺术最严重和最直接的机械并发症包括心包压塞和心肌破裂。心包穿刺术患者心室破裂发生率为 1.1%[1]，并且可能在手术时或之后出现心包出血。采用剑突下入路的"盲"针心包穿刺术并发症发生率最高。

　　心包穿刺最好在透视或二维超声心动图指导下进行，以减少并发症的风险。在一些观察研究中，超声心动图引导的心包穿刺术已被证明对心包积液诊断和引流治疗是安全有效的[9-11]。

心肌活检（EMB）

　　心肌活检（EMB）被认为是检测心脏移植排斥反应和评价长期心肌病和心肌炎的金标准技术[12]。总的来说，EMB是一种安全的侵入性手术，使用当前简便的活检，并发症发生率非常低。EMB的风险取决于操作者的经验和患者的临床状态[12]。右心室（RV）收缩压升高、出血风险增高、近期抗凝治疗或RV增大的患者被认为具有较高的并发症风险[12]。尽管极为罕见，但EMB手术相关死亡主要与心室破裂和心包压塞有关，这可能发生在手术时或之后[12]。与既往心脏手术（尤其是心脏移植）的患者相比，心室破裂的风险似乎更低，部分原因是术后心包腔闭塞，防止了心包积血[13]。

　　目前有关EMB风险的数据来源于单中心经验和登记。因此，根据评估技术、抗凝水平和手术类型，主要并发症的风险在文献中差异很大，从<1%到6%不等[12,14-17]。在超声引导下经股静脉入路的单中心RV活检观察研究中，该研究分为回顾性和前瞻性研究组[15]，主要并发症发生率分别为0.12%和0%。仅有0.08%的患者由于RV游离壁穿孔而发生VP，而在择期的EMB手术中，0.74%的患者记录到少量心包积液，但没有组织学证据显示微穿孔。在另一项主要采用颈内静脉入路的研究中[14]，EMB并发症的总发生率达到6%。可能或确诊发生的穿孔率分别为0.7%和0.5%。在最近一项比较左心室、右心室或双心室EMB的回顾性研究中，左心室（LV）和右心室EMB的主要并发症发生率相似（分别为0.64%和0.82%）。然而，与左室EMB相比，RV发生VP的频率更高（分别为0.82%和0.32%）[17]。

　　谨慎操作是降低EMB风险至关重要的环节。EMB可在透视或二维超声心动图或两者并用的指导下进行[13]。通常是建议患者接受第一次活检或心脏移植后3个月内活检，在经胸超声心动图的指导下进行，从而减少心室破裂的风险[13]。然而，透视和二维成像具有一些操作限制[13,18]和技术进步限制，包括三维成像，可能需要更好地显示心脏结构、心内膜表面和提高活检仪器质量，从而降低并发症的风险。心脏计算机断层扫描和心脏磁共振成像最近被建议提高选择性患者的EMB的准确性和安全性[12]。特别是由于RV游离壁和心尖较薄，应从室间隔取活检样本，以尽量减少操作并发症风险[19]。

临时起搏器电极

　　临时起搏器（TP）电极植入发生心室破裂是一种罕见的并发症，发生率为0.06%[1]。TP电极通常比永久性起搏器电极更硬，这会增加RV穿孔的风险，尤其是近期或急性心肌梗死患者。易感因素包括急性下壁心肌梗死患者，特别是使用糖蛋白Ⅱb/Ⅲa抑制剂的患者[20]，以及右心室壁非常薄的老年女性。即使在没有应用抗凝药物时，在放置或拔出临时起搏器电极时，亦可能发生心室破裂。细致的管理可降低临时起搏器电极患者心脏压塞的风险；应仔细评估临时起搏器临床适应证，尤其是在使用糖蛋白 II b/ III a 抑制剂的急性心肌梗死患者，应谨慎插入和取出临时起搏器电极。可在双体位透视或二维超声心动图指导下行临时起搏器电极植入，以确保电极正确定位于室间隔而非游离壁。使用较小的（如 4Fr 或 5Fr）或较软的电极可能有助于避免在插入临时起搏电极期间出现心室破裂。

球囊瓣膜成形术

心室破裂是经皮球囊二尖瓣成形术（BMV）的一种罕见但公认的并发症，发生率高达 4.7%[1, 21, 22]。BMV 患者心脏穿孔的机制包括经间隔穿刺、球囊到达左室尖部、左房导管和鞘管操作、TP 导管造成的 RV 穿孔[23]。BMV 期间的心脏穿孔与中心的操作者经验有关，与患者年龄直接相关[23]。心室破裂的位置与患者短期和长期的预后密切相关；而位于右室的自限性心室破裂可通过心包穿刺治疗，并可自行闭合；由球囊或导丝造成的左室心尖部穿孔可能因左室压力较高而致命，因此经常需要紧急手术修复。即使在血流动力学不稳定之前，仔细的血流动力学监测对于检测心脏穿孔是必不可少的，超声心动图是 BMV 手术中迅速诊断必不可少的工具。

自从经导管主动脉瓣植入术（TAVI）的发展以来，球囊主动脉瓣成形术（BAV）的应用逐渐增多。心室破裂导致心包压塞会使 1.5%~1.8%BAV 手术复杂化[1, 24, 25]，主要继发于导丝或球囊对左室损伤[25]。在 BAV 术中，由 TP 电极引起的右心室穿孔是另一个潜在的并发症来源[26]。在一项回顾性研究[25]中，大多数 BAV 术后导致心室破裂的仅需要心包穿刺治疗，而 22% 的患者需要紧急手术进行修复。

经皮主动脉瓣植入术（TAVI）

TAVI 期间心包压塞是一种罕见的并发症，但死亡率高，特别是累及左侧心脏结构时。TAVI 治疗的患者心脏压塞的发生率从 2%~4% 不等[26-28]。TAVI 期间心包压塞的主要原因包括右心室穿孔（主要是由于 TP 电极所致，占 53%）、环形破裂或主动脉夹层（24%）以及由硬支撑导丝或导管导致的左心室游离壁穿孔（24%）[26]。诱发因素包括：常见于小的左心室腔、老年女性、右心室临时起搏器电极放置不良、左心室硬导丝的预成形或定位不当。与 TAVI 手术相关的心室破裂可能在手术过程中或术后出现，一旦出现血流动力学不稳定或新发心包积液应怀疑手术相关的心室破裂。

TAVI 期间由 TP 引起的 RV 穿孔主要与拧入电极有关（24%），而被动电极或心外膜电极导致的穿孔发生率较低（分别为 18% 和 12%）[26]。应谨慎地将 TP 植入 RV 中，最好首先使用被动式电极，而只有在电极稳定、头端定位良好和感知良好的情况下才应考虑拧入电极[26]。应在右前斜位中小心操作并正确定位左心室内的硬导丝，在整个手术过程中应不断验证准确导丝的位置，尽量减少并发症的风险[26]。

在最近的回顾性观察研究中,所有发生右心室穿孔的都可以用心包穿刺术治疗,而动脉穿孔需要手术;右心室穿孔后一般没有死亡患者,而动脉穿孔后死亡率高达50%[26]。

临床表现与诊断

心室破裂的临床表现可能是多样的,取决于几个因素,包括导致穿孔的位置及大小、涉及的心脏结构、穿孔时血流动力学状态、患者心包的完整性和抗凝状态。

医源性心室破裂左右室均可发生,通常发生在心室游离壁,较少发生在室间隔。RV壁通常较薄(4 mm),发生与侵入性心内手术相关穿孔率较高;尽管左心室室内压力较高,但左室壁较厚(10 mm),可能有利于小穿孔自愈。室内压是决定心室破裂时心包压塞发展和严重程度的主要因素。因此,对于具有左心室流出阻力的患者,如严重的主动脉瓣狭窄患者,小的左心室穿孔也是不可忽视的,因为左心室压力和后负荷的升高可能使心室内血液流向最初的低压心包腔内,导致心包内血液快速积聚。然而,不服用抗凝剂的小RV穿孔在临床上症状可能不明显,而肺动脉高压或服用抗凝剂的患者小RV穿孔也可能危及生命。

既往接受过心脏手术或心脏移植的患者,心包可能不存在了或与心脏其他结构粘连,从而防止心包积血和心包压塞的发生。然而,心脏手术后患者的心包压塞有时可能是由后心包积液引起的,心包穿刺难以到位。

如果患者出现胸痛,尤其是与急性心包刺激(呼吸改变)相一致的疼痛,心内导管手术操作期间出现的临床症状,应怀疑心室破裂。疼痛可能发生在血流动力学不稳定之前,通常有胸部不适向颈部和下颌放射或非典型症状,如肩膀或腹部不适和恶心。心室破裂通常导致心包积血和心包压塞,心包积血可引起的血管迷走神经兴奋性增高,导致心动过缓和低血压。

早期监测心包积液对预防心包积液演变为危及生命的心包压塞至关重要。如果患者血流动力学稳定,即使在没有血流动力学异常的情况下,临床怀疑有VP或心包压塞时立即行急诊超声心动图检查,以记录心包内是否有血液;早期诊断心包压塞应提示操作人员停止介入治疗,并且给予适当的促凝治疗。在血流动力学不稳定的情况下,应立即行心包穿刺以明确诊断,并暂时减缓心包压塞压力。

解决方法

心室破裂时需要紧急处理以确保患者幸存。导管致心脏穿孔和心包压塞时,心包穿刺在最初的紧急抢救时至关重要。当检查到新的心包积液时,应终止介入治疗,并立即停止任何抗凝治疗[16]。这可能对一些心包积液小的患者有效,以防止血流动力学恶化。

如有血流动力学不稳定和心脏压塞的情况下,需要紧急行心包穿刺复苏。心包穿刺是心室破裂患者挽救生命的抢救措施之一,对于行有创心脏手术的所有操作者来说,应是一项必不可少的技能,这些导管室需要配备专业的超声心动图仪和心包穿刺专业人员、便利的心包穿刺器械及标准操作步骤[12,16]。

紧急心包穿刺可以在没有辅助检查指导的情况下进行("盲"心包穿刺),也可以在透视、超声或两者的指导下进行。超声心动图引导的心包穿刺术被认为是一种安全有效的技术,可以逆转导管导致的心脏穿孔和心包压塞导致血流动力学不稳定[2,16]。超声引导可以定位心包穿刺的最佳穿刺部位。在使用超声心动图时,心尖已被证明是大多数患者的首选入路,因为心尖超声心动图通常能最好地显示心包积液导致的心包压塞。在某些患者中,心尖入路不能达到心包积液时,最好采用剑突下入路或下胸骨旁入路。一般来说,心包穿刺的最佳方法应该是允许最短和最容易进入心包腔的部位。尽管超声心动图引导下的心包穿刺被认为是最佳方法,但如果没有超声心动图的情况下,心包穿刺不应延迟。如果血流动力学不稳定,应通过剑突下入路尝试紧急"盲"心包穿刺。将猪尾导管插入心包腔并连接到负压装置后,将心包腔引流的血液再回输到患者静脉循环系统或通过"血液回收器"再回输,这对某些患者纠正低血容量是有效的。

尽管心包穿刺是大多数导管导致的心脏穿孔和压塞患者的首选治疗方法[1,2],许多患者经保守治疗的情况下可能会出现经心包破裂处心肌自发闭合。如果心脏结构出现撕裂,少数患者可能需要手术修复。在一项介入导管术中出现心包压塞的回顾性研究中[2],超声心动图引导下行紧急心包穿刺术99%的患者中成功缓解心包压塞症状。在诊断和介入治疗过程中行急性心包穿刺为唯一治疗方法的占82%,只有18%的病例需外科手术干预。如果紧急心包穿刺不能迅速控制出血和血流动力学不稳定性,则需要进行外科探查或干预。

近年来,介入导管方法的快速发展为有合适解剖特征的高手术风险心脏破裂患者提供了一种替代治疗方案。一组为医源性心肌活检致左心室游离壁穿孔患者,使用 Amplatzer-ASD 封堵器进行治疗[29],另一组为 19 例行心肌梗死后室间隔缺损经皮介入封堵治疗[30],两组报告均显示,必须保持对穿孔部位的通路密切观察,以防发生穿孔闭合不彻底。急性心肌梗死患者出现左心室游离壁或室间隔破裂也建议经皮封堵治疗;有成功报道使用 Amplatzer ASD[31] 或 VSD[30] 封堵器治疗左心室游离壁破裂。最近有人建议使用 ASD 封堵器封堵左心室游离壁破裂,在没有现场心胸外科支持的情况下发生心源性休克时可选择此救治策略[32]。经导管室间隔缺损封堵使用室间隔缺损封堵器装置已被提议作为一种替代治疗,在选定的患者中具有良好的临床效果，特别是在心肌梗死后 2 周以上者进行封堵的治疗 [30, 33, 34]。同样，心包穿刺后经皮心包内注射蛋白胶（fibrin-glue injection）被报道为心肌梗死后渗出型左室游离壁破裂的有效治疗方法 [35]。尽管外科治疗被认为是心脏穿刺术后 RV 穿孔闭合患者的标准治疗策略，但在选定的高危手术患者中也报告了经皮使用血管封堵装置（Angio Seal ™, St.Jude Medical Inc., USA）的方法（非适应证应用）[36, 37]。重要的是，一旦怀疑或确认导管诊断或介入过程中出现心室破裂，如果不太可能自愈，则不应取出导致心脏穿孔的心内器械，以使合适的患者可行经皮导管封堵装置进行治疗。

参考文献

1. Friedrich SP, Berman AD, Baim DS, Diver DJ. Myocardial perforation in the cardiac catheterization laboratory: incidence, presentation, diagnosis, and management. Cathet Cardiovasc Diagn. 1994;32:99–107.
2. Tsang TS, Freeman WK, Barnes ME, Reeder GS, Packer DL, Seward JB. Rescue echocardiographically guided pericardiocentesis for cardiac perforation complicating catheter-based procedures. The Mayo Clinic experience. J Am Coll Cardiol. 1998;32:1345–50.
3. Bartsch B, Haase KK, Voelker W, Schöbel WA, Karsch KR. Risk of invasive diagnosis with retrograde catheterization of the left ventricle in patients with acquired aortic valve stenosis. Z Kardiol. 1999;88:255–60.
4. Bhatia V. Left ventricular perforation during cardiac catheterization in a case of severe calcific aortic stenosis. Should we cross the valve? Int J Cardiol. 2007;116:e80–1.
5. Swinkels BM, ten Cate TJ, Haenen NA, Rensing BJ, Defauw JJ, Jaarsma W. Myocardial perforation by a guidewire crossing a stenotic aortic valve during cardiac catheterization. Int J Cardiol. 2010;139:e21–3.
6. Omran H, Schmidt H, Hackenbroch M, Illien S, Bernhardt P, von der Recke G, Fimmers R, Flacke S, Layer G, Pohl C, Lüderitz B, Schild H, Sommer T. Silent and apparent cerebral embolism after retrograde catheterisation of the aortic valve in valvular stenosis: a prospective, randomised study. Lancet. 2003;361(9365):1241–6.
7. Davis GK, Au J, Roberts D. Myocardial perforation associated with use of the Gensini ventriculography catheter. Int J Cardiol. 1996;53:103–6.
8. Planas A, Pomar F, Vilar JV, Perez E. Cardiac rupture and tamponade during ventriculography. Int J Cardiol. 2007;118:128–9.
9. Tsang TS, Enriquez-Sarano M, Freeman WK, Barnes ME, Sinak LJ, Gersh BJ, Bailey KR, Seward JB. Consecutive 1127 therapeutic echocardiographically guided pericardiocenteses: clinical profile, practice patterns, and outcomes spanning 21 years. Mayo Clin Proc. 2002;77:429–36.
10. Salem K, Mulji A, Lonn E. Echocardiographically guided pericardiocentesis: the gold standard for the management of pericardial effusion and cardiac tamponade. Can J Cardiol. 1999;15(11):1251–5.
11. Lindenberger M, Kjellberg M, Karlsson E, Wranne B. Pericardiocentesis guided by 2-D echocardiography: the method of choice for treatment of pericardial effusion. J Intern Med. 2003;253(4):411.
12. Cooper LT, Baughman KL, Feldman AM, Frustaci A, Jessup M, Kuhl U, Levine GN, Narula J, Starling RC, Towbin J, Virmani R. American Heart Association; American College of

Cardiology; European Society of Cardiology. The role of endomyocardial biopsy in the management of cardiovascular disease: a scientific statement from the American Heart Association, the American College of Cardiology, and the European Society of Cardiology. Circulation. 2007;116(19):2216–33.

13. From AM, Maleszewski JJ, Rihal CS. Current status of endomyocardial biopsy. Mayo Clin Proc. 2011;86(11):1095–102.

14. Deckers JW, Hare JM, Baughman KL. Complications of transvenous right ventricular endomyocardial biopsy in adult patients with cardiomyopathy: a seven-year survey of 546 consecutive diagnostic procedures in a tertiary referral center. J Am Coll Cardiol. 1992;19:43–7.

15. Holzmann M, Nicko A, Kühl U, Noutsias M, Poller W, Hoffmann W, Morguet A, Witzenbichler B, Tschöpe C, Schultheiss HP, Pauschinger M. Complication rate of right ventricular endomyocardial biopsy via the femoral approach: a retrospective and prospective study analyzing 3048 diagnostic procedures over an 11-year period. Circulation. 2008;118:1722–8.

16. Holmes Jr DR, Nishimura R, Fountain R, Turi ZG. Iatrogenic pericardial effusion and tamponade in the percutaneous intracardiac intervention era. JACC Cardiovasc Interv. 2009;2(8):705–17.

17. Yilmaz A, Kindermann I, Kindermann M, Mahfoud F, Ukena C, Athanasiadis A, Hill S, Mahrholdt H, Voehringer M, Schieber M, Klingel K, Kandolf R, Böhm M, Sechtem U. Comparative evaluation of left and right ventricular endomyocardial biopsy: differences in complication rate and diagnostic performance. Circulation. 2010;122(9):900–9.

18. Sloan KP, Bruce CJ, Oh JK, Rihal CS. Complications of echocardiography-guided endomyocardial biopsy. J Am Soc Echocardiogr. 2009;22(3):324.e1–4.

19. Ardehali H, Kasper EK, Baughman KL. Diagnostic approach to the patient with cardiomyopathy: whom to biopsy. Am Heart J. 2005;149:7–12.

20. Jeilan M, Richardson G, Gershlick A. Transvenous pacing causing tamponade in patients receiving glycoprotein IIb/IIIa inhibitors for percutaneous coronary intervention. J Invasive Cardiol. 2007;19(2):E40–2.

21. Cohen DJ, Kuntz RE, Gordon SP, et al. Predictors of long-term outcome after percutaneous balloon mitral valvuloplasty. N Engl J Med. 1992;327:1329–35.

22. The National Heart, Lung, and Blood Institute Balloon Valvuloplasty Registry Participants. Multicenter experience with balloon mitral commissurotomy. NHLBI balloon valvuloplasty registry report on immediate and 30-day follow- up results. Circulation. 1992;85:448–61.

23. Joseph G, Chandy ST, Krishnaswami S, Ravikumar E, Korula RJ. Mechanisms of cardiac perforation leading to tamponade in balloon mitral valvuloplasty. Cathet Cardiovasc Diagn. 1997;42(2):138–46.

24. Isner JM. Acute catastrophic complications of balloon aortic valvuloplasty. The Mansfield Scientific Aortic Valvuloplasty Registry Investigators. J Am Coll Cardiol. 1991;17(6):1436–44.

25. McKay RG. The mansfield scientific aortic valvuloplasty registry: overview of acute hemodynamic results and procedural complications. J Am Coll Cardiol. 1991;17(2):485–91.

26. Rezq A, Basavarajaiah S, Latib A, Takagi K, Hasegawa T, Figini F, Cioni M, Franco A, Montorfano M, Chieffo A, Maisano F, Corvaja N, Alfieri O, Colombo A. Incidence, management, and outcomes of cardiac tamponade during transcatheter aortic valve implantation: a single-center study. JACC Cardiovasc Interv. 2012;5(12):1264–72.

27. Webb JG, Pasupati S, Humphries K, Thompson C, Altwegg L, Moss R, Sinhal A, Carere RG, Munt B, Ricci D, Ye J, Cheung A, Lichtenstein SV. Percutaneous transarterial aortic valve replacement in selected high-risk patients with aortic stenosis. Circulation. 2007;116(7):755–63.

28. Lange R, Bleiziffer S, Piazza N, Mazzitelli D, Hutter A, Tassani-Prell P, Laborde JC, Bauernschmitt R. Incidence and treatment of procedural cardiovascular complications associated with trans-arterial and trans-apical interventional aortic valve implantation in 412 consecutive patients. Eur J Cardiothorac Surg. 2011;40(5):1105–13.
29. Vogel R, Windecker S, Meier B. Transcatheter repair of iatrogenic left ventricular free-wall perforation. Catheter Cardiovasc Interv. 2006;68(6):829–31.
30. Eshtehardi P, Garachemani A, Meier B. Percutaneous closure of a postinfarction ventricular septal defect and an iatrogenic left ventricular free-wall perforation using two Amplatzer muscular VSD occluders. Catheter Cardiovasc Interv. 2009;74(2):243–6.
31. Gladding PA, Ruygrok PN, Greaves SC, Gerber IL, Hamer AW. Percutaneous closure of a left ventricular free-wall rupture site. Circulation. 2006;113:e748–9.
32. Elbey MA, Ertas G, Bacaksiz A, Goktekin O, Erdogan E. Transcatheter closure of left ventricular free wall rupture with Amplatzer atrial septal defect occluder. Clin Res Cardiol. 2013;102(4):313–4.
33. Goldstein JA, Casserly IP, Balzer DT, Lee R, Lasala JM. Transcatheter closure of recurrent postmyocardial infarction ventricular septal defects utilizing the Amplatzer postinfarction VSD device: a case series. Catheter Cardiovasc Interv. 2003;59(2):238–43.
34. Ahmed J, Ruygrok PN, Wilson NJ, Webster MW, Greaves S, Gerber I. Percutaneous closure of post-myocardial infarction ventricular septal defects: a single centre experience. Heart Lung Circ. 2008;17(2):119–23.
35. Joho S, Asanoi H, Sakabe M, Nakagawa K, Kameyama T, Hirai T, Nozawa T, Kotoh K, Misaki T, Jinbo M, Inoue H. Long-term usefulness of percutaneous intrapericardial fibrin-glue fixation therapy for oozing type of left ventricular free-wall rupture: a case report. Circ J. 2002;66:705–6.
36. Petrov I, Dimitrov C. Closing of a right ventricle perforation with a vascular closure device. Catheter Cardiovasc Interv. 2009;74(2):247–50.
37. Pourdjabbar A, Hibbert B, Hendry P, Labinaz M. Angio-seal closure of an iatrogenic right ventricular perforation. Clin Res Cardiol. 2014;103(7):577–9. Epub 2014 Mar 14.

第 20 章
围术期卒中

Stephen H. Dorman

摘要

卒中是 PCI 一种罕见但致命性的并发症。尽管目前还没有明确的病因,但现有文献表明,超过 90%PCI 术后并发卒中或短暂性脑缺血发作（TIA）是由缺血引起的。尽管在过去十年中其他 PCI 相关并发症的发生率显著降低,但 PCI 术后卒中的发生率并没有显著改变。

关键词

卒中,脑血管事件,栓塞,缺血,解剖

引言

卒中是 PCI 一种罕见但具有损害性的并发症。尽管在过去十年中其他 PCI 相关并发症的发生率显著降低,但 PCI 并发卒中的发生率并没有显著改变。

发病率

20 世纪 90 年代, PCI 围术期并发卒中的发生率为 0.38%[1]。来自英国心血管数

S. H. Dorman , BM BCh, MA, (Oxon), MRCP
Department of Cardiology , Morriston Cardiac Centre, Morriston Hospital ,
Heol Maes Eglwys , Morriston, Swansea , UK
e-mail: Stephen.dorman@wales.nhs.uk

© Springer-Verlag London 2016
A. Lindsay et al. (eds.), *Complications of Percutaneous Coronary Intervention*,
DOI 10.1007/978-1-4471-4959-0_20

据登记处和欧洲心脏病调查 PCI 登记处登记表明,目前两个地区发病率分别为 0.22%[2] 和 0.4%[3]。

发病机制和类型

PCI 相关卒中的发病机制尚不清楚,但可能包括继发于导丝、导管操作致主动脉弓粥样斑块脱落栓塞、气栓或血栓栓塞、脑灌注不足、血管夹层和脑出血。应用经颅多普勒测量微栓子形成的研究中显示,随着导管在主动脉弓周围通过和经皮主动脉瓣植入期间栓塞的风险增加 [4]。然而,这与临床事件之间的相关性仍有待观察。实际上,在个别临床病例中很少能明确精准的发病机制,但文献表明,超过 90%PCI 并发卒中或短暂性脑缺血发作(TIA)是由缺血引起的 [6]。

围术期卒中的危险因素

目前确定了多种与患者及手术相关的危险因素。

患者相关因素

患者相关登记数据清楚显示,PCI 围术期卒中最大的风险人群是动脉粥样硬化和血管风险高的患者 [3, 6]。研究表明,年龄、性别、糖尿病、高血压、肾衰竭、多血管冠脉病变、合并外周动脉疾病、近期心肌梗死、射血分数降低和卒中史均显示围术期卒中的风险增加。与稳定型心绞痛 PCI 相比,接受急性冠脉综合征干预的患者卒中的发生率也更高(分别为 0.6% 和 0.3%),血流动力学不稳定的患者发病率也高 [3]。

这些危险因素中,高龄(>80 岁)和既往卒中史是强有力的独立风险预测因子,导致缺血性 PCI 相关卒中的风险为 3%,与 TAVI 围术期卒中风险相似 [7]。

手术过程相关

术中并发症(夹层、血管急性闭塞、无复流或缓慢血流)、大隐静脉移植介入治疗、术中使用 IABP 和旋磨术等增加围术期卒中的风险 [1,3,7]。此外,使用更多导管、更大导管和更多造影剂都会增加卒中风险 [7]。从卒中预防的角度来看,目前尚不清楚经桡动脉入路或经股动脉入路是否存在任何差异 [6,7],但精细的手术技术可以最大限度地减少并发症。

虽然精细的手术技术可以最大限度地减少并发症,但仍有些情况下,上述许多因素不易改变,可能只是病例复杂性或动脉粥样硬化程度的替代标志。

结果

围术期卒中的患者总体临床预后较差,总体住院死亡率显著增加,从 19%[3]~30%[2] 不等,而非卒中患者的总体住院死亡率仅为 1%。

降低 PCI 相关卒中风险的措施

尽量减少大动脉粥样硬化的手术性机械损伤是预防 PCI 相关卒中的关键。在实践中,这需要仔细选择造影导管和指引导管,尽量使用小口径导管,并尽量减少导管和导丝交换次数。导管应在保留导丝情况下进行交换,并留出充足的时间,使血液回流至 Y 形接头处并流出,以防止斑块在导管内注入动脉。导管应定期用肝素盐水冲洗。

发生卒中时的紧急处理

- 对气道、呼吸和循环(ABC)进行复苏。
- 明确卒中诊断,排除低血糖、低氧、低血压、镇静剂、癫痫和异常反应引起的神经症状。
- 立即安排颅脑核磁检查。
- 与卒中专家团队讨论治疗方案? 是溶栓还是血管介入治疗?

共识指南 [8] 中详细描述的卒中诊断和治疗并不是针对医源性机械性栓塞作为主要机制的情况而制订的。很少有人知道栓塞碎片的组织学特征,因此个体化的治疗是合理的。专家已经提出了不同的管理方法 [9],但这些方法都依赖于局部神经介入专业知识。

未来的方向

减少创伤性栓塞似乎是围术期卒中减少的关键,目前正在研究许多神经栓塞保护装置 [10]。

结论

PCI 术后卒中的发病率和死亡率是一个令人担忧的并发症。仔细评估患者的总体动脉粥样硬化程度及其临床表现和拟介入干预的复杂性,可提供有关卒中风险的重要信息,并可告知在特定情况下干预的风险及获益。精细的手术技术,避免主动脉弓过度机械损伤,是降低可调风险的基础。

参考文献

1. Fuchs S, Stabile E, Kinnaird TD, Mintz GS, Gruberg L, Canos DA, et al. Stroke complicating percutaneous coronary interventions incidence, predictors, and prognostic implications. Circulation. 2002;106:86–91.
2. Aggarwal A, Dai D, Rumsfeld JS, Klein LW, Roe MT. American College of Cardiology National Cardiovascular Data Registry: incidence and predictors of stroke associated with percutaneous coronary intervention. Am J Cardiol. 2009;104:349–53.
3. Werner N, Bauer T, Hochadel M, Zahn R, Weidinger F, Marco J, et al. Incidence and clinical impact of stroke complicating percutaneous coronary intervention: results of the Euro heart survey percutaneous coronary interventions registry. Circ Cardiovasc Interv. 2013;6:362–9.
4. Lund C, Nes RB, Ugelstad TP, Due-Tønnessen P, Andersen R, Hol PK, et al. Cerebral emboli during left heart catheterization may cause acute brain injury. Eur Heart J. 2005;26:1269–75.
5. Kahlert P, Al-Rashid F, Döttger P, Mori K, Plicht B, Wendt D, et al. Cerebral embolization during transcatheter aortic valve implantation: a transcranial Doppler study. Circulation. 2012;126:1245–55.
6. Hoffman SJ, Holmes Jr DR, Rabinstein AA, Rihal CS, Gersh BJ, Lennon RJ, et al. Trends, predictors, and outcomes of cerebrovascular events related to percutaneous coronary intervention: a 16-year single-center experience. JACC Cardiovasc Interv. 2011;4:415–22.
7. Hoffman SJ, Routledge HC, Lennon RJ, Mustafa MZ, Rihal CS, Gersh BJ, et al. Procedural factors associated with percutaneous coronary intervention–related ischemic stroke. JACC Cardiovasc Interv. 2012;5:200–6.
8. Jauch EC, Saver JL, Adams HP, Bruno A, Connors JJ, Demaerschalk BM, et al. Guidelines for the early management of patients with acute ischemic stroke: a guideline for healthcare professionals from the American Heart Association/American Stroke Association. Stroke. 2013;44:870–947.
9. Hamon M, Baron J-C, Viader F, Hamon M. Periprocedural stroke and cardiac catheterization. Circulation. 2008;118:678–83.
10. Nietlispach F. Cerebral protection devices for transcatheter aortic valve implantation. Cardiovasc Med. 2012;15:287–92.

第三部分
冠状动脉并发症

第21章
取出残留于血管内的器材

Ben Wrigley，Ömer Goktekin，Ibrahim Shah，Alistair Lindsay

摘要

虽然导丝嵌钝和断裂在 PCI 的并发症中并不常见,但一旦发生,是一种严重并发症。本章介绍了 PCI 过程中冠脉导丝被"拘禁"或者导丝被缠绕时几种可用于取出嵌钝或断裂导丝的技术,包括导丝技术、球囊技术、圈套器、支架技术。

关键词

导丝,断裂,取出,抓捕

引言

导丝被"拘禁"和断裂是 PCI 的罕见并发症,发生率约为 0.2%[1]。然而,血管迁

B. Wrigley , MD
Department of Cardiology , The Royal Wolverhampton NHS Trust , Wolverhampton , West
Midlands , UK
e-mail: benwrigley@hotmail.com

Ö. Goktekin , MD
Cardiology Department , Bezmialem Vakif University , Istanbul , Turkey

I. Shah , FCPS (Cardiology) (✉)
Department of Cardiology , Bezmialem Vakif University Hospital , Istanbul , Turkey

A. Lindsay , MBChB, MRCP, MBA, PhD
Department of Cardiology , Royal Brompton Hospital , London , UK

© Springer-Verlag London 2016
A. Lindsay et al. (eds.), *Complications of Percutaneous Coronary Intervention,*
DOI 10.1007/978-1-4471-4959-0_21

曲、分叉病变和钙化的存在会增加上述风险。

机制

一些潜在的机制包括：

（1）支架后的导丝被"拘禁"。例如,在分叉病变分支放置导丝,主支植入支架且行高压球囊扩张时,侧支导丝嵌钝。

（2）导丝植入在一个小侧支里,致导丝末端不能旋转,在导丝末端形成一个小"结",使其缠绕和嵌钝（图21.1）。

（3）在斑块旋磨术中由于导管移位致导丝扭折,导致导丝在旋转时发生断裂。

（4）PCI时导丝远端打结,当导丝撤出支架区域时被拘禁（图21.2）。

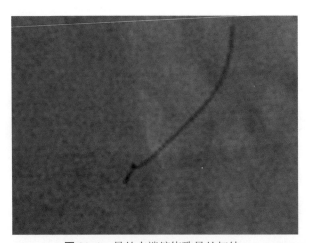

图21.1 导丝末端缠绕致导丝打结。

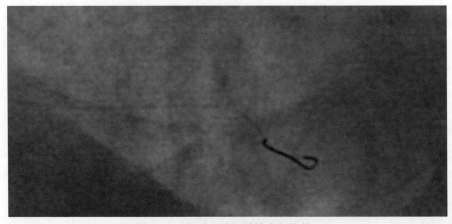

图21.2 钢丝远端打结被支架拘禁。

导丝嵌钝和断裂的处理

　　此并发症的处理取决于许多因素,包括患者在手术过程中的临床状态(是否存在血流动力学障碍或缺血)、导丝断裂的位置和导丝脱出的长度,平衡保守取回导丝的风险与手术取出的风险。有许多报道采用保守方法成功的病例,特别是在已经闭塞的血管或远端小分支发生导丝断裂[2]。然而,导丝断端可能为血栓形成和随后的血管闭塞提供一个潜在风险,并引起并发症,如全身栓塞、穿孔甚至死亡。因此,对介入医师来说,了解和斟酌选择治疗策略是很重要的,包括经皮治疗、手术或保守治疗(表 21.1)。

表 21.1　钢丝断裂处理方案

经皮介入技术
冠状动脉支架植入
双导丝或三根导丝缠绕技术
抓捕技术
球囊扩张技术
保守
手术

导丝嵌钝(非折断)

　　这种并发症通常发生在 PCI 分叉病变中,在这种情况下,术者无法撤除被嵌钝的导丝,特别是"夹在"支架体部和血管壁钙化之间。通过牵拉导管内的导丝(避免对冠脉口造成损伤)撤出,或把导管 / 微导管深入到夹持部位以增强牵引导丝的支撑力(具有血管损伤或导丝断裂风险)撤出导丝。如果这些操作失败,只要导丝保持完好,用一个小球囊通过被拘禁的导丝穿过支架的外面,球囊加压并释放压力后,再轻轻地移动被嵌钝的导丝,有时可以顺利撤出导丝。这种操作的风险是纵向压缩支架,一旦撤出了嵌钝导丝,必须对主支血管支架进行充分的后扩张。这项技术也已成功地用于撤出嵌钝的旋磨导丝。

导丝断裂处理

　　许多技术可用于处理断裂的导丝,每种技术的效果在很大程度上取决于术者的经验和导丝断裂的位置。每种技术将在下面讨论。

冠脉内支架植入术

在支架植入术中,最常见的导丝折断部位是在钢丝远端不透射线部位,多是由于在远端钙化和迂曲血管处过度操作所致（图 21.3）。在这种情况下,用支架将断裂的导丝固定在血管壁上可能是最简单和最有效的策略（随着时间延长而内皮化）。因此如果血管直径足够粗,可以在导丝断落处植入支架。因为有时可能难以在透视下看到,因此一旦取出导丝的剩余部分,将其长度与完整的导丝进行比较,以准确了解剩余断裂导丝的长短,OCT 或 IVUS 可以确认所有保留的导丝都被支架覆盖。

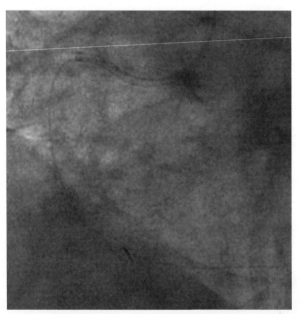

图 21.3　钢丝在远端不透射线部位断裂。

双导丝或三根导丝缭绕取出技术

1990 年 Gurley 等首先描述了双根或三根导丝缭绕技术。将两根（甚至三根）导丝推送到导丝断裂的部位,导丝一并通过 torque,并借助 torque 反复旋转,以缠绕断裂的导丝末端,将其取出（图 21.4）[3]。

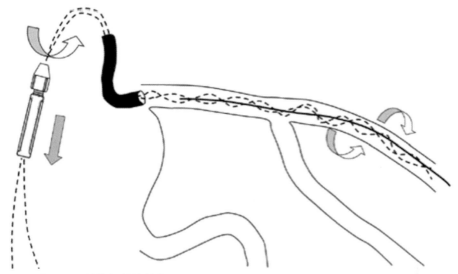

图 21.4 缭绕钢丝线技术。(Reprinted with permission from Mizuguchi et al. [5])

圈套器抓捕技术

商用环形圈套器通常由镍钛合金和镀金钨制成,并且有单环或多环之分,可通过末端带孔导管送圈套器至断裂导丝处（图 21.5）。然后,将圈套器绕在断裂导丝的末端,圈套上后再后撤顶住导管,然后将其与导管作为一个整体取出。圈套器技术最适合于在大血管近端或延伸到主动脉根部的断裂导丝。对于不同的参考血管直径,它们有不同的尺寸。

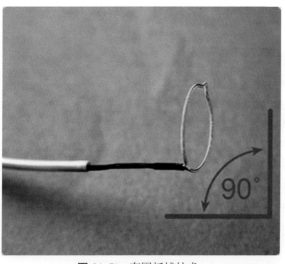

图 21.5* 套圈抓捕技术。

球囊扩张技术

如果导丝断裂在导管内,球囊可能在导管远端导丝断裂处扩张（将导丝夹在导管壁上）,然后在放射影像引导下移除整个系统。

撤出导丝的并发症

导丝断裂近端可能会造成锋利的尖头,当试图从冠脉血管中取出长的断裂导丝时必须小心。据报道,在拔出过程中有冠脉损伤、甚至升主动脉穿孔的案例[4]。当然,近端血管内使用圈套器也可能会导致冠脉损伤或夹层。因此应在撤出断裂导丝的血管管腔内保留另一导丝,以便在出现此类并发症时进行紧急支架植入。最后,由于撤出断裂导丝会延长介入操作时间,必须密切注意确保在整个撤回过程中保持足够的抗凝力度,以防止血栓形成。

案例

55 岁男性患者接受 PCI 治疗,开通长期闭塞的右冠脉（图 21.6）,但初次尝试正向策略失败。通过 PDA 的圆锥支侧支开始逆向入路,并使用 Reverse-CRAT 技术成功穿过病变。此后,沿 RG 导丝送入 2.0 mm×15 mm 及 2.5 mm×20 mm 的 Trek 球囊扩张病变（图 21.6b）。在 RCA 中段病变处,送入 2.75 mm×32 mm Promus 支架（波士顿科学公司）不能到达 RCA 远端,支架被放置到 CTO 近端部分。

造影后,在支架远端发现一个未破裂的环形钙化。用一个 3.0 mm×20 mm 的 NC Maverik 球囊（波士顿科学公司）扩张该钙化狭窄部位。在扩张过程中,球囊破裂并被卡在病变处。强力撤出球囊,发现球囊杆断裂,球囊远端 15 mm 留于动脉中。尝试撤出导丝也遇到了阻力,很快发现导丝也被卡住了。此时患者的血流动力学发生障碍而进行了循环支持治疗。

同时,在右股动脉原位 7Fr 鞘上方迅速插入 6Fr 鞘。将 Judkins 指引导管送至主动脉根部（图 21.6c）;原导管深插于 RCA 动脉内（在原位牵拉导丝）,另一导管则保留在 Valsalva 的右窦内。此后,强力回撤导丝以便取出。但在强力回撤导丝时,导丝断了,一长段留在 RCA 主支中,然后通过深插导管方法被移除。通过第二个指引导管立即进行血管造影,以探讨可能的损伤,并发现圆锥支穿孔。立即将 BMW 导丝送入 RCA,并在血管近端植入 3.0 mm×19 mm 支架（覆膜支架）,以封闭圆锥支。支架术后血管造影显示造影剂没有溢出,圆锥支完全闭合（图 21.6d）。

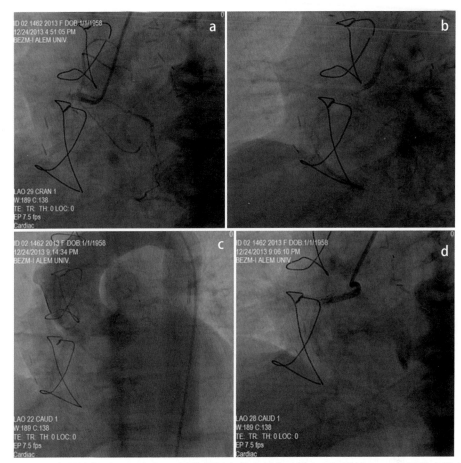

图 21.6　55 岁男性接受 PCI 治疗，开通长期闭塞的右冠状动脉。(a) 通过 PDA 的圆锥支逆向入路，并使用 Reserve-CART 技术成功穿过病变。(b) RG 导丝通过病变后，送入 2.0 mm×15 mm 及 2.5 mm×20 mm 的 Trek 球囊，以扩张病变。在 RCA 中段有一个扩张不充分区域，2.75 mm×32 mm Promus（波士顿科学公司）支架不能送至右冠脉远端病变处；支架被放置 CTO 近端部分。(c) 右股动脉原位 7Fr 鞘上方迅速插入 6Fr 鞘。Judkins 指引导管送至主动脉根部。(d) 支架植入术后，血管造影显示，造影剂没有外露，圆锥支完全闭合。

结论

导丝嵌钝和断裂是不常见的 PCI 并发症，了解各种处理方法对所有介入医师都很重要。尝试导管介入的方法时必须平衡可能的风险及获益，有时保守的方法甚至比手术更为适合。

参考文献

1. Steffenino G, Meier B, Finci L, Velebit V, von Segesser L, Faidutti B, Rutishauser W. Acute complications of elective coronary angioplasty: a review of 500 consecutive procedures. Br Heart J. 1988;59(2):151–8.
2. Hartzler GO, Rutherford BD, McConahay DR. Retained percutaneous transluminal coronary angioplasty equipment components and their management. Am J Cardiol. 1987;60(16): 1260–4.
3. Gurley JC, Booth DC, Hixson C, Smith MD. Removal of retained intracoronary percutaneous transluminal coronary angioplasty equipment by a percutaneous twin guidewire method. Cathet Cardiovasc Diagn. 1990;19(4):251–6.
4. Shigenori I, Takayuki Y, Hisao S. A case of fractured guide wire perforating the coronary artery and ascending aorta during percutaneous coronary intervention. J Cardiol Cases. 2013;7(5):e137–41.
5. Mizuguchi Y, Yamada T, Takahashi A et al. Migration of a broken rotawire across the aorta during retrieval using the twin guidewire method. Cath Lab Digest. 2013;21(2):30–32.

第 22 章
无复流现象

Ismail Dogu Kilic，Roberta Serdoz，Carlo Di Mario，Tito Kabir

摘要

　　无复流现象是指冠脉介入治疗后在影像学上血管已恢复再通,但心肌血流灌注仍然减少的现象。其诊断标准为冠脉虽然再通无明显狭窄,但心肌血流灌注仍然减少。无复流现象的发生率比临床估计的或影像学证实的要高,虽然目前并无具体指南指出哪种方法预防无复流最有效,但还是有很多措施或药物可以用来预防无复流的发生。

关键词

　　无复流现象,心肌灌注,缺血再灌注损伤,冠脉介入,急性心肌梗死

I. D. Kilic , MD

Department of Cardiology , Pamakkale University Hospital , Denizle , Turkey

e-mail: idogukilic@yahoo.com

R. Serdoz , MD

Department of Cardiology , Royal Brompton Hospital , London , UK

e-mail: robertaserdoz@yahoo.it

C. Di Mario , MD, PhD

Cardiovascular Biomedical Research Unit, National Institute of Health Research ,

Royal Brompton Hospital & NHLI Imperial College , London , UK

T. Kabir , MD (✉)

Department of Cardiology , Harefi eld Hospital, Royal Brompton & Harefi eld NHS Trust ,

Harefi eld, Middlesex , UK

© Springer-Verlag London 2016

A. Lindsay et al. (eds.), *Complications of Percutaneous Coronary Intervention,*

DOI 10.1007/978-1-4471-4959-0_22

引言

无复流现象是指冠脉介入治疗后,在无明显机械梗阻的情况下,心肌血流灌注减少的现象,主要原因为心肌微循环功能障碍。

经某种试验手段诱发出的无复流称作试验诱导的无复流现象;急性心肌梗死(MI)用药物或在行血管机械扩张过程中出现的无复流称作心肌梗死后无复流,如果在冠脉介入过程中出现的称作介入相关无复流[1]。

发生心肌梗死时,在冠脉介入开展之前和心肌血流灌注出现问题之前,冠脉微循环即可出现破坏或阻塞,其中的病理机制是很复杂的,是心肌缺血损伤及再灌注损伤导致的综合结果,包括中性粒细胞和血小板在微循环中的聚集、因自由基和蛋白酶造成的血管细胞内皮和组织的破坏、炎症瀑布的激活、因机体或患处局部释放的血管收缩物质导致的冠脉痉挛[2, 3]。PCI过程中因动脉粥样斑块造成的冠脉远端栓塞可以进一步促使无复流现象的发生。实际上,远端栓塞和血管收缩物质的释放被认为是介入相关无复流的主要机制。另外基因学上和后天获得的易感性被认为在无复流现象的发生机制中也发挥着重要作用。在入选的病例中无复流现象的发生率约在1%~2%,然而在首次施行PCI手术的病例中发生率可高达50%(表22.1)。

如果介入手术过程中出现无复流现象,患者可以出现急性心肌缺血的症状,比如胸痛、低血压和心律失常。造影术是评估心外膜血流灌注和术后血流的金标准,可以用TIMI血流分级来评估血流情况。虽然这仍然是一个主观评估工具。校正后的TIMI血流相对客观,用以从造影第一帧动脉近端充盈开始数数,到出现远端血管充盈时的数字即为TIMI血流。但是,这些方法反映的是心外膜血流灌注的情况,并不能反映心肌整体的血流灌注情况,因为即使在外膜血流已经成功恢复后,心肌整体的灌注可能仍处于受损状态。因此,出现了其他的造影参数用以描述心肌的灌注。心肌呈色分级是一种用来评估造影剂心肌灌注充盈密度的工具,而TIMI分级将造影剂在心肌血管开始充盈到充盈结束所需的时间进行区分[4, 5]。最后,如果患者的情况允许,使用血管内超声可以在造影过程中显示血流情况,从而帮助临床诊断。

影像手段的进步同样改进了无复流的诊断,相比单用临床评估显示了更高的准确性,尤其是增强心肌核磁钆显像,可以准确显示和量化微血管阻塞的情况。心肌声学造影利用微小气泡来评估心肌微循环情况,是一种更加快速的影像手段;心肌内造影剂充盈缺损意味着微循环存在堵塞。当然核素显像同样可以用来评估心肌微循环的情况。

表 22.1　心肌灌注的造影评估 [4,5]

	心肌灌注呈色分级	TIMI 血流分级
0 级	心肌组织无造影剂染色 心肌呈色持续出现(沾染)	微血管未获灌注。少量灌注或毛玻璃现象(呈色),或罪犯血管负责的灌注区域显示浑浊,意味着组织灌注不足
1 级	少量的心肌呈色或造影剂染色	造影剂灌注缓慢,未能进入微循环,有毛玻璃现象出现(呈色)或罪犯血管灌注区域心肌显示浑浊,未能清晰显示微血管区域,两次推注造影剂之间存在 0~30 秒的造影剂滞留
2 级	中度心肌呈色或中度造影剂染色,但低于对侧或同侧非梗死相关冠状动脉血管造影时获得的造影剂密度	心肌显影和排空均缓慢,在排空阶段结束时仍有强的心肌显影(在排空阶段经历了 3 个心动周期后仍有强心肌显影)
3 级	正常心肌呈色或正常造影剂染色,与对侧或同侧非梗死相关冠脉血管造影时获得的对比密度相当	心肌显影和排空均迅速(经历了 3 个心动周期后无显影或仅仅轻度显影)

预后

毋庸置疑的是无复流对预后有着强烈的负面影响。从短期来看,出现无复流的患者发生心肌梗死后并发症的概率更高,比如心律失常、心包炎、心包压塞以及早期的充血性心力衰竭。更重要的是,微血管阻塞以及由其导致的无复流现象是心肌梗死面积和首次 PCI 术后后续左室重构的主要决定因素。无复流和左室功能的减退息息相关,最终导致心力衰竭,增加远期的病死率 [3,6]。

危险因素和预防

由于无复流现象本身病理生理机制的复杂性和病因的多重性,预防无复流非常困难。首先无复流和心肌缺血持续时间以及心肌梗死面积相关。其次,有些患者伴随容易出现微血管功能障碍的疾病,如糖尿病或者高胆固醇血症可能促进无复流的出现。据研究,糖尿病患者出现的高血糖和高糖化血红蛋白水平与心肌梗死后微血管功能受损相关,进而导致更大的梗死面积,不利于心脏功能的恢复 [7]。另外一些致损伤因素,如斑块破裂、血栓破裂、富含脂质的斑块均与远端栓塞及无复流相关。最近又发现,某些患者可能对无复流存在基因易感性 [3]。有证据表明,长期他汀类的预防性治疗可以在发生急性冠脉综合征时保护微血管的完整性,从而对无复流产生积

极影响 [8]。

目前已出现针对无复流的相关预防策略。首先,因为无复流和心肌缺血持续的时间相关,因此缩短再灌注时间就显得尤为重要。另一策略就是控制血栓的大小,典型的大隐静脉损伤是由变性易碎的粥样硬化性质的血栓残片组成,所以推荐使用血栓保护装置来减少远端栓塞的发生。在 PCI 手术期间,血栓抽吸也是一种重要的预防措施,直接给予支架植入可能也有助于减少远端栓塞。因此非必要的球囊、支架扩张应当尽可能避免。如果使用旋磨的话,慢一点儿的钻速、更小的钻头,配合血管扩张药物和肝素的使用都有可能降低无复流的风险 [9],目前没有结论性的数据指导术前常规用药以预防无复流的发生。

最后,已证实对心肌缺血发生前后的治疗可以为抗心肌缺血损伤带来潜在的益处。其中包括一系列复杂的分子触发和信号通路机制,但具体的机制尚未完全阐明 [10]。简言之,在持续缺血过程发生之前存在一过性的短暂缺血,缺血预处理可以在心肌持续缺血时保护心脏,减少心肌梗死面积。缺血后处理是一种更加实用的方法,可以运用在心肌再灌注期间,比如 1 分钟的血管内球囊扩张,后续 1 分钟的灌注。有趣的是,心脏也可以通过远隔缺血适应(remote ischemic conditioning,RIC)获得保护,即通过其他器官或组织短暂的缺血刺激引发内源性保护反应,从而减轻心脏的缺血性损伤。

治疗

一些治疗策略或药物通过单用或联合可以用来治疗无复流。首先,快速注射生理盐水或血液可以打开动脉血管床,远端血管内植入微导管可能也是一种更有效的方式。但是,由于缺乏大型随机对照试验的支持,目前还没有具体的指南明确药物的相关治疗(图 22.1),在很多病例中,无复流也可能在几分钟内自行缓解。如果未能缓解,以下药物可供考虑。

腺苷是一种强效血管扩张剂,同时也能抑制血小板及粒细胞聚集,减少钙超载和自由基。更重要的是,腺苷在心肌缺血预处理过程中起着触发的重要作用。腺苷带来的诸多获益使其在发生无复流时可以作为首选药物,尽管腺苷有导致低血压和房室传导阻滞的副作用,但是其半衰期很短,所以副作用持续的时间也很短。

硝普钠可以促使一氧化氮的生成,因此具备多种血管活性,是一种强效血管扩张剂,可以抗感染、抗血小板黏附。初始剂量为 50~200μg,总剂量可至 1000μg[9]。硝酸甘油也是一种促使一氧化氮生成的药物,但和硝普钠不同,硝酸甘油对微循环的影响微乎其微。因此,硝酸甘油应用于无复流一般仅用于冠脉痉挛。

维拉帕米通过阻断钙通道可以降低血管平滑肌的张力和扩张冠状动脉,此外还有细胞保护作用。维拉帕米初始剂量为 1~200μg,或者 100μg /min 持续给予,总剂量可至 1mg。当然,术者应当警惕可能出现的副作用,比如房室传导阻滞。

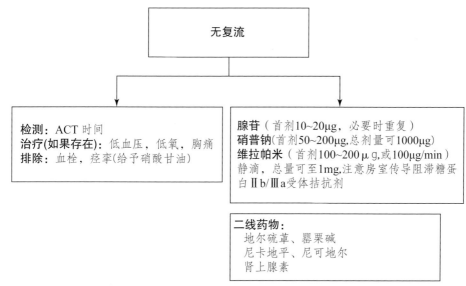

图 22.1　无复流的治疗流程。

糖蛋白Ⅱb/Ⅲa受体拮抗剂是血小板聚集共同通路的强效阻滞剂,本类药物可以减少下游和局部血栓的形成,促进血栓的溶解、减少血小板释放趋化因子,同时也减少血小板释放缩血管物质[10]。最近的一项研究发现,在急性冠脉综合征发病早期给予糖蛋白Ⅱb/Ⅲa受体拮抗剂可以减少造影过程中出现的并发症(侧支闭塞、急性血管闭塞、远端血栓和无复流)。

尼可地尔是烟碱的衍生物,具有类硝酸酯效应,同时也是一种 ATP 敏感的钾离子通道开放剂。此外,可能由于钾离子通道参与了心肌缺血预处理的过程,所以尼可地尔还具有心脏保护作用,因此可能适合于无复流的治疗。

除了以上药物之外,还有其他一些药物,包括其他钙离子拮抗剂,如地尔硫䓬和尼卡地平、鸦片类衍生物罂粟碱(具有血管扩张功能)以及环孢素(cyclosporine),均已被应用于无复流的治疗。最近还发现针对无复流,尤其是在急性阶段,可以冠脉内给予肾上腺素,患者耐受良好,通常也能获得治疗作用。

结论

无复流是急性冠脉综合征(PCI)手术过程中经常出现的现象,可能会导致严重的血流动力学失衡。为改善患者的预后,除了冠脉内给予药物和常规冲洗外,其他的支持性措施也必须迅速给予。

参考文献

1. Eeckhout E, Kern MJ. The coronary no-reflow phenomenon: a review of mechanisms and therapies. Eur Heart J. 2001;22(9):729–39.
2. Ito H. No-reflow phenomenon and prognosis in patients with acute myocardial infarction. Nat Clin Pract Cardiovasc Med. 2006;3(9):499–506. Nature Publishing Group.
3. Niccoli G, Burzotta F, Galiuto L, Crea F. Myocardial no-reflow in humans. J Am Coll Cardiol. 2009;54(4):281–92.
4. Van't Hof AW, Liem A, Suryapranata H, Hoorntje JC, de Boer MJ, Zijlstra F. Angiographic assessment of myocardial reperfusion in patients treated with primary angioplasty for acute myocardial infarction: myocardial blush grade. Zwolle Myocardial Infarction Study Group. Circulation. 1998;97(23):2302–6.
5. Gibson CM, Cannon CP, Murphy SA, Ryan KA, Mesley R, Marble SJ, et al. Relationship of TIMI myocardial perfusion grade to mortality after administration of thrombolytic drugs. Circulation. 2000;101(2):125–30.
6. Ndrepepa G, Tiroch K, Fusaro M, Keta D, Seyfarth M, Byrne RA, et al. 5-year prognostic value of no-reflow phenomenon after percutaneous coronary intervention in patients with acute myocardial infarction. J Am Coll Cardiol. 2010;55(21):2383–9.
7. Iwakura K, Ito H, Ikushima M, Kawano S, Okamura A, Asano K, et al. Association between hyperglycemia and the no-reflow phenomenon in patients with acute myocardial infarction. J Am Coll Cardiol. 2003;41(1):1–7.
8. Iwakura K, Ito H, Kawano S, Okamura A, Kurotobi T, Date M, et al. Chronic pre-treatment of statins is associated with the reduction of the no-reflow phenomenon in the patients with reperfused acute myocardial infarction. Eur Heart J. 2006;27(5):534–9.
9. Klein LW, Kern MJ, Berger P, Sanborn T, Block P, Babb J, et al. Society of cardiac angiography and interventions: suggested management of the no-reflow phenomenon in the cardiac catheterization laboratory. Catheter Cardiovasc Interv. 2003;60(2):194–201.
10. Jaffe R, Dick A, Strauss BH. Prevention and treatment of microvascular obstruction-related myocardial injury and coronary no-reflow following percutaneous coronary intervention: a systematic approach. JACC Cardiovasc Interv. 2010;3(7):695–704.
11. Kunadian V, Giugliano RP, Newby LK, Zorkun C, Guo J, Bagai A, et al. Angiographic outcomes with early eptifibatide therapy in non-ST-segment elevation acute coronary syndrome (from the EARLY ACS Trial). Am J Cardiol. 2014;113(8):1297–305.
12. Aksu T, Guler TE, Colak A, Baysal E, Durukan M, Sen T, et al. Intracoronary epinephrine in the treatment of refractory no-reflow after primary percutaneous coronary intervention: a retrospective study. BMC Cardiovasc Disord. 2015;15:10. doi:10.1186/s12872-015-0004-6.

第 23 章
钙化病变的处理

Allesio Mattesini，Carlo Di Mario

摘要

  冠脉钙化病变是介入医生面对的一个常见问题，其发生率逐年上升。和治疗策略一样，早期识别钙化病变也十分重要，因为钙化病变和手术失败的风险以及并发生出现的风险密切相关。为确保预后良好，需要进行以下 4 步：①完成对冠脉钙化病变（CAC）的定性及定量评估；②充分评估血管化和设备植入失败时采取的不同策略；③充分病变预处理；④确保支架扩张良好的同时，要识别和迅速处理手术并发症。

关键词

  冠脉钙化，切割球囊，旋磨术，支架膨胀不全，血管穿孔，IVUS，OCT

引言

  对于接受冠脉血管化手术的患者而言，冠状动脉钙化（CAC）与预后不良相关[1, 2]。钙化会增加手术的失败率以及血管内球囊成形术的并发症[3, 4]。因此，心内科介入医

A. Mattesini , MD

Department of Cardiology , Ospedale Moriggia Pelascini , Gravedona (CO) , Italy

e-mail: amattesini@gmail.com

C. Di Mario , MD, PhD (✉)

Cardiovascular Biomedical Research Unit, National Institute of Health Research ,

Royal Brompton Hospital & NHLI Imperial College , London , UK

e-mail: c.dimario@imperial.ac.uk

© Springer-Verlag London 2016

A. Lindsay et al. (eds.), *Complications of Percutaneous Coronary Intervention,*

DOI 10.1007/978-1-4471-4959-0_23

生在造影过程中遇到钙化病变时必须将一些技术性的问题考虑其中。顺应性差的钙化斑块通常需要更高的压力进行扩张,因此会增加冠脉夹层、血栓以及破裂的风险[4-6]。除此之外,球囊在斑块部位扩张时,因斑块钙化程度不一,施加给血管壁的张力也可能不均一,进一步增加夹层、急性血管闭塞、急性心肌梗死、术后再狭窄以及 MACE 事件的发生率[7-10]。更有甚者,如果钙化病变广泛,尤其是出现在弯曲的血管内,手术失败的风险会增加[10,11]。

药物涂层支架(DES)的出现改善了存在钙化病变的 PCI 手术的预后,很多研究结果已经对比了钙化病变和非钙化病变之间在支架内血栓、心肌梗死以及药物涂层支架 PCI 术后死亡率等方面的不同[12-13]。但是,有些研究报道相比非钙化斑块,钙化斑块在术后再狭窄、支架内血栓、支架术后再次血管化的发生率更高[14]。钙化斑块伴随的危险因素如下:支架膨胀不全、钙化斑块对支架药物涂层的破坏、支架断裂、支架贴壁不良和支架膨胀不对称。

一旦介入医生认识到钙化斑块带来的技术问题和风险后,可以遵照以下步骤提高手术的成功率:

(1)对钙化斑块进行定性和定量评估。

(2)针对血管化和设备植入失败时采取的不同策略。

(3)充分准备特殊的技术和设备。

(4)支架膨胀不全的补救策略。

(5)针对并发症的处理措施。

钙化斑块的定量及定性分析

CAG 是对冠脉钙化斑块侵入性评估的第一步,与 IVUS 或 OCT 相比,CAG 发现钙化斑块的敏感度低一些,但基本都能发现[16]。CAG 发现的钙化斑块通常分为以下3 类:无 / 轻度、中度和重度。严重的钙化斑块是指无须推注造影剂的情形下即可发现,中度钙化是指在推注造影剂后仅在某个心动周期中可以发现。为了更好地发现钙化斑块,建议优化造影的相关条件(X 线球管的位置和体位),在空白至少一个心动周期后再推注造影剂。需要仔细评估钙化斑块所在的位置,如果钙化斑块位于目标病变的上游,尤其是在弯曲的血管内,这可能意味着输送介入器材时会存在挑战。如果钙化斑块位于血管分叉处,那么在操作过程中钙化斑块可能会破损并向侧支开口处移位,这毫无疑问增加了手术的困难度和时间。

如果钙化斑块的位置不太确定的话,可以考虑血管内影像学手段,尤其是球囊在病变处预扩张不完全时。IVUS 对钙化斑块的检测要比造影准确,敏感度在90%~100%,特异性高达 99%~100%[17]。钙化斑块在 IVUS 上表现为高回声影,钙化的严重程度可以通过相关手段进行量化。使用最多的是钙化弧度分级，分为无钙化、Ⅰ度钙化（钙化弧度 0°~90°），Ⅱ度钙化（91°~180°），Ⅲ度钙化（180°~270°）和Ⅳ度钙化（271°~360°）。此外，钙化程度还可分为"浅表钙化"，是指钙化局限在血管内膜；"深部钙化"，是指钙化波及血管中膜或更靠近血管外膜，最后是浅表和深部均有的钙化。

最近，OCT 已经成为除了 IVUS 外，用以评估钙化斑块的另一手段。OCT 上，钙化斑块表现为有着清晰边缘的低密度区域。OCT 技术还可以用来量化钙化斑块的厚度和容积，但是也有其局限性，比如穿透深度不够，因此有可能检测不到深部的钙化[18]。

导引导丝植入与输送系统

如果冠脉钙化严重，冠脉导丝穿过钙化区域可能尤其棘手，特别是重度迂曲或者弥漫性病变的血管内。一般来说，软或中等亲水和或覆盖聚合物的导丝是最佳选择。一旦通过病变部位，建议通过微导管改用标准冠脉导引导丝。这类器材一般损伤较少，但可能为输送系统提供更佳的支持。有时候可以同时使用两根导丝（双导丝技术）辅助球囊或支架等器材进入。初始处理病变时，推荐短小的球囊。当桡动脉途径不能满足手术要求时，可以选择股动脉途径。最后，除了传统的导引导管，还可以使用延长导引导管来提供更多的支持力；还有之前广泛使用的"子母导管"技术，比如可以在 5Fr 的导引导管内再放一根 4Fr 的导引导管[19]。

处理病变的特殊技术和设备

严重钙化斑块对球囊的均匀扩张会造成严重的障碍。更重要的是，在给予压力扩张期间，可能需要超出推荐压力才能达到扩张目的，球囊扩张的不均一可能造成过度扩张，斑块边缘顺应性过强（即所谓"狗骨头现象"），增加了血管破裂的风险。与半顺应球囊相比，传统的非顺应性球囊可以更好地预测扩张程度以及扩张的均一性，但是即使在 24~30 atm（1 atm ≈ 101.325 kPa）进行高压扩张，"狗骨头现象"也会存在。对于 OPN NC 超高压球囊（SIS Medical AG，Winterthur Switzerland）可能会克服这个问题。OPN 球囊最独特的特性是其双层球囊技术，允许超高压力扩张，在相当大的压力范围区间保证扩张的均一性。这种球囊为高度非顺应性，名义上的压力为10atm，限制的最高压力为 35atm。每个球囊都经过了 45atm 下的测试。这种球囊为冠脉扩张提供了安全、有效的方法，降低了旋磨的需求[20]。

切割和棘突球囊（e.g. AngioScore，Spectranetics，USA）也可以很好地用于钙化病变部位的扩张。这种球囊并不会转移钙化灶,而是通过在动脉硬化斑块中造成不连续的切口来提升血管的顺应性,促使更大程度的扩张,减少回缩[21]。

旋磨术

与切割和棘突球囊相比,高速旋磨技术可以切除钙化斑块。旋磨装置的头端包裹有椭圆形的金刚石,转速可高达 200 000 转 / 分,将组织可以研磨成更小的碎块(<10μm)。如果想使用旋磨,需要一开始时就评估钙化的严重性,如果钙化程度轻或没有钙化,可能不能从旋磨中有所获益。

对旋磨后植入药物涂层支架的研究其长期结果是不一致的[22-24]。在 ROTAXUS 研究中(Rotational Atherectomy Prior to Taxus for Complex Native Coronary Artery Disease)有 240 个复杂钙化病变的患者,随机分为旋磨组和紫杉醇洗脱支架术后标准治疗组,旋磨组的成功率更高(95.2% vs 83.3%; P=0.03)。但是,尽管旋磨组早期获益明显,但是 9 个月后复查造影显示旋磨组再次出现血管问题的比例比标准治疗组更高,且两组间 MACE 事件未见明显差异。

因此,不能在钙化病变的病例中常规推荐旋磨,尤其是在 DES 植入前已获得球囊充分扩张时。应该在造影过程中利用多个角度和体位来充分评估球囊扩张的均一性。在使用旋磨技术时应该考虑配合生物降解支架(BRS)使用。这些器材相对于同时期的药物涂层支架,具有更高的通过性。另外在对病变进行处理的准备过程中需要小心谨慎,即使是轻度的钙化病变也可能影响手术的成功与否[25]。

支架膨胀不全的补救技巧

尽管已经对病变部位进行了预处理,在给予高压扩张的常规处理下仍然可能存在纤维钙化斑块的病变中出现支架膨胀不全。尽管植入的是药物涂层支架,如果出现了支架膨胀不全,就可能有支架内狭窄和支架内血栓的风险[26, 27]。针对支架膨胀不全,补救的第一步是用非顺应球囊进行高压扩张。用这种短的和所植入支架同等大小的 OPN NC 超高压球囊(SIS Medical AG, Winterthur Switzerland),或者大 0.25mm,以 35atm 的压力持续 30 秒,这是一种合理的补救方法。有时候因为这种球囊较硬,可能通过支架时会存在困难。术者应当牢记"双导丝"和"子母导管技术"用以克服相关问题。

据报道准分子激光冠脉成形术(ELCA)对于球囊扩张不良的病变可以促进支架的膨胀[28-32]。1998 年,Goldberg 等首次报道了在使用激光血管成形术时注射造影剂可以增强激光的能量,在球囊原本扩张失败的病变处成功植入了支架[28]。ELLEMENT 研究是一个关于支架膨胀不全、高压球囊扩张失败的注册研究,入选了 28 名患者,其中 27 名(96.4%)患者在准分子激光的帮助下支架膨胀成功,同时也更换了支架的尺寸(直径从 1.6±0.6 mm 替换为 2.6±0.6 mm,面积从 3.5±1.1 mm² 增加为 7.1±1.9 mm²)。

围术期心肌梗死发生率为 7.1%,一过性慢血流发生率为 3.6%,ST 段抬高发生率为 3.6%。在随访期间,没有心肌梗死的发生,只有一例心源性死亡,靶病变血管重建率为 6.7%。

最后,如果上述所有选择都失败,在支架存在显著膨胀不良情况下,冠状动脉旁路移植术可能是一个合适的选择。

并发症和可能的解决办法

在处理钙化病变时可能出现严重的并发症。球囊扩张相对常见的并发症有长夹层,可以导致血管闭塞,需要尝试不同的支架来进行补救。为了应对这种并发症,推荐使用短的非顺应性球囊,严格按照标准进行扩张。预估的球囊直径不能超过对应的血管直径。

在冠脉造影术中和 PCI 过程中出现急性主动脉夹层非常少见,但是一旦出现就危及生命 [34-38]。特别是右冠或者左主干开口处有钙化斑块时,出现夹层的风险更高。因此,意识到并快速识别这种情况就显得尤为重要,如果造影过程中患者出现严重的胸痛,或者突然血流动力学出现问题,一定要想到是不是出现了夹层。尽管有些病例最终需要心外科手术介入,但有报道称,在冠脉开口(右冠或左主干)植入支架可能是有效并且可以挽救生命的治疗措施(具体见第 13 章 "主动脉夹层与损伤")。

冠脉旋磨也会出现特殊的并发症(表 23.1)。与相对大的钻头尺寸(钻头与动脉之比大于 0.7)相比,更小的钻头(钻头与动脉之比小于 0.7)可以降低并发症,降低肌酸激酶的数值,两种钻头的手术过程和成功率其实是相似的 [39, 40]。旋磨过程中出现的慢血流和无复流(第 22 章 "无复流现象")被认为和微循环栓塞相关。避免的方法包括有效的抗血小板治疗、术中合理的抗凝以及正确的手术方式。血管穿孔是旋磨的另一可能的并发症,尤其是在弯曲的血管中(见第 24 章 "冠脉破裂")。即使旋磨的过程是成功的,也有可能在球囊进一步扩张时出现血管破裂。

表 23.1　减少旋磨并发症的策略

并发症	如何减少风险
穿孔	选择小钻头,钻头与动脉之比小于 0.7
	选择合适导引导管
	关注导丝的头端
	旋磨前冠脉内注射血管扩张剂(维拉帕米、硝酸酯类、腺苷)
慢血流,无复流	充分抗血小板治疗,在考量出血风险前提下使用糖蛋白 Ⅱ b/ Ⅲ a 受体拮抗剂
	每次旋磨时间限制在 15 秒内
	钻头速度设置在 150 000~180 000 转 / 分
	恰当使用升压药物避免血压过低
	使用"啄木鸟"样旋磨方式
钻头嵌顿	避免减速度大于 5000 转 / 分
	避免在斑块远端停止转动
	避免钻头在斑块内开始或停止转动

旋磨头可能发生嵌顿。如果钻头头端通过尚未完全旋磨的病变血管远端时,钻头后部会因缺少金刚石颗粒而使后撤运动受到限制,因此禁止逆向旋磨。使用更小的钻头,配合间断旋磨的方法可能有助于避免嵌顿的发生。如果钻头已进入斑块内部,就不能终止旋转。在旋磨过程中,术者应当警惕某些潜在的意外发生,有些是肉眼可以观察到的(透视下前进过程欠顺滑)、旋磨声音的异常或者术者触感上的异常(操作杆过度震动或阻力过大)。如果发生了嵌顿,当务之急是移除嵌顿的钻头。目前基于导管操作上的解决办法有两大类:球囊血管成形术和导管深插术。为了送其他的介入器械进入血管,可能需要额外穿刺动脉或拆解旋磨装置。如果基于导管操作上的解决办法未能奏效,那就需要动用外科或者使用冠脉搭桥了 [41-43]。

结论

对于介入医生来说,钙化斑块的存在可以带来诸多问题。为了确保支架顺利送入和膨胀完全,准确的病变评估和充分的术前准备显得尤其重要。在处理钙化病变过程中可能会应用到一些特殊的器材,术者也应该时刻警惕并发症的出现。

参考文献

1. Vliegenthart R, Oudkerk M, Hofman A, et al. Coronary calcification improves cardiovascular risk prediction in the elderly. Circulation. 2005;112:572–7.
2. Vavuranakis M, Toutouzas K, Stefanadis C, et al. Stent deployment in calcified lesions: can we overcome calcific restraint with highpressure balloon inflations? Catheter Cardiovasc Interv. 2001;52:164–72.
3. Savage MP, Goldberg S, Hirshfeld JW, et al. Clinical and angiographic determinants of primary coronary angioplasty success. M-HEART Investigators. J Am Coll Cardiol. 1991;17:22–8.
4. Tan K, Sulke N, Taub N, Sowton E. Clinical and lesion morphologic determinants of coronary angioplasty success and complications: current experience. J Am Coll Cardiol. 1995;25:855–65.
5. Lee RT, Grodzinsky AJ, Frank EH, Kamm RD, Schoen FJ. Structuredependent dynamic mechanical behavior of fibrous caps from human atherosclerotic plaques. Circulation. 1991;83:1764–70.
6. Hoffmann R, Mintz GS, Popma JJ, et al. Treatment of calcified coronary lesions with Palmaz-Schatz stents. An intravascular ultrasound study. Eur Heart J. 1998;19:1224–31.
7. Fitzgerald PJ, Ports TA, Yock PG. Contribution of localized calcium deposits to dissection after angioplasty. An observational study using intravascular ultrasound. Circulation. 1992;86:64–70.
8. Richardson PD, Davies MJ, Born GV. Influence of plaque configuration and stress distribution on fissuring of coronary atherosclerotic plaques. Lancet. 1989;2:941–4.
9. Detre KM, Holmes Jr DR, Holubkov R, et al. Incidence and consequences of periprocedural occlusion. The 1985–1986 National Heart, Lung, and Blood Institute Percutaneous Transluminal Coronary Angioplasty Registry. Circulation. 1990;82:739–50.
10. Nobuyoshi M, Kimura T, Ohishi H, et al. Restenosis after percutaneous transluminal coronary angioplasty: pathologic observations in 20 patients. J Am Coll Cardiol. 1991;17:433–9.
11. Bangalore S, Vlachos HA, Selzer F, et al. Percutaneous coronary intervention of moderate to severe calcified coronary lesions: insights from the National Heart, Lung, and Blood Institute Dynamic Registry. Catheter Cardiovasc Interv. 2011;77:22–8.
12. Li JJ, Xu B, Yang YJ, et al. Effects of sirolimus-eluting stent on calcified coronary lesions. Chin Med J (Engl). 2008;121:6–11.
13. Yuan JQ, Li JJ, Qin XW, et al. Treatment of mild-moderate calcified coronary lesions with sirolimus-eluting stent: real world data from a single center. Coron Artery Dis. 2010;21:33–8.
14. Kawaguchi R, Tsurugaya H, Hoshizaki H, et al. Impact of lesion calcification on clinical and angiographic outcome after sirolimuseluting stent implantation in real-world patients. Cardiovasc Revasc Med. 2008;9:2–8.
15. Onuma Y, Tanimoto S, Ruygrok P, et al. Efficacy of everolimus eluting stent implantation in patients with calcified coronary culprit lesions: two-year angiographic and three-year clinical results from the SPIRIT II study. Catheter Cardiovasc Interv. 2010;76:634–42.
16. Mintz GS, Popma JJ, Pichard AD, et al. Patterns of calcification in coronary artery disease. A statistical analysis of intravascular ultrasound and coronary angiography in 1155 lesions. Circulation. 1995;91:1959–65.
17. Friedrich GJ, Moes NY, Muhlberger VA, et al. Detection of intralesional calcium by intracoronary ultrasound depends on the histologic pattern. Am Heart J. 1994;128:435–41.

18. Tearney GJ, Regar E, Akasaka T, et al. Consensus standards for acquisition, measurement, and reporting of intravascular optical coherence tomography studies: a report from the International Working Group for Intravascular Optical Coherence Tomography Standardization and Validation. J Am Coll Cardiol. 2012;59(12):1058–72.

19. Hayashida K, Louvard Y, Lefèvre T. Transradial complex coronary interventions using a five-in-six system. Catheter Cardiovasc Interv. 2011;77(1):63–8. doi:10.1002/ccd.22697.

20. Secco GG, Ghione M, Mattesini A, et al. Very high-pressure dilatation for undilatable coronary lesions: indications and results with a new dedicated balloon. Eurointervention. 2015;11(2): 359–65. pii: 20131217-09. doi:10.4244/EIJY15M06_04.

21. Barath P, Fishbein MC, Vari S, Forrester JS. Cutting balloon: a novel approach to percutaneous angioplasty. Am J Cardiol. 1991;68:1249–52.

22. Khattab AA, Otto A, Hochadel M, et al. Drug-eluting stents versus bare metal stents following rotational atherectomy for heavily calcified coronary lesions: late angiographic and clinical follow-up results. J Interv Cardiol. 2007;20:100–6.

23. Clavijo LC, Steinberg DH, Torguson R, et al. Sirolimus-eluting stents and calcified coronary lesions: clinical outcomes of patients treated with and without rotational atherectomy. Catheter Cardiovasc Interv. 2006;68:873–8.

24. Mezilis N, Dardas P, Ninios V, Tsikaderis D. Rotablation in the drug eluting era: immediate and long-term results from a single center experience. J Interv Cardiol. 2010;23:249–53.

25. Mattesini A, Secco GG, Dall'Ara G, et al. ABSORB biodegradable stents versus second-generation metal stents: a comparison study of 100 complex lesions treated under OCT guidance. JACC Cardiovasc Interv. 2014;7(7):741–50.

26. Kang SJ, Mintz GS, Park DW, Lee SW, Kim YH, Whan Lee C, et al. Mechanisms of instent restenosis after drug-eluting stent implantation: intravascular ultrasound analysis. Circ Cardiovasc Interv. 2011;4:9–14.

27. Sonoda S, Morino Y, Ako J, Terashima M, Hassan AH, Bonneau HN, et al. Impact of final stent dimensions on long-term results following sirolimus-eluting stent implantation: serial intravascular ultrasound analysis from the sirius trial. J Am Coll Cardiol. 2004;43:1959–63.

28. Goldberg SL, Colombo A, Akiyama T. Stent under-expansion refractory to balloon dilatation: a novel solution with excimer laser. J Invasive Cardiol. 1998;10:269–73.

29. Ahmed WH, al-Anazi MM, Bittl JA. Excimer laser-facilitated angioplasty for undilatable coronary narrowings. Am J Cardiol. 1996;78:1045–6.

30. Bilodeau L, Fretz EB, Taeymans Y, Koolen J, Taylor K, Hilton DJ. Novel use of a highenergy excimer laser catheter for calcified and complex coronary artery lesions. Catheter Cardiovasc Interv. 2004;62:155–61.

31. Bittl JA. Physical aspects of excimer laser angioplasty for undilatable lesions. Catheter Cardiovasc Interv. 2008;71:808–9.

32. Noble S, Bilodeau L. High energy excimer laser to treat coronary in-stent restenosis in an underexpanded stent. Catheter Cardiovasc Interv. 2008;71:803–7.

33. Latib A, Takagi K, Chizzola G, et al. Excimer Laser LEsion modification to expand non-dilatable stents: the ELLEMENT registry. Cardiovasc Revasc Med. 2014;15(1):8–12.

34. Januzzi JL, Sabatine MS, Eagle KA, et al. For the International Registry of aortic dissection investigators. Iatrogenic aortic dissection. Am J Cardiol. 2002;89:623–6.

35. Yip HK, Wu CJ, Yeh KH, et al. Unusual complication of retrograde dissection to the coronary sinus of valsalva during percutaneous revascularization. A single-center experience and literature review. Chest. 2001;119:493–501.

36. Alfonso F, Almeria C, Fernandez-Ortiz A, et al. Aortic dissection occurring during coronary angioplasty: angiographic and transesophageal echocardiographic findings. Cathet Cardiovasc

Diagn. 1997;42:412–5.

37. Al-Saif SM, Liu MW, Al-Mubarak N, et al. Percutaneous treatment of catheterinduced dissection of the left main coronary artery and adjacent aortic wall: a case report. Catheter Cardiovasc Interv. 2000;49:86–9.

38. Maiello L, La Marchesina U, Presbitero P, Faletra F. Iatrogenic aortic dissection during coronary intervention. Ital Heart J. 2003;4:419–22.

39. Whitlow PL, Bass TA, Kipperman RM, et al. Results of the study to determine rotablator and transluminal angioplasty strategy (STRATAS). Am J Cardiol. 2001;87:699–705.

40. Safian RD, Feldman T, Muller DW, et al. Coronary Angioplasty and Rotablator Atherectomy Trial (CARAT): immediate and late results of a prospective multicenter randomized trial. Catheter Cardiovasc Interv. 2001;53:213–20.

41. Sulimov DS, Abdel-Wahab M, Toelg R, Kassner G, Geist V, Richardt G. Stuck rotablator: the nightmare of rotational atherectomy. EuroIntervention. 2013;9:251–8.

42. Sakakura K, Ako J, Momomura S. Successful removal of an entrapped rotablation burr by extracting drive shaft sheath followed by balloon dilatation. Catheter Cardiovasc Interv. 2011;78:567–70.

43. Cunnington M, Egred M. GuideLiner, a child-in-a-mother catheter for successful retrieval of an entrapped rotablator burr. Catheter Cardiovasc Interv. 2012;79:271–3.

第 24 章
冠状动脉破裂

Percy P. Jokhi

摘要

　　冠状动脉破裂是指冠状动脉穿孔,在冠状动脉介入手术过程中,一般都是由球囊、支架或旋磨造成的。一般较少发生,但是一旦出现可以短时间内造成严重的血流动力学障碍。本章主要介绍冠状动脉破裂的风险因素、结果预测因素以及推荐的治疗策略。

关键词

　　破裂,穿孔,风险因素,压塞,血管成形,覆膜支架,栓塞

引言

　　冠状动脉破裂可以使用冠脉穿孔的 Ellis 分级(表 24.1)进行评估。尽管破裂的定义不是特别具体,一般都参考 Ellis 分级的 Ⅱ 和 Ⅲ 级,而且多是被非导丝类器械损伤所致。

发病率

　　根据以往的数据,冠脉穿孔乃至破裂并发症的概率小于 1%,尽管如此,一旦出现上

P. P. Jokhi , PhD, MB BChir, MRCP (UK)

Department of Cardiology , Lincoln County Hospital , Lincoln , UK

e-mail: Percy.Jokhi@ulh.nhs.uk

© Springer-Verlag London 2016

A. Lindsay et al. (eds.), *Complications of Percutaneous Coronary Intervention*,

DOI 10.1007/978-1-4471-4959-0_24

述情况,可能带来心包压塞、心肌梗死等严重后果,可能需要急诊外科手术,甚至死亡。

表 24.1　冠状动脉穿孔的 Ellis 分级

Grade Ⅰ	X 线可见造影剂局部呈溃疡状向血管外突出,局限于冠脉外膜下,无外漏
Grade Ⅱ	造影剂渗出到心包或心肌内,但无喷射性漏出
Grade Ⅲ	血管破口(≥ 1 mm),喷射性漏出
Grade Ⅲ(腔室渗漏型)	造影剂渗入心腔或冠状静脉窦等

Adapted from Ellis et al. [10]

危险因素

以下是冠脉破裂的最常见的危险因素。

复杂病变

处理复杂病变(表 24.2)通常意味着要面对冠脉破裂的高风险 [2-4]。

表 24.2　可能出现穿孔的斑块性质

ACC/AHA 斑块级别为 B2 和 C
严重钙化
血管过于迂曲
慢性闭塞病变
偏心病变斑块
血管直径过小(≤ 2.5mm)

患者的情况

高龄、女性、肾功能不全和充血性心力衰竭都被认为是危险因素 [2, 4-8],尤其是在使用旋磨、球囊和支架的情况时。曾接受心脏外科手术或持续心包切开引流的患者可能会因为后续出现心包粘连而免于心包压塞。

旋磨等

某些研究显示诸如旋磨和准分子激光等动脉消蚀设备会增加冠脉穿孔的风险 [7, 9, 10]，但是有些研究未出现这种结果 [3, 11]。这些器械会增加整体手术的复杂性，提高器械相关的风险，但是有些风险可能仅仅是源于病变本身的复杂性。有些研究观察到某些冠脉破裂更常见于高压球囊的扩张，并非是旋磨本身造成的 [12]。激光消蚀技术自出现以来，已经经过逐步的改进，其风险比之前降低了很多 [13]。

球囊 / 支架尺寸过大

球囊和支架尺寸过大是冠脉破裂最常见的原因（图 24.1）。有研究显示球囊与血管比超过 1.2~1.3 时，或者在钙化病变中用高压球囊扩张膨胀不全的支架时最可能出现冠脉破裂 [2, 10, 14]。在这种情况下，推荐使用小一点儿的非顺应性球囊，在将球囊从动脉内退出之前注射造影剂明确有无冠脉破裂。

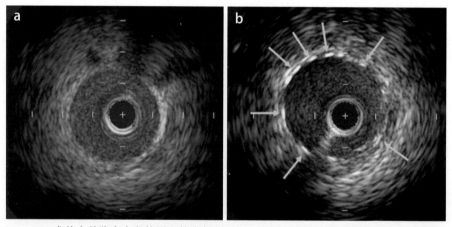

图 24.1　PCI 术前在前降支中段使用血管内超声（IVUS）显示（a）血管直径 3.0mm。在植入一个 3.5mm 大小支架过程中出现了Ⅲ度冠脉穿孔，穿孔后使用了球囊进行补救。复查 IVUS 图像（b）显示由于选择支架过大，支架钢梁（箭头处）与冠脉外膜相接触。

抗血小板治疗

关于糖蛋白Ⅱb/Ⅲa 受体拮抗剂是否和冠脉穿孔（CAP）的发生率、严重程度以及预后是否相关，目前的数据结果不完全一致。有些人认为冠脉破裂和诸如心包压塞等并发症一样多，有些研究（包括已经发布的有关 Grade Ⅲ 穿孔的大型研究 [2, 15]）的确也报道了同样的观点,但是也有些研究得出了不同的结论 [5, 16]。有些人认为冠脉破裂的风险很高,可能源于有时候冠脉的破裂并不能被立即发现,比如导丝远端出现的穿孔 [11],但是无论如何,在整个手术操作过程中都需要术者万分谨慎来降低血管破裂的风险。目前大部分介入手术使用的都是比伐卢定,在诸如 REPLACE-2、ACU-ITY 和 HORIZON-AMI 等汇总研究中,和使用肝素加 II b/III a 受体拮抗剂的对照组相比,单使用比伐卢定不增加冠脉穿孔的发生率,并未加剧不良预后 [6]。

治疗与预后

关于冠脉穿孔发病率及死亡率唯一最重要的预测因子就是穿孔的严重程度,如果是III度穿孔的话,出现心包压塞、心肌梗死和死亡的概率分别为 45.7%、36.3% 和 21.2%[1]。术者及所在导管室的团队应当做到反应迅速、高效,因为一旦出现冠脉破裂,患者的病情可以急转直下。可以考虑立即行心包穿刺术、植入覆膜支架,术者应当保持冷静,固定好导引导管及导丝的位置,及时与参与手术的其他术者沟通意见、寻求帮助。需要紧急给予经胸超声检查,评估心包内的液体量,如果压塞严重应当立即给予心包穿刺术(见第 24 章"冠状动脉破裂")。

大部分冠脉破裂需要在冠脉近端或中段进行器械处理,治疗的目的是封堵穿孔,但是要尽可能保持远端血管心肌灌注,如果破裂不能快速封闭需要且尽早 IABP 支持,冠脉穿孔处理流程图见图 24.2。

延长球囊扩张时间

冠脉穿孔后首先要选用一个半顺应性的球囊,以低压(6~8 atm)贴附动脉壁。如果破裂的位置不是位于动脉很远端的话,应当选用长度足够的球囊,确保对穿孔位置的覆盖。如果破裂的位置是位于血管末端,应当确保球囊能够覆盖血管远端的 1/3。这种方法能够处理高达 50% 的穿孔 [2](图 24.3),可能需要延长球囊扩张的时间达到 45 分钟 [17],同样有心肌缺血或心肌梗死的风险。灌注式球囊目前不太多见,因此球囊需要定时放气 (如每 3~5 分钟),同时评估对球囊的反应以及远端心肌的灌注情况。

覆膜支架

覆膜支架可以避免支架梁之间出现渗血的情况。目前使用最广泛并且有循证数据支持的就是 JoStent™(Abbott Vascular),在其两个不锈钢支架之间有一层聚四氟乙烯 (PTFE)(图 24.4 和图 25.5)。尽管据报道首次使用成功率很高 [18-20],但这类支架体积偏大,在钙化或迂曲的动脉中快速输送存在困难。尺寸超过 4mm 的支架需要 7Fr 的导引导管,植入后都需要高压扩张以达到充分扩张。当然后续出现支架内血栓和再狭窄的风险也高[21]。

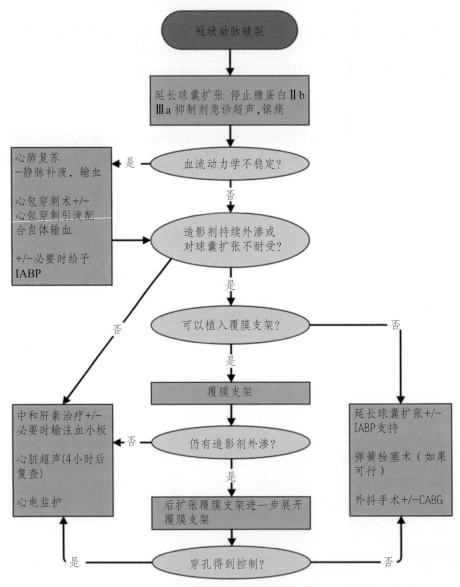

图 24.2　PCI 过程中出现冠脉破裂的处理流程。

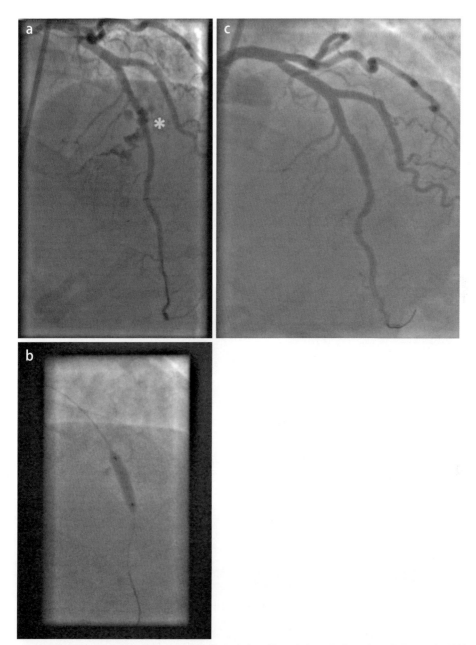

图 24.3　球囊扩张治疗冠脉破裂。(a) 在前降支中段植入支架后发生Ⅲ度冠脉穿孔（标星号位置）。(b) 支架球囊（箭头处）在穿孔处以 6 atm 的压力充气（4 次，每次扩张 3 分钟）。(c) 延长球囊扩张后破裂口得到修复。

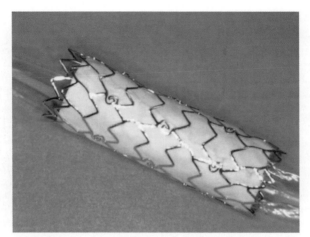

图 24.4 JoStent Graftmaster PTFE 覆膜支架。

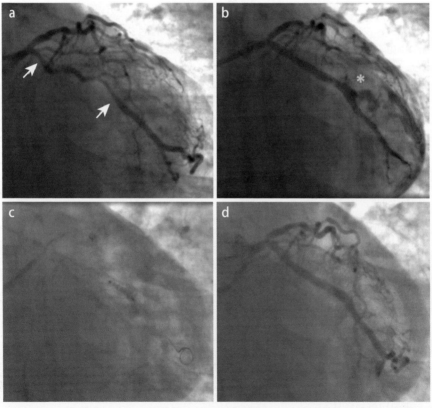

图 24.5 用 PTFE 覆膜支架治疗冠脉破裂。(a)PCI 前造影显示严重的旋支(LCx)病变(箭头之间)。(b)支架扩张后出现Ⅲ度冠脉穿孔(标星号位置)。(c)3.5 mm ×12 mm Jostent Graftmaster™ 支架植入到破裂处。(d)破裂处被支架封闭。

近期出现了用马心包包裹的支架（图 24.6）。最初命名为 Over and Under® 支架，最新的升级名称叫 Anergraft® 支架（ITGI Medical）。这些器材更易在血管内输送（图 24.7），在相对温和的扩张压力下更易植入，但是目前只在个案的冠脉破裂病例中有使用 [22]，缺乏长期的实验数据。还有一些成功使用 MGuard™ 支架的报道，这种支架的内部存在一种聚合物网，这种聚合物网与支架的最外层紧密相连。尽管这种网是多孔的，但是在多例冠脉破裂的病例中都成功地表明这种支架可以成为有效的机械屏障，它比 JoStent 支架的传输性更好，可以适用于更小的血管中 [23,24]。

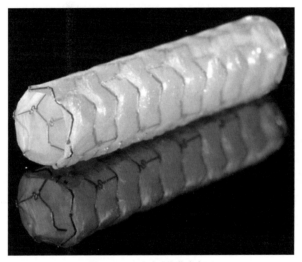

图 24.6　心包覆膜支架。

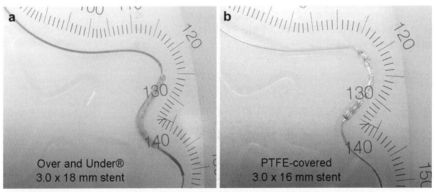

图 24.7* 　Over and Under 支架心包覆膜支架（a）与 PTFE 覆膜支架（b）的模型对比，显示了心包覆膜支架更佳的跟踪性。（Courtesy of Dr.Haim Danenberg，Hadassah Hospital，Jerusalem，Israel）

用覆膜支架治疗破裂血管的一个主要限制是球囊放气至覆盖支架最终植入病变部位所需要的时间。这个时间决定了心包压塞的严重程度。使用双导管技术可以有效地缩减支架输送时间,最大限度地减少Ⅲ度冠脉穿孔的血液外渗量[25,26](图 24.8)。

逆转抗栓治疗

使用鱼精蛋白对抗肝素抗凝一直都被认为是早期应对医源性冠脉破裂的必选措施。但是,随着手术技术和器材的进步,补救冠脉穿孔的成功率也得到了提高,早期常规使用鱼精蛋白可能会增加导管及支架内血栓的风险,尤其是在还需要持续球囊扩张的情况下。这对于已经出现生命危险的患者来说是灾难性的结果。大的冠脉穿孔不太可能单单通过逆转肝素的作用得到救治,所以可以不用逆转肝素的抗凝作用,或者三思而行,至少也要等到破裂已经得到控制时。比伐卢定没有拮抗剂,但是其半衰期相对短,约 20 分钟,在停止用药 60 分钟后其体内的抗凝作用基本消失。糖蛋白GPⅢb/Ⅲa 受体拮抗剂应当停用;输注血小板可以逆转阿昔单抗的抗血小板作用,但是对于依替巴肽和替罗非班无效。

栓塞

如果无法堵住血管破裂口,可以考虑血管栓塞(栓塞技术见第 28 章"支架栓塞")。但是血管栓塞会导致心肌梗死,除非病变本身是完全的慢性闭塞(CTO),远端心肌有良好的侧支循环供应,或者破裂口位于血管远端,否则都应该避免使用血管栓塞。类似的效果也可以通过在分支上近端覆盖覆膜支架而封闭分支及分支上破裂口。

手术

如果通过经皮介入不能治疗穿孔,应当急诊转外科手术修补穿孔,绕过穿孔血管另行搭桥。

术后护理

在冠脉破裂处理过后应当对患者持续观察至少 24 小时。每 2~4 小时及第二天复查经胸超声。如果植入了心包引流管,应当每小时计算一次引流量。对于某些重症患者,血流动力学支持设备、肾脏替代治疗和输血治疗可能需要酌情使用。

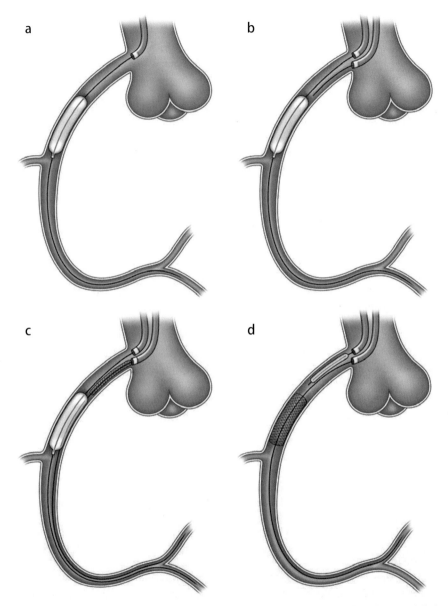

图 24.8 双指引导管技术。使用第二根导管可以减少血管破裂血液流出的时间。这种技术要求第一根导管的球囊充气封闭破裂血管（a），利用第二个动脉径路植入第二根指引导管（推荐 7Fr 或 8Fr）至冠脉口（b）。球囊部分放气使得第二根导丝可以通过第二根指引导管至血管远端。当覆膜支架需要向穿孔位置推进时球囊需要再次充气（c），在输送支架及植入之前球囊需要再度放气并移出血管外（d），最大限度地减少血液外渗。

参考文献

1. Shimony A, Joseph L, Mottillo S, Eisenberg MJ. Coronary artery perforation during percutaneous coronary intervention: a systematic review and meta-analysis. Can J Cardiol. 2011;27:843–50.
2. Al-Lamee R, Ielasi A, Latib A, Godino C, Ferraro M, Mussardo M, et al. Incidence, predictors, management, immediate and long-term outcomes following grade III coronary perforation. JACC Cardiovasc Interv. 2011;4:87–95.
3. Javaid A, Buch AN, Satler LF, Kent KM, Suddath WO, Lindsay Jr J, et al. Management and outcomes of coronary artery perforation during percutaneous coronary intervention. Am J Cardiol. 2006;98:911–4.
4. Kiernan TJ, Yan BP, Ruggiero N, Eisenberg JD, Bernal J, Cubeddu RJ, et al. Coronary artery perforations in the contemporary interventional era. J Interv Cardiol. 2009;22:350–3.
5. Dippel EJ, Kereiakes DJ, Tramuta DA, Broderick TM, Shimshak TM, Roth EM, et al. Coronary perforation during percutaneous coronary intervention in the era of abciximab platelet glycoprotein IIb/IIIa blockade: an algorithm for percutaneous management. Catheter Cardiovasc Interv. 2001;52:279–86.
6. Doll JA, Nikolsky E, Stone GW, Mehran R, Lincoff AM, Caixeta A, et al. Outcomes of patients with coronary artery perforation complicating percutaneous coronary intervention and correlations with the type of adjunctive antithrombotic therapy: pooled analysis from Replace-2, Acuity, and Horizons-Ami Trials. J Interv Cardiol. 2009;22:453–9.
7. Fasseas P, Orford JL, Panetta CJ, Bell MR, Denktas AE, Lennon RJ, et al. Incidence, correlates, management, and clinical outcome of coronary perforation: analysis of 16,298 procedures. Am Heart J. 2004;147:140–5.
8. Gruberg L, Pinnow E, Flood R, Bonnet Y, Tebeica M, Waksman R, et al. Incidence, management, and outcome of coronary artery perforation during percutaneous coronary intervention. Am J Cardiol. 2000;86:680–2, A8.
9. Bittl JA, Ryan Jr TJ, Keaney Jr JF, Tcheng JE, Ellis SG, Isner JM, et al. Coronary artery perforation during excimer laser coronary angioplasty. The Percutaneous Excimer Laser Coronary Angioplasty Registry. J Am Coll Cardiol. 1993;21:1158–65.
10. Ellis SG, Ajluni S, Arnold AZ, Popma JJ, Bittl JA, Eigler NL, et al. Increased coronary perforation in the new device era. Incidence, classification, management, and outcome. Circulation. 1994;90:2725–30.
11. Gunning MG, Williams IL, Jewitt DE, Shah AM, Wainwright RJ, Thomas MR. Coronary artery perforation during percutaneous intervention: incidence and outcome. Heart. 2002;88:495–8.
12. Hendry C, Fraser D, Eichhofer J, Mamas MA, Fath-Ordoubadi F, El-Omar M, et al. Coronary perforation in the drug-eluting stent era: incidence, risk factors, management and outcome: the UK experience. EuroIntervention. 2012;8:79–86.
13. Fretz EB, Smith P, Hilton JD. Initial experience with a low profile, high energy excimer laser catheter for heavily calcified coronary lesion debulking: parameters and results of first seven human case experiences. J Interv Cardiol. 2001;14:433–7.
14. Ajluni SC, Glazier S, Blankenship L, O'Neill WW, Safian RD. Perforations after percutaneous coronary interventions: clinical, angiographic, and therapeutic observations. Cathet Cardiovasc Diagn. 1994;32:206–12.
15. Stankovic G, Orlic D, Corvaja N, Airoldi F, Chieffo A, Spanos V, et al. Incidence, predictors, in-hospital, and late outcomes of coronary artery perforations. Am J Cardiol. 2004;93:213–6.

16. Witzke CF, Martin-Herrero F, Clarke SC, Pomerantzev E, Palacios IF. The changing pattern of coronary perforation during percutaneous coronary intervention in the new device era. J Invasive Cardiol. 2004;16:257–301.
17. Meguro K, Ohira H, Nishikido T, Fujita M, Chinen T, Kikuchi T, et al. Outcome of prolonged balloon inflation for the management of coronary perforation. J Cardiol. 2013;61:206–9.
18. Briguori C, Nishida T, Anzuini A, Di Mario C, Grube E, Colombo A. Emergency polytetrafluoroethylene-covered stent implantation to treat coronary ruptures. Circulation. 2000;102:3028–31.
19. Lansky AJ, Yang YM, Khan Y, Costa RA, Pietras C, Tsuchiya Y, et al. Treatment of coronary artery perforations complicating percutaneous coronary intervention with a polytetrafluoroethylene-covered stent graft. Am J Cardiol. 2006;98:370–4.
20. Ly H, Awaida JP, Lesperance J, Bilodeau L. Angiographic and clinical outcomes of polytetrafluoroethylene-covered stent use in significant coronary perforations. Am J Cardiol. 2005;95:244–6.
21. Copeland KA, Hopkins JT, Weintraub WS, Rahman E. Long-term follow-up of polytetrafluoroethylene-covered stents implanted during percutaneous coronary intervention for management of acute coronary perforation. Catheter Cardiovasc Interv. 2012;80:53–7.
22. Jokhi PP, McKenzie DB, O'Kane P. Use of a novel pericardial covered stent to seal an iatrogenic coronary perforation. J Invasive Cardiol. 2009;21:E187–90.
23. Fogarassy G, Apro D, Veress G. Successful sealing of a coronary artery perforation with a mesh-covered stent. J Invasive Cardiol. 2012;24:E80–3.
24. Romaguera R, Gomez-Hospital JA, Cequier A. Novel use of the Mguard mesh-covered stent to treat coronary arterial perforations. Catheter Cardiovasc Interv. 2012;80:75–8.
25. Ben-Gal Y, Weisz G, Collins MB, Genereux P, Dangas GD, Teirstein PS, et al. Dual catheter technique for the treatment of severe coronary artery perforations. Catheter Cardiovasc Interv. 2010;75:708–12.
26. Silver KH, Bauman WB, Berkovitz KE. Dual-catheter covered stenting: a novel approach to the treatment of large coronary artery perforations. J Invasive Cardiol. 2003;15:348–50.

第 25 章
心包压塞

Percy P. Jokhi

摘要

　　心包压塞作为冠脉介入治疗的严重并发症,常由冠脉或右室穿孔导致,从而引起血流动力学障碍,导致心肌梗死或死亡。心包压塞可以迅速发生,也可以缓慢的发生,当血压下降时,基本可以疑诊心包压塞发生了。心包压塞可以通过超声明确诊断,并且需要迅速行心包穿刺治疗。现在我们复习一下心包压塞的危险因素及治疗措施。

关键词

　　心包压塞,破裂,穿孔,心包穿刺术,诊断,超声心动

失败发生率

　　心包压塞是由于心包内积液逐渐增加而引起的一系列临床综合征,它会引起心室充盈下降,最终导致血流动力学出现障碍。当作为 PCI 并发症出现时,心包压塞往往是由于冠脉穿孔(CAP)或右心室(RV)临时起搏电极引起。心包压塞的发生与否依赖于冠脉穿孔的严重程度。16 个研究的系统回顾表明 197 061 例 PCI 术中,冠脉穿孔的发生率在 0.43%。在总的压塞发生率中,Ellis 分级 I 级的穿孔占 0.4%,III 级的穿孔占 45.7%。临时起搏电极引起的压塞往往都不容易被注意,经过对 6999 例

P. P. Jokhi , PhD, MB BChir, MRCP (UK)

Department of Cardiology , Lincoln County Hospital , Greetwell Road , Lincoln LN2 5QY , UK

e-mail: Percy.Jokhi@ulh.nhs.uk

© Springer-Verlag London 2016

A. Lindsay et al. (eds.), *Complications of Percutaneous Coronary Intervention,*

DOI 10.1007/978-1-4471-4959-0_25

PCI 术过程的观察发现,手术中出现 15 例心包压塞,其中 7 例是由于右室临时起搏电极引起。同样在 3 年的观察过程中, 909 例右室临时起搏电极植入术中电极相关的穿孔发生率为 0.8%[2]。在同时需要植入临时起搏电极的 PCI 术中,压塞事件发生率会升高,因为这样的手术之前需要常规抗凝。

危险因素和病因

冠脉穿孔的危险因素在第 24 章和第 27 章讨论。复杂的介入治疗常常需要植入临时起搏电极,例如需要旋磨的病变或急性心肌梗死的患者。在心肌梗死的患者中,下壁心肌梗死或右室合并下壁心肌梗死的患者如应用稍微硬点儿的电极时,就特别容易发生穿孔,女性或高龄患者更易发生[2]。

对具有高危因素的患者治疗过程,可以通过特殊方法来降低冠脉穿孔发生率,从而降低心包压塞所引起的危害,例如选择型号稍小的球囊或支架、恰当地应用 IIB/IIIA 拮抗剂、小心操作指引导丝、冠脉穿孔的早期识别及治疗。降低临时起搏电极引起的右室穿孔有以下方法:轻柔操作,用 4Fr 或 5Fr 的导管或用充气球囊电极(图 25.1);仅在必须植入右室临时电极时才去植入。当右优势型患者需要进行旋磨治疗时,常常预防性地植入右室临时电极,但这并不是必须做的。应该寻找一种新的方式代替这种治疗,除非必须植入右室临时电极。我们可以在可能需要右室起搏的患者治疗前,简单地植入一个股静脉鞘管备用。

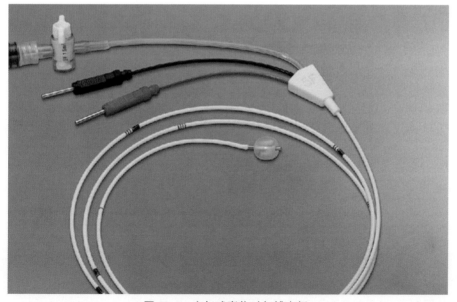

图 25.1 充气球囊临时起搏电极。

识别

尽管 PCI 术中或术后发生心包压塞相对罕见,但是我们必须时刻警惕这一并发症的发生,因为它可以随时出现,甚至术后的几个小时都可能发生。一项包括 25 697 名 PCI 术患者的研究发现,17 例患者通过心包穿刺引流积液明确心包压塞,占心包压塞患者的 55%,14 例患者在术后大约 4.4 小时出现心包压塞,占心包压塞患者的 45%[3]。

一旦出现胸痛和持续性低血压,必须高度怀疑心包压塞,但是需要排除其他可以引起上述症状的原因,例如出血、缺血和(或)梗死、过敏等。心包压塞的患者有典型的体征,如心动过速,但也可能出现严重心动过缓。临床体征还有奇脉、颈静脉怒张,但是在卧床的患者较难发现这些。植入右室临时起搏电极而导致右心室穿孔的患者常常在治疗结束拔出电极时出现心包压塞,所以这样的患者心包压塞往往出现在观察室或监护室。

心脏超声

一旦怀疑冠脉或右心室穿孔必须马上行心脏超声检查(图 25.2),尽管心包积液量不大,患者也可能出现严重的血流动力学障碍,因为心包积液的症状严重与否是与心包积液产生的速度和心脏代偿时间长短有关。有时尽管不存在全心包积液,渗出仅局限于右心房或右心室周围,但也可导致心脏充盈功能受损。急诊超声必须马上到位,可以是床旁超声引导下行心包穿刺术或在监护下行心包穿刺术,也可以把一个便携的小型超声长期放在导管室备用(图 25.3)。

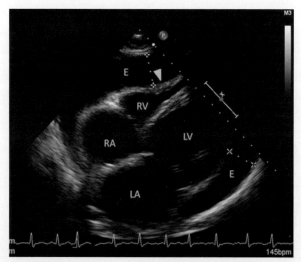

图 25.2　心脏超声剑突下切面显示大量心包积液(E)导致右室舒张受限(箭头示)。

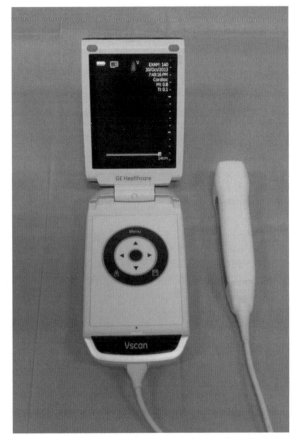

图 25.3　便携式超声可以由导管室保管以便急诊超声应用。

治疗

　　所有明确诊断心包压塞的患者要求马上行心包穿刺术治疗。压塞症状出现晚的患者可能是导丝导致血管末端穿孔，也可能是穿孔部位比较隐蔽，不易发现，如果有条件，这样的患者可能需要经过造影来查明压塞原因，以便可能情况下封堵穿孔。即使经过造影仍不能明确穿孔原因的患者并不多见。

心包穿刺术

　　心包穿刺术是指经皮将导管送入心包内，并将心包内的积液引流出来。操作者必须熟悉所在医疗中心内现有的心包穿刺术的器材，并掌握穿刺术的技能，能够通过迅速有效地将与压塞症状有关的积液引流出来。最好通知导管室及监护室团队所有成员操作地点在哪儿,这样大家都能够随时准备进入紧急抢救状态。向家属简明扼要地说明操作流程,让患者放心,操作过程中患者要持续吸氧,建立静脉通路,并给予局部麻醉。

心包穿刺有两种途径。传统的方法为剑突下穿刺,这种穿刺可以通过盲穿进行。患者需要仰卧位,头部抬高 30°~45°,这样心包积液可以流向前胸壁。从剑突右侧进针,沿肋下进针,朝向左肩,持续负压进针,所用穿刺针及相连的注射器(图 25.4)。这种方式的风险是肝脏出血。另一种穿刺方法是穿刺点定在心尖或心尖附近,在超声引导下向积液最多的地方进针。这种穿刺方式下患者平卧位并稍微左转,使心包积液更贴近胸壁。这种方式比较安全,但对于休克的患者比较难操作。当穿刺针进入心包后,便送入 0.035″ 或更细的导丝,拔出穿刺针,送入猪尾导管(图 25.5)。

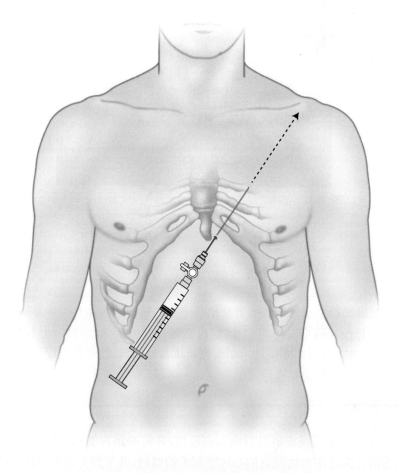

图 25.4　心包穿刺术由剑突下进针,朝向左侧肩膀。

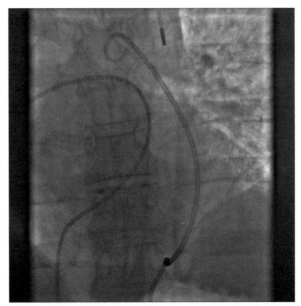

图 25.5　猪尾导管在心包内，同样可以看到 IABP。

有很多种方式可以证实引流管在心包内。一种方法就是注射造影剂，在透视下看到心包内染色。另一种方法是将引流管连接到压力感受器上，没有发现符合心内的压力变化的情况，这可以确定引流管没有在心腔内。还有一种方法，在超声下，向引流管内注射发泡剂，超声下可以在心包内看见瞬间的高信号影。

心包积液应该抽干净，并保持开放引流 24 小时。积液引流量需要每小时记录，并避免导管打折。拔出引流管之前要定期复查心脏超声。在心包穿刺时，要给予患者局部麻醉。当冠脉穿孔引起大量、快速的心包积液时，必须给患者输血治疗，或者通过一个封闭的自体回输系统将心包积液经过股静脉回输回患者体内[4,5]。

中和抗凝治疗

心包穿刺后，假如患者不需要行冠脉介入治疗，则需要通过鱼精蛋白中和体内的肝素。比伐卢定没有拮抗剂，但它的半衰期为 20 分钟，比较短，60 分钟后凝血功能就能恢复正常。必须中和 Ⅱ b/Ⅲ a 受体拮抗剂，输血小板可以对抗阿昔单抗的抗血小板作用（但对依替巴肽和替罗非班无效）。

外科手术

如果冠脉穿孔引起的心包压塞，不能通过经皮介入治疗的方法封堵住，且心包积液量进行性增加，则需要外科手术修复穿孔和穿孔的血管。右室临时起搏电极引起右室穿孔很少需要外科手术治疗。

结果

PCI 术相关的心包压塞的临床预后与穿孔的原因和治疗及时与否有关。一项研究表明，31 名心包压塞患者中 19 名患者（61%）通过心包积液引流治疗成功，12 名（39%）通过急诊介入手术治疗成功。作为院内并发症，其中死亡患者占 42%，需要急诊手术的患者占 39%，心肌梗死患者占 29%，需要输血的患者占 65%[3]。心包压塞症状进展快的患者往往比症状出现晚的患者预后差。在一个 15 例心包压塞患者的分类研究里，除了一名患者，其余所有患者均在心包压塞治疗 3 天后恢复出院。然而，这 15 例患者中 60% 的心包压塞症状是迟发的，而且多是由于右室穿孔引起而不是冠脉穿孔引起，这也可以在一定程度上解释为什么这个研究结果不同于其他研究结果 [2]。

总结

PCI 术中和术后发生心包压塞的原因多种多样，它需要及时鉴别，及时通过心包穿刺术治疗，并采取措施封堵穿孔，因为这些患者可能随时迅速恶化。治疗的延误会导致患者持续的低血压状态，从而伴随出现缺血、附壁血栓、梗死等，这会引起临床上的进一步恶化。

参考文献

1. Shimony A, Joseph L, Mottillo S, Eisenberg MJ. Coronary artery perforation during percutaneous coronary intervention: a systematic review and meta-analysis. Can J Cardiol. 2011;27(6):843–50.
2. Von Sohsten R, Kopistansky C, Cohen M, Kussmaul 3rd WG. Cardiac tamponade in the "New Device" era: evaluation of 6999 consecutive percutaneous coronary interventions. Am Heart J. 2000;140(2):279–83.
3. Fejka M, Dixon SR, Safian RD, O'Neill WW, Grines CL, Finta B, et al. Diagnosis, management, and clinical outcome of cardiac tamponade complicating percutaneous coronary intervention. Am J Cardiol. 2002;90(11):1183–6.
4. Proli J, Laufer N. Left ventricular rupture following myocardial infarction treated with streptokinase: successful resuscitation in the cardiac catheterization laboratory using pericardiocentesis and autotransfusion. Cathet Cardiovasc Diagn. 1993;29(3):257–60.
5. Venkatachalam KL, Fanning LJ, Willis EA, Beinborn DS, Bradley DJ, Cha YM, et al. Use of an autologous blood recovery system during emergency pericardiocentesis in the electrophysiology laboratory. J Cardiovasc Electrophysiol. 2009;20(3):280–3.

第 26 章
分叉病变：方法和诀窍

Gill Louise Buchanan，Alaide Chieffo

摘要

作为复杂病变的冠脉分叉病变一直都是对心脏病介入专家的挑战。对于分叉病变，现代主张首选 PS 策略（provisional T strategy），尽管这种治疗方式侧支常常被覆盖，但即使丢失侧支，介入专家也愿意首选这种方式。这一章是为了寻找能够开通和保留侧支的方法。这些方法包括冠脉主支血管病变处支架植入的方法，以及当导丝或球囊不能顺利通过病变时应如何应对。

关键词

冠脉分叉，主支血管，经皮冠脉介入术，最合适的方法，分支血管

引言

冠脉分叉病变是最复杂的冠脉病变之一，它的治疗一直都是对心脏介入专家的挑战。和冠脉非分叉病变比较，冠脉分叉病变可能会导致更多的并发症、更高的再狭窄发生率和更高的不良事件发生率。目前分叉病变的介入治疗方法中 PS 策略是最佳选择，通过这种简单的方法，基本可以治疗主要血管（MB）的病变，也可以保护侧

G. L. Buchanan , MBChB, MSc, MRCP (✉)

Department of Cardiology , Cumberland Infi rmary , Carlisle , Cumbria , UK

e-mail: louise.buchanan@ncuh.nhs.uk

A. Chieffo , MD

Cardiology Unit , San Raffaele Scientifi c Hospital , Milan , Italy

© Springer-Verlag London 2016

A. Lindsay et al. (eds.), *Complications of Percutaneous Coronary Intervention,*

DOI 10.1007/978-1-4471-4959-0_26

支血管（SB），这种治疗方法的结果常常比较令人满意。

冠脉分叉病变

冠脉分叉病变的定义是病变发生在相邻的主要的心外膜冠脉间 [1]。无论侧支如何，也无论左室功能是否良好，术者都不愿丢失重要的分支。分支是否重要，和它的直径、长度、所供给心肌的范围以及所供给心肌的活性有关 [2]。

冠脉分叉病变较常见，占 PCI 术的 20%。病变依据血管的大小、斑块的范围、分支病变的范围、分叉处的角度来分成多组。尽管病变有不同的种类，Meta 分析显示，应用 PS 策略可以降低心肌梗死发生率，并且 PS 成为优先选择的介入手术方式 [3, 4]。尽管这种方法可能会无可避免地引起分支闭塞，但是经过优化手术方式能够尽量避免由此引发的并发症。

分叉病变的介入治疗

介入治疗分叉病变之前，需要充分考虑并确定分支的开口，以确保选择最佳的治疗方案。对于位于分支开口的重要病变，如果不能充分清晰地显示出两个分支的血管，那么治疗结果也不会理想。必须明确 PS 策略是否是一个好的选择，以及术中是否需要两个支架（这一选择过程不属于这一章阐述的范围），则还会有许多技术性的问题在后续的治疗过程需要考虑。

是否在分支植入导丝？

如果认为分支非常重要，则需要向分支内植入导丝，确保它不会闭塞。这样可以修饰主支分支角度，防止斑块移位。如果需要在主支血管植入支架，也可以作为路标使用。

是否需要向分支血管内 rewire 导丝？

主支血管（main branch，MB）支架植入后，接着就需要对分支血管（side branch，SB）和下一步治疗方案做一个充分的考虑与评估。这一决定与 SB 的 TIMI 血流分级、夹层对血流的影响、是否有大于 70% 的残余狭窄有关。如果 SB 有拘禁钢丝，而有必要 rewire 钢丝时，要避免从支架外侧进入。

优化支架植入术

要确保导丝不通过支架外面的方法是优化主支支架的形状，叫作近端优化法

(proximal optimisation technique,POT)[5]。简而言之,用大的、短的、非顺应性球囊扩张主支支架近端网格,使支架可以贴靠在血管壁上,同时其网格足够大以利于导丝通过支架网眼。应用这些方法,可以减少导丝进入支架与血管之间的概率。

如果导丝、球囊不能通过怎么办

首先,防止导丝缠绕很重要,转动导丝时不要超过 180°。导丝交换时也要注意将导丝在手术台上分别摆放。

第二,确保导丝不从支架外通过,SB 导丝计划从 MB 支架网眼到 SB 时,可以通过导丝头端打弯到 MB 远端再回撤的方法,通过 MB 支架远端网眼进入到 SB。通过支架远端网眼时可以得到较好的结果并减少了 SB 植入支架的机会[6]。此步骤有时需要将指引导丝的头端重新塑形,或使用亲水涂层的导丝,更需要比普通塑形更明显的大弯。导丝在侧支内进出容易、顺畅,则证明侧支开口定位准确。再次成功进入侧支的步骤见图 26.1。

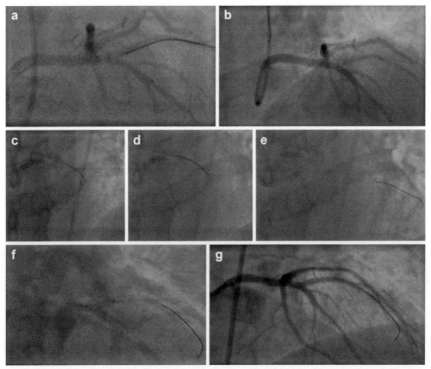

图 26.1　73 岁老年男性,有慢性稳定性心绞痛,造影示 LAD 与对角支分叉病变。(a)导丝植入分支,目的是植入支架时保证分支不丢失。(b)显示植入支架时引起侧支严重狭窄。(c~e)显示运用导丝头端打弯的方法将导丝通过支架远端网眼成功进入边支。(f)显示最终对吻球囊扩张。(g)显示最后的结果。

在成功通过分支后，常用小球囊打开支架网眼，也可能球囊不能顺利进入，这就意味导丝可能从支架外面进入到分支了。这时需要尝试导丝重新进入 SB，如可能则通过支架更远端的网眼。同时要注意如球囊通过 SB 导丝进入分支，如一旦全部跨过支架进到远端，此时不宜进行球囊扩张，以避免球囊拘禁不能撤回。

在重要的分支血流不好，且多次尝试再次进入导丝均失败的患者，可以将 1.5mm OTW 球囊送到侧支开口来增加 SB 导丝跨过支架的支撑力。

在分支容易闭塞时，欧洲分叉病变协会的最新建议[2] 是拘禁球囊技术。如分支即使有导丝也发生了闭塞，则可以将未充气的球囊放在主支支架内，将一个小一点的球囊沿侧支内的拘禁导丝送入，经过多次球囊扩张，会形成一个小通道，可以让侧支的球囊顺利通过以打开分支。需要注意的是分支 rewire 后，最后要进行对吻扩张以保证分叉病变的结构。

结论

冠脉分叉病变依旧是一个挑战，其治疗也是一项复杂的技术。首先向侧支内植入导丝和近端优化技术可以增加导丝进入侧支的机会，并避免导丝经过支架外面。拘禁球囊技术可以帮助术者挽救血流不好的侧支，以避免给患者带来不良预后。

未来，术者可以应用新的技术和分叉病变专用支架对冠脉分叉病变进行治疗，并防止诸如导丝通过支架外面等问题的发生。

参考文献

1. Thomas M, Hildick-Smith D, Louvard Y, Albiero R, Darremont O, Stankovic G, et al. Percutaneous coronary intervention for bifurcation disease. A consensus view from the first meeting of the European Bifurcation Club. EuroIntervention. 2006;2:149–53.
2. Lassen JF, Holm NR, Stankovic G, Lefèvre T, Chieffo A, Hildick-Smith D, et al. Percutaneous coronary intervention for coronary bifurcation disease: consensus from the first 10 years of the European Bifurcation Club meetings. EuroIntervention. 2014;10:545–60.
3. Zhang F, Dong L, Ge J. Simple versus complex stenting strategy for coronary artery bifurcation lesions in the drug-eluting stent era: a meta-analysis of randomised trials. Heart. 2009;95:1676–81.
4. Brar SS, Gray WA, Dangas G, Leon MB, Aharonian VJ, Brar SK, Moses JW. Bifurcation stenting with drug-eluting stents: a systematic review and meta-analysis of randomised trials. EuroIntervention. 2009;5:475–84.
5. Hildick-Smith D, Lassen JF, Albiero R, Lefevre T, Darremont O, Pan M, et al. Consensus from the 5th European Bifurcation Club meeting. EuroIntervention. 2010;6:34–8.
6. Lefevre T, Louvard Y, Morice MC, Dumas P, Loubeyre C, Benslimane A, et al. Stenting of bifurcation lesions: classification, treatments, and results. Catheter Cardiovasc Interv. 2000;49:274–83.

第 27 章
远端导丝穿孔

Percy P. Jokhi

摘要

　　PCI 时血管远端导丝穿孔更可能发生在长期或复杂的手术过程中,如完全闭塞病变(CTO)的介入治疗,或者使用硬的或亲水性导丝时。尽管结果可能是良性的,但它们也可能导致心脏压塞,这可能表现为术后低血压或休克。其治疗策略包括延长球囊扩张时间和远端血管栓塞等,有时可能需要心包穿刺术,但在冠脉介入完成之前,最好避免逆转抗凝治疗。

关键词

　　远端导丝穿孔,压塞,心包穿刺术,延长球囊扩张时间,栓塞,中和肝素

失败发生率

　　尽管每个研究的远端导丝穿孔准确的发生率差异很大,但是,所有研究都证明冠状动脉穿孔的发病率一般较低(<1%)。表 27.1 显示了几项大型研究中由于导丝引发的冠状动脉穿孔发病情况(尽管这些数字把病变部位的导丝穿孔包含在内)。然而,一些医生曾经评论说,现在使用的冠脉导丝更柔软、更灵活,远端导丝穿孔发生的越来越少了。但是,并没有证据显示这种并发症的发病率会随着时间的推移而减少。

　　根据 Ellis 分类可以对远端导丝穿孔进行分类(参见第 24 章 "冠状动脉破裂",

P. P. Jokhi , PhD, MB BChir, MRCP (UK)

Department of Cardiology , Lincoln County Hospital , Lincoln , UK

e-mail: Percy.Jokhi@ulh.nhs.uk

© Springer-Verlag London 2016

A. Lindsay et al. (eds.), *Complications of Percutaneous Coronary Intervention,*

DOI 10.1007/978-1-4471-4959-0_27

表 24.1）。一般而言，与由球囊、支架和其他器械引起的穿孔相反，导丝穿孔多导致Ⅰ型和Ⅱ型穿孔，但也有Ⅲ型穿孔的报道，并且这些穿孔可能会有严重的临床后果。许多情况下，外渗的迹象微弱，并且很容易在手术中被遗漏，导致手术后几小时后出现低血压和心包压塞的症状。

表 27.1　导丝穿孔发病率

研究项目	总体穿孔发病率（%）	导丝引发穿孔比率（%）
Ajluni 等（1994）[15]	0.4	20
Gunning 等（2002）[16]	0.77	13.4
Fasseas 等（2004）[17]	0.58	30.5
Witzke 等（2004）[18]	0.3	51
Javaid 等（2006）[19]	0.19	21
Kiernan 等（2009）[20]	0.48	66.2
Shimony 等（2009）[21]	0.59	53
Al-Lamee 等（2011）[2]	0.2[a]	17.9[a]

[a] 此研究中只报告Ⅲ型穿孔。

可以避免的因素

远端导丝穿孔通常是长时间复杂手术的结果，常常涉及更长、更复杂的病变，特别是在使用硬导丝或亲水导丝的情况下。在这些情况下，需要特别引起重视，要在导丝穿过病变之后将硬导丝更换成工作导丝。如果需要使用糖蛋白Ⅱb/Ⅲa抑制剂，可能最好推迟到手术结束时使用，并且只能在看不到造影剂外渗的情况下使用。

远端导丝穿孔的风险随所使用的导丝类型而不同，通常头端硬度小于1g的现代导丝不大可能导致穿孔。但是，要是使用较硬的导丝（特别是头端硬度≥3g的导丝）或锥形导丝，需要更加谨慎。

通常认为导丝远端部分塑形成弯形时是安全的，因为它降低了导丝移位和滞留在小的侧支血管内的风险。对于非亲水性导丝来说，这是一个合理的假设，但可能不适用于亲水性导丝，它仍然可能存在增加血管夹层和穿孔的风险[1]。精细的导丝定位和监控远端血管中的导丝不进入小分支是最大限度降低风险的关键。

寻找什么

　　远端导丝穿孔很容易被遗漏,特别是术者注意力集中于复杂的病变时。对于存在钙化或迂曲血管的患者,通常导致引导导管"脱出"冠状动脉,尤其是当导管支撑力不好时。这些情况下,当器械插入或从血管中取出时,通常会有大的导丝的平移运动,一般不被重视,可能导致明显的远端导丝移位(图27.1)。理想情况下,透视下应该可以同时看到引导导管和远端导丝。如果无法做到这一点,医生必须经常细心地检查远端导丝的位置,并且在手术结束撤出导丝时进行造影,以便观察远端的血管床情况。

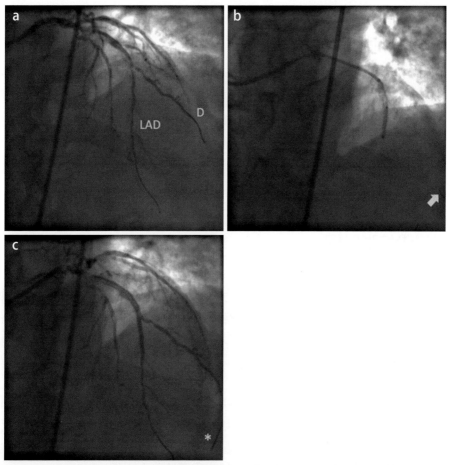

图 27.1　远端导丝移位。(a)血管造影显示 LAD PCI 前,导丝在 LAD 和对角支(D)血管中的位置。(b)在手术过程中,对角支导丝除了尖端(箭头)之外,向远端移动到图像区域外。(c)PCI 术后取出对角支导丝时,可在远端血管(星号)看到导丝穿孔。

通常，远端穿孔通过血管造影剂外渗来识别，一般在导丝取回后（图27.2）。心肌或心包的持续对比染色，然而进入心腔的导丝穿孔可能造影剂（例如从间隔支进入右心室）清除得更快。确认心包积液需要超声心动图，并且，一旦怀疑或确认有导丝穿孔，患者在手术台上或恢复区域时就需要马上进行超声心电图检查。

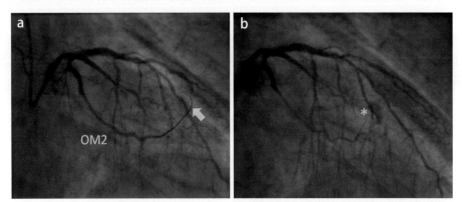

图27.2　撤出导丝后进行造影的重要性。（a）血管造影显示PCI后回旋支第二钝缘支（OM2）远端导丝位置（箭头）。（b）在撤出OM2导丝后造影在远端血管中看到穿孔（星号）。

治疗

延长球囊扩张时间

许多小的远端导丝穿孔仅在远端血管1/3处进行低压长时间球囊扩张即可。尽管应该尽量少进行造影，但此时需要反复进行短时造影以确认渗漏是否停止。即使这些冠脉穿孔的严重程度为Ⅲ级，延长球囊扩张时间也可成功封堵50%以上的冠脉穿孔[2]（图27.3）。

逆转抗凝

有时也可能需要使用鱼精蛋白中和肝素等措施，但初期常规使用鱼精蛋白可能会增加导管和支架血栓的风险，尤其是在需要持续使用球囊扩张等器械时。因此，这一步骤的使用时机判定是一个重要的问题，一般认为可能需要延迟到造影剂外渗减慢或停止时进行。如果用了阿昔单抗，可能也需要输入血小板。

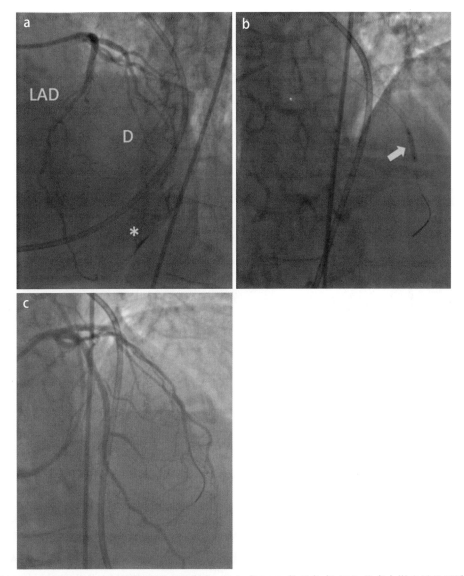

图 27.3 通过球囊扩张封堵的远端导丝穿孔。(a) 在 LAD 的对角支（D）分支中撤出导丝后看到的远端穿孔（星形）。(b) 对角支血管重新进入导丝，在血管的远端 1/3 处，2.0mm 半顺应性球囊（箭头）8atm 进行扩张。(c) 延长球囊扩张后封堵了导丝穿孔。

远端血管栓塞

对于最初策略无法制止的出血，唯一可靠的治疗方法仍然是闭塞远端血管。尽管这将导致一定程度的心肌梗死，但酶的升高可能相对较小，并且比进展为心包压塞的后果更可取。目前可用的微导管和OTW球囊导管能够达到远端血管和扭曲的小血管,并且可以选择注射某种药物或送入封堵器材。

(1)微弹簧圈栓塞:能购买到的带有合成纤维的柔软的铂金结构微弹簧圈形状和尺寸多样(图27.4),其可以最大程度凝血。它们通常用于外周和脑血管系统,用以封堵脑动脉瘤和控制胃肠道和子宫出血。它们也成功地用于远端导丝穿孔后冠状血管栓塞 [3-5]。用于此目的通常需要最小尺寸的弹簧圈(2~3mm),而且可能不适合最小的血管(参考第35章"弹簧圈栓塞")。

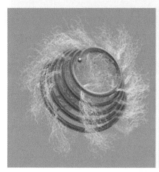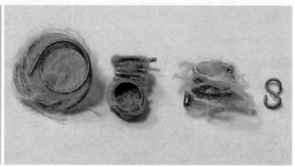

图 27.4*　用于栓塞的不同形状和大小的微弹簧圈。

(2)聚乙烯醇(PVA)颗粒:该技术适用于远端穿孔部位不能清晰可见时,或是血管特别细小不适合微弹簧圈的情况(图27.5)。应该使用的理想的小PVA颗粒(<300μm)能够通过0.014″管腔的微导管 [6, 7]。需要注意防止颗粒回流到近端血管或体循环中,因此宜选择通过OTW球囊扩张导管进行注射,在注射的同时球囊扩张,以防止血栓颗粒回流。

(3)含有与明胶交联的丙烯酸共聚物(三丙烯酰酯)的三丙烯基明胶微球:已被开发作为介入放射学中PVA颗粒的替代物,它们设计成亲水性的、可变形的、均匀小颗粒球状粒子,与有尖锐和锯齿状边缘的不规则形状的PVA颗粒形成对比。PVA颗粒的问题有颗粒聚集、中心聚集和导管阻塞。300~500μm微球已成功用于封堵远端冠状动脉循环中的穿孔,因为微球的弹性特性可以临时压缩高达33%,以加快通过注射导管 [8]。

(4)吸收性明胶海绵栓塞:吸收性明胶海绵是一种可吸收的明胶,既可以作粉末使用又可以作海绵使用。它能够吸收超过本体重量许多倍的血液和其他液体。虽然尚未完全了解其作用机制,但吸收性明胶海绵似乎可加速血块形成,并为形成凝块提供结构支持。除非浸泡在硬化剂中,否则用吸收性明胶海绵进行的血管闭塞不是永久性的,而是有足够的时间允许小的穿孔部位血栓形成。用吸收性明胶海绵经导管

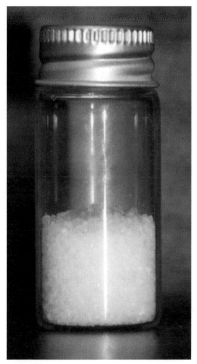

图 27.5　聚乙烯醇（PVA）颗粒。

栓塞已用于控制各种器官出血以及原发性和转移性肝肿瘤患者的肝动脉栓塞。也已经成功地用于封堵在 PCI 期间出现的远端导丝穿孔 [9]，尽管海绵碎片必须切成 2mm 或更小以让其通过微导管注射。

（5）冠状动脉内凝血酶或双组分纤维蛋白胶：使用这种技术，需要使用 OTW 球囊导管封闭穿孔的动脉，同时使用凝血酶溶液或由纤维蛋白原和凝血酶组成的市售双组分胶，通过靠近穿孔的球囊中央腔注入，以永久地闭塞远端血管 [10,11]。

（6）自体血凝块：有一些病例报告描述了在远端导丝穿孔的情况下使用患者自身的血凝块来封堵远端血管 [12, 13]。在这些报告中，在向充气的 OTW 球囊注射 1~5mL 剂量之前取出高达 20mL 的血液并静置 20 分钟以达到部分凝固（如果需要，另加鱼精蛋白）。然而，自体血液开始凝固所需的时间长短可能不同，而且一些作者描述了采用这种方法的技术难点 [10,14]。

（7）使用皮下组织：市面上的栓塞材料买不到或不适用时，患者的皮下组织也可成功地用以闭塞远端血管。动脉钳可用于从任何股动脉鞘插入部位取出脂肪组织（图 27.6），也可以进行局部麻醉，并且可以在腹股沟区域进行小切口以取出脂肪组织。然后可将组织放入微导管的头端，然后使用 2mL 装满造影剂的注射器向远端推注 [14]。

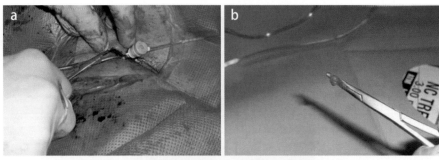

图 27.6* 　使用皮下脂肪作为栓塞材料。可以使用动脉钳从股骨鞘插入部位（a）取出皮下脂肪。获得的组织（b）可以通过放置的微导管注射输送到远端导丝穿孔部位。

心包穿刺术

与近端冠状动脉破裂一样，当泄漏不能迅速控制时可能需要进行心包积液引流（参见第 24 章"冠状动脉破裂"）。万一采取上述措施还持续出血，最终可能需要手术引流。

术后

任何患者有穿孔或是有穿孔嫌疑都应接受至少 24 小时的观察，并且需要一系列超声心动图检查以确保安全。根据穿孔大小以及远端血管是否栓塞，微粒状物可以进入心包腔，患者可能描述心包炎症状，尽管这通常是良性的和自限性的。

参考文献

1. De Marco F, Balcells J, Lefevre T, Routledge H, Louvard Y, Morice MC. Delayed and recurrent cardiac tamponade following distal coronary perforation of hydrophilic guidewires during coronary intervention. J Invasive Cardiol. 2008;20:E150–3.
2. Al-Lamee R, Ielasi A, Latib A, Godino C, Ferraro M, Mussardo M, et al. Incidence, predictors, management, immediate and long-term outcomes following grade III coronary perforation. JACC Cardiovasc Interv. 2011;4:87–95.
3. Aslam MS, Messersmith RN, Gilbert J, Lakier JB. Successful management of coronary artery perforation with helical platinum microcoil embolization. Catheter Cardiovasc Interv. 2000;51:320–2.
4. Gaxiola E, Browne KF. Coronary artery perforation repair using microcoil embolization. Cathet Cardiovasc Diagn. 1998;43:474–6.
5. Ponnuthurai FA, Ormerod OJ, Forfar C. Microcoil embolization of distal coronary artery perforation without reversal of anticoagulation: a simple, effective approach. J Invasive Cardiol. 2007;19:E222–5.
6. Iakovou I, Colombo A. Management of right coronary artery perforation during percutaneous coronary intervention with polyvinyl alcohol foam embolization particles. J Invasive Cardiol. 2004;16:727–8.

7. Yoo BS, Yoon J, Lee SH, Kim JY, Lee HH, Ko JY, et al. Guidewire-induced coronary artery perforation treated with transcatheter injection of polyvinyl alcohol form. Catheter Cardiovasc Interv. 2001;52:231–4.

8. To AC, El-Jack SS, Webster MW, Stewart JT. Coronary artery perforation successfully treated with tris-acryl gelatin microsphere embolisation. Heart Lung Circ. 2008;17:423–6.

9. Dixon SR, Webster MW, Ormiston JA, Wattie WJ, Hammett CJ. Gelfoam embolization of a distal coronary artery guidewire perforation. Catheter Cardiovasc Interv. 2000;49:214–7.

10. Fischell TA, Korban EH, Lauer MA. Successful treatment of distal coronary guidewire-induced perforation with balloon catheter delivery of intracoronary thrombin. Catheter Cardiovasc Interv. 2003;58:370–4.

11. Storger H, Ruef J. Closure of guide wire-induced coronary artery perforation with a two-component fibrin glue. Catheter Cardiovasc Interv. 2007;70:237–40.

12. Cordero H, Gupta N, Underwood PL, Gogte ST, Heuser RR. Intracoronary autologous blood to seal a coronary perforation. Herz. 2001;26:157–60.

13. Hadjimiltiades S, Paraskevaides S, Kazinakis G, Louridas G. Coronary vessel perforation during balloon angioplasty: a case report. Cathet Cardiovasc Diagn. 1998;45:417–20.

14. Oda H, Oda M, Makiyama Y, Kashimura T, Takahashi K, Miida T, et al. Guidewire-induced coronary artery perforation treated with transcatheter delivery of subcutaneous tissue. Catheter Cardiovasc Interv. 2005;66:369–74.

15. Ajluni SC, Glazier S, Blankenship L, O'Neill WW, Safian RD. Perforations after percutaneous coronary interventions: clinical, angiographic, and therapeutic observations. Cathet Cardiovasc Diagn. 1994;32:206–12.

16. Gunning MG, Williams IL, Jewitt DE, Shah AM, Wainwright RJ, Thomas MR. Coronary artery perforation during percutaneous intervention: incidence and outcome. Heart. 2002;88:495–8.

17. Fasseas P, Orford JL, Panetta CJ, Bell MR, Denktas AE, Lennon RJ, et al. Incidence, correlates, management, and clinical outcome of coronary perforation: analysis of 16,298 procedures. Am Heart J. 2004;147:140–5.

18. Witzke CF, Martin-Herrero F, Clarke SC, Pomerantzev E, Palacios IF. The changing pattern of coronary perforation during percutaneous coronary intervention in the new device era. J Invasive Cardiol. 2004;16:257–301.

19. Javaid A, Buch AN, Satler LF, Kent KM, Suddath WO, Lindsay Jr J, et al. Management and outcomes of coronary artery perforation during percutaneous coronary intervention. Am J Cardiol. 2006;98:911–4.

20. Kiernan TJ, Yan BP, Ruggiero N, Eisenberg JD, Bernal J, Cubeddu RJ, et al. Coronary artery perforations in the contemporary interventional era. J Interv Cardiol. 2009;22:350–3.

21. Shimony A, Zahger D, Van Straten M, Shalev A, Gilutz H, Ilia R, et al. Incidence, risk factors, management and outcomes of coronary artery perforation during percutaneous coronary intervention. Am J Cardiol. 2009;104:1674–7.

第 28 章
支架脱载

Daniel A. Jones，Sean M. Gallagher，Elliot J. Smith

摘要

冠状动脉支架革命性地改变了介入心脏病学的实践，它们可降低血管弹性回缩和 PCI 后再狭窄的风险。在 PCI 过程中支架从输送球囊上脱载的状况很少见，但它是 PCI 潜在的严重并发症。掌握如何处理这种情况的知识有助于避免卒中、心肌梗死、冠脉穿孔等不良后遗症以及紧急心脏手术的必要。

关键词

经皮冠状动脉介入治疗，并发症，支架脱载，栓塞

D. A. Jones , MBBS, BSc, PhD (*)
Department of Cardiology, NIHR Academic Clinical Lecturer and Interventional
Cardiology SpR , Barts Heart Centre, St Bartholomews , West Smithfi eld , London , UK
e-mail: dan.jones@bartshealth.nhs.uk

S. M. Gallagher , MRCP, MD
Department of Cardiology, Interventional Cardiology SpR , Barts Heart Centre,
St Bartholomews Hospital , West Smithfi eld , London , UK
e-mail: seangallagher@doctors.org.uk

E. J. Smith , FRCP, MD
Department of Interventional Cardiology , Barts Heart Centre, St Bartholomews Hospital ,
West Smithfi eld , London , UK
e-mail: elliot.smith@bartshealth.nhs.uk

© Springer-Verlag London 2016
A. Lindsay et al. (eds.), *Complications of Percutaneous Coronary Intervention,*
DOI 10.1007/978-1-4471-4959-0_28

引言

支架脱载的情况是不常见的,通常出现在支架递送或试图打开过程中支架从球囊上脱载。虽然不常见,但它可能是 PCI 的严重并发症,因为它可能导致卒中、心肌梗死、冠脉穿孔和急诊心脏手术。

支架脱载的发生率和危险因素

由于支架和输送球囊设计的改进,过去十年中支架脱载的发病率明显下降。将支架用手捏方式压到球囊导管上,支架脱载率超过 8%。随着预安装支架的普遍使用,支架脱载率急剧下降,现在脱载率不到 0.5%[1]。

文献对支架脱载的发生率和危险因素已有描述,包含（1994—2004 年）10 年期间进行的近 12 000 次手术的数据,支架脱载的发生率为 0.32%[2]。其中 86% 的病例都成功取回脱载的支架。这批数据中,预测支架脱载的血管造影因素是冠状动脉钙化、近端冠状动脉痉挛和位于弯曲处的冠状动脉病变 [2]。支架脱载的过程预测因素有病变准备不充分（直接支架植入有 2% 的支架脱载发生率,与此相比,采用球囊预扩张时支架脱载发生率为 0.5%）、尽管在遇到阻力的情况下仍将支架强行撤回指引导管、将支架强行推进钙化或迂曲的血管中等。

支架脱载的处理

迄今为止,在描述支架脱载的大数据中,最常用的取回脱载支架的技术是使用圈套装置。第二种最常见的方法是使用小球囊将丢失的支架拉回到导管中（这种方法只适用于脱载的支架保留导丝上时）。其他不常使用的取回技术有：使用钳夹、网篮圈套、栓塞保护装置、导丝缠绕技术等。

有时,脱载的支架可以从冠状动脉中取出,但由于支架严重变形,因此无法从体内取出,需要进行血管外科手术才能取出支架。重要的是,当支架在外周血管中脱载时,它们似乎不会引发任何并发症 [2]。

支架脱载的处理技术

管理支架脱载的最佳策略是预处理优化病变技术,以尽量减少支架脱载的风险。然而,一旦发生支架脱载,要么运用多种技术撤回支架,要么安全地把支架在冠脉内释放。处理脱载支架的策略大致可分为以下几种。

（1）就地释放即将从球囊上脱载的支架于冠脉内。

（2）用新支架把脱载支架挤压到冠脉壁上。

（3）从冠脉取出支架并将脱载的支架从体内取出。

选择采用哪种策略取决于支架脱载的位置，以及导丝是否依旧在支架上。

支架在冠脉内脱载而导丝仍然在支架上时：这种情况下，如果可以安全地将支架释放于冠脉内那就可以就地放置，若释放不安全就将其取出。

为了释放脱载的支架，可以将小球囊送入支架中并进行扩张。然后，可以用直径逐渐增大的球囊依次扩张支架，一直扩张到最大程度。

如果支架脱载位置不适合就地释放，则应尝试取回。有几种技术可以从冠脉中取出脱载的支架。

（1）球囊取回技术：这是最常用的取回技术，但仅在脱载的支架留在导丝上时才适用。将小径（直径＜2 mm）球囊推进通过脱载的支架，于支架远端扩张，然后后撤球囊把支架带回到导管中。所使用的球囊必须直径够大以"捕获"支架并可以被拉回到引导导管 [3,4]。一般来说，球囊不用于迫使支架回到导引导管。如果在从冠脉撤回时感觉到阻力，则球囊的强力回撤可能导致支架在近端冠脉内变成"六角形"，增加接下来的支架取出的技术难度。

（2）导丝缠绕技术：导丝仍在脱载的支架内时，可以用第二根导丝从支架外面穿过支架或穿过支架网眼。第二根导丝到达支架远端时，用同一 torquer 共同旋转两根钢丝，使钢丝在支架以远彼此缠绕，将脱载的支架困在导丝之间，从而可以把支架拉回到导引导管之中。

支架在冠脉内脱载且导丝脱出支架的情况：这种情况下，如果可以在冠脉内运用第二个支架安全地将脱载支架挤压到血管壁，那就可以就地挤压，否则就将其取出。为了将脱载的支架释放到位，必须用新的导丝通过脱载的支架外面到达血管的远端。球囊扩张以将脱载支架挤到一边之后，然后可以用新支架送到脱载的支架附近，在那里可以用新支架将脱载的支架挤压到血管壁上。

如果支架脱载的位置不能用第二个支架挤压，则应考虑取出支架。一旦导丝脱出支架，从冠脉内撤回脱载的支架的技术包括：

（1）冠脉内圈套：冠脉内圈套由塑料导管和内部可移动的镍钛合金线圈组成。导管沿导丝送到冠脉中。脱载的支架被线圈捕获并被拉到输送导管的远端头端，然后可以将圈套线圈和支架一起从冠脉回撤到导引导管中。

（2）缠绕技术：导丝脱出支架时也可以采用这种技术。这种技术需要用新的导丝从支架内穿过或至少穿过支架网眼，然后用第二导丝沿支架外面通过到达血管的远侧。扭动导丝使钢丝缠绕在一起有望捕获脱载的支架，然后可以一起回撤。

支架在外周血管中脱载的情况：从冠脉移除脱落的支架但未回收到导引导管中

的现象并不罕见。在这种情况下,有多种策略可以从体内移除支架。

如果导丝仍然在支架内时,那么球囊可以沿导丝送到支架远端并且扩张。然后可以通过球囊扩张将支架拉回到导引导管中。然而,支架重新进入引导导管的远端内一般并不容易。

这种情况下,导引导管、导丝和球囊应该一起移除,避免支架变形。此时,导管通过股动脉鞘管或桡动脉鞘管撤回时必须小心。在一些情况下,导管和导丝可以撤回,但是部分展开的支架可能卡在动脉鞘的远端边缘上,使得它在靠近动脉鞘的外围血管中脱落。避免这种情况的一个选择是使用冠状导丝进行交换来扩大动脉鞘管的直径(例如从 6Fr 扩到 8Fr)。

如果支架在外周血管中从导丝中脱出,则可以将支架在外周动脉内取回,也可以就地释放。为了取回支架,目前有几种可用的圈套器(单环或多环,直径范围在2~3mm 到 45mm)。如果没有可用的圈套器,则可以使用内部带有环状导丝的 5Fr 多用途导引导管捕获支架。已经描述了其他取回装置比如钳夹和网篮圈套取回装置的使用。如果脱落的支架栓塞到适当大小的外周动脉,那么支架也可以就地释放(参见"病例历史记录"部分),如果导丝也脱落,可以用第二个支架挤压,这和在冠脉内挤压支架的方式是一样的。

支架在外周血管中脱落,不知道最终位置的情况较少。通常这些成为栓子的支架不会引发任何临床后遗症。如果没有缺血的临床症状或体征,则不推荐局部固定支架或随后手术取出,因为与外周支架栓塞相关的不良事件发生频率较低。

病历

一名 72 岁的糖尿病老年女性患者,患有非 ST 段抬高型心肌梗死。用 6Fr 鞘管经右桡动脉进行冠脉血管造影,显示严重钙化的 LAD 近端狭窄。用 3.0 mm×12 mm 球囊 12 atm 扩张预处理病变,然后试图植入 3.5 mm×18 mm DES(XIENCE)支架,但支架不能通过近端 LAD。支架被卡在近端病变里,并且欲撤回时从球囊上脱载。导丝仍保留在脱载的支架中。在导丝上成功地将小球囊推进并通过未展开的支架。球囊在 8 atm 下扩张。近端 LAD 或左主干中没有合适的位置来释放支架。因此,支架被拉回到导引导管中。然而,支架不能完全回到导管中,因此停留在导管的口部。然后将整个血管成形术系统(导引导管、导丝、球囊和支架)轻轻地从冠脉中成功地回撤,并通过升主动脉拉回到桡动脉,目的是取回脱落的支架。然而,由于导管内捕获的是不完整的支架,支架无法回收到鞘管中。这种情况下,支架在桡动脉内完全释放而没有出现并发症。

结论

　　支架脱载很罕见，却是具有技术挑战性的 PCI 并发症，其后果可能非常严重。上面已经描述了支架取回技术和器械，在现代介入实践中熟悉和立即使用这些器械和技术是重要的。特定技术的选择要依患者的临床症状、医生的经验、脱载支架的位置以及可用的取回器械而定。需要记住的是，某些情况下，在冠状动脉或外周血管中，释放或挤压支架而非取回支架是一种可行的替代方案，并且似乎是安全的（图 28.1）。

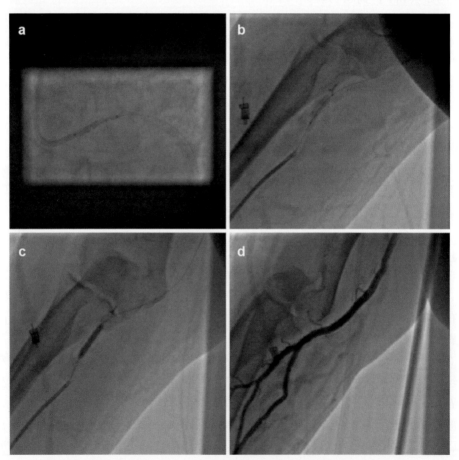

图 28.1　脱载支架释放在桡动脉。（a）透视显示支架从球囊脱落并保留在导引导管末端。（b）透视成像显示在导丝上球囊通过了支架。（c）示支架用较大的球囊释放到桡动脉中。（d）示支架释放到桡动脉中的最终结果。

参考文献

1. Alomar ME, Michael TT, Patel VG, Altomare CG, Rangan BV, Cipher D, Banerjee S, Brilakis ES. Stent loss and retrieval during percutaneous coronary interventions: a systematic review and meta-analysis. J Invasive Cardiol. 2013;25:637–41.
2. Brilakis ES, Best PJ, Elesber AA, Barsness GW, Lennon RJ, Holmes Jr DR, Rihal CS, Garratt KN. Incidence, retrieval methods, and outcomes of stent loss during percutaneous coronary intervention: a large single-center experience. Catheter Cardiovasc Interv. 2005;66:333–40.
3. Kammler J, Leisch F, Kerschner K, Kypta A, Steinwender C, Kratochwill H, Lukas T, Hofmann R. Long-term follow-up in patients with lost coronary stents during interventional procedures. Am J Cardiol. 2006;98:367–9.
4. Colkesen AY, Baltali M, Acil T, Tekin G, Tekin A, Erol T, Sezgin AT, Muderrisoglu H. Coronary and systemic stent embolization during percutaneous coronary interventions: a single center experience. Int Heart J. 2007;48:129–36.

第 29 章
旋磨术并发症

Sean M. Gallagher，Daniel A. Jones，Elliot J. Smith

摘要

　　冠状动脉旋磨术（rotational atherectomy，RA）有助于对严重钙化冠脉病变患者的治疗。与标准 PCI 相比，RA 是一种技术要求很高的手术，并发症更多。精细的技术是减少并发症的关键，最佳方法是温和地在病变处来回"啄食式"运动（慢进快退）。具有适当尺寸的旋磨头，在高转速、短时间消蚀，一次不超过 20 秒，避免旋磨头减速。由于冠脉病变的复杂性，尽管有这些措施，RA 的并发症仍时有发生。

　　RA 的大多数并发症在所有 PCI 手术中都可看到，如手术期心肌梗死、卒中、血管通路并发症、冠脉夹层、血管闭塞和穿孔。但是，也有的并发症仅在 RA 手术中多见，如慢血流 / 无复流、心动过缓和房室传导阻滞，或特定于 RA 的并发症，如旋磨头嵌顿、旋磨钢丝断裂等。术者了解这些特殊的并发症是重要的，并要掌握一

S. M. Gallagher , MRCP, MD

Interventional Cardiology SpR, Department of Cardiology , Barts Heart Centre,

St Bartholomews Hospital , West Smithfi eld, London , UK

e-mail: seangallagher@doctors.org.uk

D. A. Jones , MBBS, BSc, PhD

Department of Cardiology, NIHR Academic Clinical Lecturer and Interventional

Cardiology SpR , Barts Heart Centre, St Bartholomews , West Smithfi eld, London , UK

e-mail: dan.jones@bartshealth.nhs.uk

E. J. Smith , FRCP, MD (✉)

Department of Interventional Cardiology , Barts Heart Centre, St. Bartholomews Hospital ,

West Smithfi eld, London , UK

e-mail: elliot.smith@bartshealth.nhs.uk; elliotjs@doctors.org.uk

© Springer-Verlag London 2016

A. Lindsay et al. (eds.), Complications of Percutaneous Coronary Intervention,

DOI 10.1007/978-1-4471-4959-0_29

一旦发生这些并发症时,如何进行妥善处理。

关键词

冠状动脉旋磨术,旋磨头嵌顿,旋磨钢丝断裂

引言

PCI 冠脉钙化病变是具有挑战性的,因为钙化病变通常难于被球囊充分扩张[1]。钙化病变支架治疗,如病变未进行充分的预处理可能导致支架膨胀不全[2];而支架膨胀不全是支架内再狭窄和亚急性支架血栓形成的重要预测因素[3]。

使用 Rotablator 系统(Boston Scientific corporation; Scimed, Plymouth, MN, USA)旋磨术(RA)可消蚀钙化病变,使病变处球囊扩张更加容易,从而降低支架膨胀不全的可能。Rotablator 系统(图 29.1)包含一个椭圆形的镶嵌金刚石的旋磨头,它通过 0.009″ 的钢丝进入冠脉,由压缩空气驱动,并由控制台控制,旋磨头旋转大约在 140 000~16 000 转 / 分。旋磨头将非弹性纤维化和钙化斑块消蚀成小于 10μm 的微粒,通过微循环清除。文献报道 RA 成功率大于 90%[4,5]。

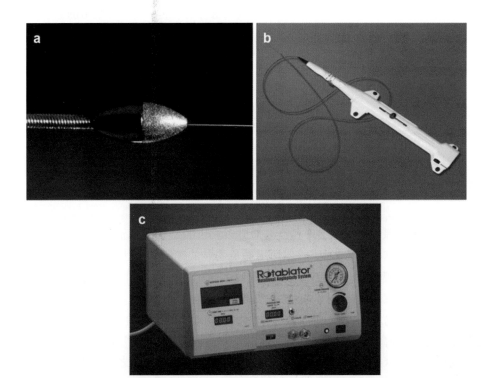

图 29.1*　旋磨系统:(a)旋磨头在旋磨钢丝上。(b)旋磨推进器。(c)旋磨控制器。

旋磨术的并发症

与 PTCA 或 PCI 相比，RA 有更多的并发症。文献报道，RA 主要并发症的发生率在 1%~14%[4,6-12]（表 29.1）。虽然 RA 是一个复杂的手术，但其相关合并症多与冠脉病变的性质和（或）伴随的临床疾病有关，而不是技术本身。

RA 的大多数并发症在所有的 PCI 中都很常见，包括手术期心肌梗死（MI）、卒中、血管通路并发症和血管造影并发症如冠脉夹层、血管闭塞和穿孔。有一些并发症完全归因于 RA 手术。例如，慢血流 / 无复流、心动过缓和房室传导阻滞，或者旋磨系统并发症如旋磨头嵌顿、旋磨导丝断裂。

表 29.1　旋磨头直径与导引导管直径

旋磨头直径（mm）	旋磨头直径（in）	推荐使用导引导管（Fr）	所需最小腔内直径（in）
1.25	0.049	6	0.060
1.5	0.059	6	0.063
1.75	0.069	7	0.073
2.0	0.079	8	0.083
2.15	0.085	8	0.089
2.25	0.089	9	0.093
2.38	0.094	9	0.098
2.5	0.098	9	0.102

1 in=2.54 cm

减少 RA 并发症的技术

小心谨慎是减少并发症的关键，包括适当大小的旋磨头以高速旋转状态缓慢进出靶病变部位。这种"啄食式"技术可以避免明显的旋磨头降速（> 5000 转 / 分），以保证旋磨头通过靶病变时维持一定的速度，旋磨头过度的降速与围术期慢血流、心肌梗死和随后的再狭窄有关[13]。短时间消蚀（不超过 15~20 秒）、"啄食式"技术，并使用旋磨液冲洗（鸡尾酒液：包含肝素、维拉帕米和硝酸甘油混合在生理盐水中）可保持冠脉血流、提高微循环清除 RA 碎片能力、减少手术并发症[14]。

使用高速度（约 160 000 转 / 分）、小磨头（旋磨头与动脉之比为 0.5~0.6），与大磨头（磨头与动脉之比 >0.7）相比，成功率更高、并发症更少[13, 15]。此外，使用较小的磨头允许使用较小的导引导管和较小的动脉鞘,这可以减少血管通路并发症[16]和可能降低术中卒中的风险[17,18]。1.5mm 以内的磨头可以轻松地使用在 6 Fr 导引导管内,允许 RA 通过桡动脉入路进行。无鞘导管内腔 >7 Fr,但外径小于等于 6 Fr,允许通过桡动脉通路进行具有较大磨头的 RA 术。已发表的数据表明[19],无论是否通过桡动脉途径还是股动脉途径,手术成功率、手术时间和辐射暴露剂量大约相等。重要的是,当通过桡动脉入路进行 RA 时,血管并发症的发生率较低[20]。

RA 特有的并发症

本章将重点介绍 RA 特有的并发症,并将详细说明如何处理这些并发症。

RA 手术并发症

慢血流 / 无复流

这是 RA 常见的并发症,发生率达 2.6%(表 29.2)。慢血流 / 无复流被认为与远端血管 RA 碎片栓塞、冠脉痉挛、血小板活化有关。公认慢血流 / 无复流的诱因包括弥漫病变的 RA、使用较大的磨头、长时间消蚀和病变内磨头减速过快[4]。预防慢血流 / 无复流的策略,包括使用小磨头、短时间消蚀和血管扩张剂。即使使用这些策略,慢血流 / 无复流也会发生,但随着其快速识别和处置临床上基本不会有什么

表 29.2　RA 常见并发症

文献	N	死亡(%)	心梗(%)	搭桥(%)	血管并发症(%)	夹层(%)	穿孔(%)	慢血流(%)
ROTAXUS[6]	120	1.7	1.7	0.8	5.8	3.3	1.7	0
Abdel-Wahab 等[4]	205	1.5	2.4	-	-	4.4	0.5	2.0
Naito 等[10]	233	0	1.3	-	-	1.7	0.4	-
Benezet 等[7]	102	1.0	1.0	-	-	2.9	0	-
Garcia de Lara 等	50	4.0	14	0	-	2.0	2.0	0
Rathore 等[11]	391	1.0	6.9	0	-	5.9	2.0	2.6
Vaquerizo 等[12]	63	0	3.2	0	1.6	-	-	-
Furuichi 等[8]	95	0	3.2	-	-	1.9	-	-

问题。

RA 期间慢血流 / 无复流的管理

一旦确认慢血流 / 无复流，则应该停止旋磨。通过检查 ACT 确保患者充分的抗凝，必要时追加抗凝药物。同时要积极纠正低血压以维持足够的冠脉灌注压力。这通常需要快速输液、血管活性药物，但较少需要 IABP。而对于慢血流 / 无复流可以冠脉内给予血管扩张剂包括硝酸甘油、腺苷和维拉帕米，当冠脉远端小血管血流不好时，可以通过导引导管冠脉内注射这些药物。当无复流比较严重时，可以通过 OTW 球囊注射血管活性药物到冠脉血管床的远端。糖蛋白 Ⅱ b / Ⅲ a 抑制剂或阿昔单抗已被证明可降低 RA 过程中心肌酶升高，并且可以考虑在大量应用血管扩张药物、且经过一段时间后灌注压已恢复但仍存在慢血流时应用[21]。同时也要重注意，慢血流 / 无复流并不是导致 RA 期间冠脉流量减少的唯一原因。冠脉流量减少的其他潜在原因包括严重的冠脉痉挛或冠脉夹层。冠脉血管痉挛的处理方法与慢血流 / 无复流相似。然而，准确区分冠脉夹层与慢血流 / 无复流非常重要，因为冠脉夹层的处理明显不同，需要长时间球囊扩张和或支架植入术。

心动过缓和房室传导阻滞

短暂性心动过缓和（或）心脏传导阻滞在右冠脉（RCA）或占优势的 LCx 行 RA 时最常见。心动过缓的机制尚不清楚，但它被认为是由这两种原因引起的：RA 碎片栓塞影响了房室结动脉灌注，或由于磨头振动或冠脉内心脏热反应反射性引起心动过缓。RA 手术的任何时候都可能发生心动过缓。偶尔在磨头转动后立即发生，但更常见的是，在 RA 时心率逐渐下降、在 RA 终止时恢复正常。

RA 期间心动过缓的处理

与 RA 的其他并发症一样，使用小磨头并缩短消蚀时间，缓慢性心律失常的发生率也会降低。一般建议 RCA 行 RA 时，右心室（RV）放置临时起搏电极（TPW），在 LCx 中占优势或在前降支中 RA 时也同样进行。然而，TPW 的放置也与自身并发症相关，如右心室穿孔、心包渗出和压塞。因此，另一种选择是在 RA 期间将 TPW 植入下腔静脉，如果出现心动过缓，则可迅速到达 RV，另一个不应用 TPW 的策略是，在 RA 之前给予患者用阿托品，可以降低心动过缓风险。

旋磨系统并发症

磨头嵌顿

磨头嵌顿是一种罕见但严重的 RA 并发症,它发生在磨头通过未完全消蚀的病变远端处。因为磨头背面没有钻石,限制了磨头的回撤。最常见的情况是对偏心钙化病变进行 RA,或使用"推"而不是一种"啄食式"技术方法消蚀。或者磨头在病变处停下来。这通常是由于磨头过大,被推过病变而没有"啄食式"技术通过病变,导致磨头最终在病变内失速并停留在病变内。

磨头嵌顿的处理

处置磨头嵌顿最简单方法是简单地将磨头向后撤入导管,在尝试此方法时冠脉内应用血管扩张剂可使成功的机会增大。重复使用 DynaGlide 旋磨开关松动磨头可以易化磨头的回撤。然而这项技术不推荐,因为它可能会引起冠脉的夹层。当试图手动回撤嵌顿的磨头时,很可能将导管被动拉入冠状动脉,有可能导致冠状动脉近端夹层。强力回撤嵌顿的磨头时可能会导致旋磨杆断裂,此时情况更加恶化,需要心脏手术来取出嵌顿的磨头及旋磨杆。

撤回嵌顿磨头的替代方法可用球囊扩张法撬开嵌顿的磨头,此时要用深插导管法以增加支撑力[22]。基于这些技术的分步图见图 29.2。

为了使用球囊扩张来撬开嵌顿的磨头,需要第二个动脉通路,因为原导管内没有足够的残余管腔来容纳包含旋磨 Rotablator ™系统及球囊导管。通过第二导管进入导丝,导丝通过嵌顿的磨头到达冠脉远端。小球囊通过这根导丝到达磨头处,扩张球囊以挤压磨头,可以松动磨头而撤回[23]。

深插导引导管或延长管都可以增加回撤磨头的支撑力量,同时保护近端冠状动脉[24, 25]。为了进一步使用导管延长管通过 Rotablator ™系统,旋磨系统必须在 Rotalink ™推进器末端剪断(图 29.3)[26]。一旦导管或延长导管前进到嵌顿磨头处,同时回撤磨头杆,前推导管使导管远端边缘至磨头处,使之成为磨头与周围斑块之间的楔子。用力回撤磨头杆同时相反方向前进导管,可以解清嵌顿的磨头。

另外,可利用经皮冠状动脉圈套器去除嵌顿的磨头[27]。如前所述切断 Rotablator ™系统,可以使圈套器通过 Rotablator 杆进入以到达嵌顿的磨头处。圈套器在嵌顿磨头局部发挥牵引作用以约束磨头,可以降低试图撤回嵌顿磨头时的并发症风险。

如果这些技术不成功,则应考虑外科手术取出[22]。

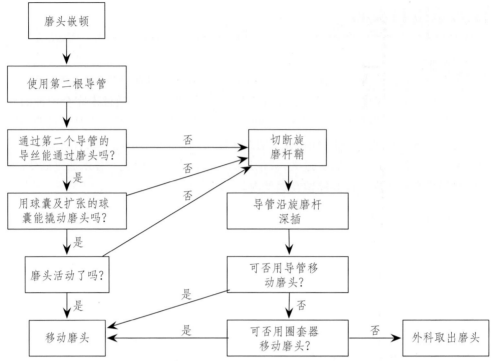

图 29.2 磨头嵌顿处理流程图。（Adapted from Sulimov et al. [22]）

旋磨导丝（RotaWire ™）断裂

RotaWire ™断裂是 RA 不太常见的并发症[28-30]。RotaWire ™比较细，直径为 0.009″，但其末端附着不透射线、直径 0.014″ coil 导丝。与标准的 0.014″ 导丝相比，它的扭控性差、操作更困难。远端不透射线段与导丝接合处比较弱，此处容易断裂，因此磨头尽量避免接近此接合处，因为磨头可能会切断导丝，导致尖端遗留到血管内。如 RotaWire ™头端部分固定在一个冠脉侧支小血管中，在 RA 时可能产生疲劳而导致导丝接合处断裂。通过保持远端金属丝尖端在主支血管内及防止磨头接近不透射线的导丝部分，可以使 RA 时导丝断裂的发生率最小化。

旋磨导丝断裂的处理

一旦 RotaWire ™断裂，可使用冠脉内圈套取回导丝残端。然而，如果只有导丝远端部分残留在冠脉内，那么保守治疗也可能会非常有效，将导丝残端留在血管原位，随着时间的推移，它可能会内皮化。

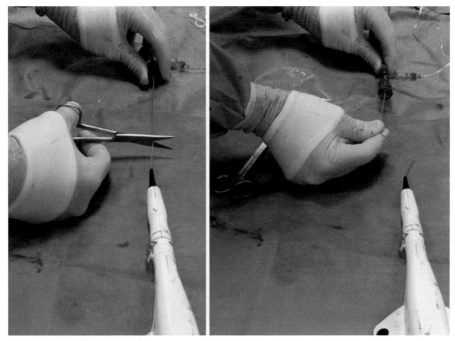

图 29.3* 于接近 RotaLink ™处剪断 Rotablator ™鞘、驱动轴及旋磨导丝,以使通过导管延长管,或在 Rotablator ™ 杆上通过冠脉圈套器。

结论

RA 可用于修饰冠脉钙化病变并易化支架扩张。尽管 RA 过程复杂,但仔细谨慎的操作可以降低一切风险,并降低相关并发症的发生率。尽管 RA 的大多数并发症与 PCI 相同,但是深入了解 RA 的特殊并发症,对于快速识别并进行积极的治疗是至关重要的。

参考文献

1. Alfonso F, Macaya C, Goicolea J, Hernandez R, Segovia J, Zamorano J, Banuelos C, Zarco P. Determinants of coronary compliance in patients with coronary artery disease: an intravascular ultrasound study. J Am Coll Cardiol. 1994;23:879–84.
2. Fitzgerald PJ. Lesion composition impacts size and symmetry of stent expansion: initial report from the strut registry. J Am Coll Cardiol. 1995;25:49A.
3. Moussa I, Di Mario C, Reimers B, Akiyama T, Tobis J, Colombo A. Subacute stent thrombosis in the era of intravascular ultrasound-guided coronary stenting without anticoagulation: frequency, predictors and clinical outcome. J Am Coll Cardiol. 1997;29:6–12.
4. Abdel-Wahab M, Baev R, Dieker P, Kassner G, Khattab A, Toelg R, Sulimov D, Geist V, Richardt

G. Long-term clinical outcome of rotational atherectomy followed by drug-eluting stent implantation in complex calcified coronary lesions. Catheter Cardiovasc Interv. 2013;81:285–91.

5. Tran T, Brown M, Lasala J. An evidence-based approach to the use of rotational and directional coronary atherectomy in the era of drug-eluting stents: when does it make sense? Catheter Cardiovasc Interv. 2008;72:650–62.

6. Abdel-Wahab M, Richardt G, Joachim Buttner H, Toelg R, Geist V, Meinertz T, Schofer J, King L, Neumann F, Khattab A. High-speed rotational atherectomy before paclitaxel-eluting stent implantation in complex calcified coronary lesions: the randomized ROTAXUS (Rotational Atherectomy Prior to Taxus Stent Treatment for Complex Native Coronary Artery Disease) trial. JACC Cardiovasc Interv. 2013;6:10–9.

7. Benezet J, Díaz de la Llera LS, Cubero JM, Villa M, Fernandez-Quero M, Sanchez-Gonzalez A. Drug-eluting stents following rotational atherectomy for heavily calcified coronary lesions: long-term clinical outcomes. J Invasive Cardiol. 2011;23:28–32.

8. Furuichi S, Sangiorgi G, Godino C, Airoldi F, Montorfano M, Chieffo A, Michev I, Carlino M, Colombo A. Rotational atherectomy followed by drug-eluting stent implantation in calcified coronary lesions. EuroIntervention. 2009;5:370–4.

9. Garcia De Lara J, Pinar E, Ramon Gimeno J, Hurtado J, Lacunza J, Valdesuso R, Valdes Chavarri M. Percutaneous coronary intervention in heavily calcified lesions using rotational atherectomy and paclitaxel-eluting stents: outcomes at one year. Rev Esp Cardiol. 2010; 63:107–10.

10. Naito R, Sakakura K, Wada H, Funayama H, Sugawara Y, Kubo N, Ako J, Momomura S. Comparison of long-term clinical outcomes between sirolimus-eluting stents and paclitaxel-eluting stents following rotational atherectomy. Int Heart J. 2012;53:149–53.

11. Rathore S, Matsuo H, Terashima M, Kinoshita Y, Kimura M, Tsuchikane E, Nasu K, Ehara M, Asakura Y, Katoh O, Suzuki T. Rotational atherectomy for fibro-calcific coronary artery disease in drug eluting stent era: procedural outcomes and angiographic follow-up results. Catheter Cardiovasc Interv. 2010;75:919–27.

12. Vaquerizo B, Serra A, Miranda F, Triano J, Sierra G, Delgado G, Puentes A, Mojal S, Brugera J. Aggressive plaque modification with rotational atherectomy and/or cutting balloon before drug-eluting stent implantation for the treatment of calcified coronary lesions. J Interv Cardiol. 2010;23:240–8.

13. Whitlow P, Bass T, Kipperman R, Sharaf B, Ho K, Cutlip D, et al. Results of the study to determine rotablator and transluminal angioplasty strategy (STRATAS). Am J Cardiol. 2001;87:699–705.

14. Tomey M, Kini A, Sharma S. Current status of rotational atherectomy. JACC Cardiovasc Interv. 2014;7:345–53.

15. Safian R, Feldman T, Muller D, Mason D, Schreiber T, Haik B, et al. Coronary angioplasty and rotablator atherectomy trial (CARAT): immediate and late results of a prospective multicenter randomized trial. Catheter Cardiovasc Interv. 2001;53:213–20.

16. Doyle B, Ting H, Bell M, Lennon R, Mathew V, Singh M, et al. Major femoral bleeding complications after percutaneous coronary intervention: incidence, predictors, and impact on long-term survival among 17,901 patients treated at the Mayo Clinic from 1994 to 2005. JACC Cardiovasc Interv. 2008;1:202–9.

17. Eggebrecht H, Oldenburg O, Dirsch O, Haude M, Baumgart D, Welge D, et al. Potential embolization by atherosclerotic debris dislodged from aortic wall during cardiac catheterization: histological and clinical findings in 7,621 patients. Catheter Cardiovasc Interv. 2000;49:389–94.

18. Hoffman S, Routledge H, Lennon R, Mustafa M, Rihal C, Gersh B, et al. Procedural factors associated with percutaneous coronary intervention-related ischemic stroke. JACC Cardiovasc Interv. 2012;5:200–6.

19. Watt J, Oldroyd K. Radial versus femoral approach for high-speed rotational atherectomy. Catheter Cardiovasc Interv. 2009;74:550–4.

20. Feldman D, Swaminathan R, Kaltenbach L, Baklanov D, Kim L, Wong S, et al. Adoption of radial access and comparison of outcomes to femoral access in percutaneous coronary intervention: an updated report from the national cardiovascular data registry (2007–2012). Circulation. 2013;127:2295–306.

21. Kini A, Reich D, Marmur J, Mitre C, Sharma S. Reduction in periprocedural enzyme elevation by abciximab after rotational atherectomy of type B2 lesions: results of the Rota ReoPro randomized trial. Am Heart J. 2001;142:965–9.

22. Sulimov D, Abdel-Wahab M, Toelg R, Kassner G, Geist V, Richardt G. Stuck rotablator: the nightmare of rotational atherectomy. EuroIntervention. 2013;9:251–8.

23. Hyogo M, Inoue N, Nakamura R, Tokura T, Matsuo A, Inoue K, et al. Usefulness of conquest guidewire for retrieval of an entrapped rotablator burr. Catheter Cardiovasc Interv. 2004; 63:469–72.

24. Cunnington M, Egred M. GuideLiner, a child-in-a-mother catheter for successful retrieval of an entrapped rotablator burr. Catheter Cardiovasc Interv. 2012;79:271–3.

25. Kimura M, Shiraishi J, Kohno Y. Successful retrieval of an entrapped rotablator burr using 5 Fr guiding catheter. Catheter Cardiovasc Interv. 2011;78:558–64.

26. Sakakura K, Ako J, Momomura S. Successful removal of an entrapped rotablation burr by extracting drive shaft sheath followed by balloon dilatation. Catheter Cardiovasc Interv. 2011;78:567–70.

27. Prasan A, Patel M, Pitney M, Jepson N. Disassembly of a rotablator: getting out of a trap. Catheter Cardiovasc Interv. 2003;59:463–5.

28. Foster-Smith K, Garratt K, Holmes DJ. Guidewire transection during rotational coronary atherectomy due to guide catheter dislodgement and wire kinking. Cathet Cardiovasc Diagn. 1995;35:224–7.

29. Gavlick K, Blankenship J. Snare retrieval of the distal tip of a fractured rotational atherectomy guidewire: roping the steer by its horns. J Invasive Cardiol. 2005;17:E55–8.

30. Mizuguchi Y, Yamada T, Takahashi A. Migration of a broken rotawire across the aorta during retrieval using the twin guidewire method. Cath Lab Digest. 2013;21(2):30–2.

第30章
支架断裂和纵向支架压缩

Mamas A. Mamas，Douglas G. Fraser

摘要

　　自从心脏病介入治疗以来，支架平台设计已经有了显著的发展，更薄支架的使用、钴铬合金的应用以及更灵活的支架平台设计使得支架顺应性明显改善，更加适应于弯曲和严重钙化的血管病变。然而，支架设计只是平衡了支架性能的几个属性，如支架的柔软性、可跟踪性、覆盖性、射线不透性、纵向和径向强度和弹性回缩力，但增强一个特定的支架属性以提高可输送能力可能会无意中影响支架的其他属性。

关键词

　　经皮冠状动脉介入治疗，支架纵向变形

支架纵向变形

　　自从心脏病介入治疗以来，支架平台设计已经有了显著的发展，更薄支架的使

M. A. Mamas , MA, DPhil, BMBCh (✉)
Department of Cardiology , Cardiovascular Institute, University of Manchester ,
Manchester , UK
e-mail: mamasmamas1@yahoo.co.uk

D. G. Fraser , MA, MRCP, BMBCh
Department of Cardiology , Manchester Heart Centre, Manchester Royal Infi rmary ,
Manchester, UK
e-mail: doug.fraser@cmft.nhs.uk

© Springer-Verlag London 2016
A. Lindsay et al. (eds.), *Complications of Percutaneous Coronary Intervention,*
DOI 10.1007/978-1-4471-4959-0_30

用,钴铬合金的应用以及更灵活的支架平台设计使得支架顺应性明显改善,更加适应了弯曲和严重钙化的血管病变。然而,支架设计只是平衡了支架性能的几个属性,如支架的柔软性(flexibility)、可跟踪性、覆盖性、射线不透性、纵向和径向强度和弹性回缩力,但增强一个特定的支架属性以提高可输送能力可能会无意中影响支架的其他属性[1]。例如,新的支架设计旨在提高柔软性和传送性(deliverability)可致纵向强度降低,导致支架植入后沿纵向轴缩短,这种现象称之为纵向支架变形(longitudinal stent deformation,LSD)[2]。从 Hanratty 的最初报告开始,已经发表了一些病例报告,通过 IVUS 证实从微小变形到支架几乎完全塌陷[3-7]。

发病率

我们目前对 LSD 发病率的了解主要基于回顾性病例报告,因此很难确定真实世界的发病率。威廉斯等[3] 第一个报告了 LSD 的发病率在 0%~0.86%。最近通过对我中心 1800 例病例的逐个审查分析显示,LSD 的患病率比以前报道的要高,达 1.3%,而 Element 支架达 3.1%,但 Biomatrix、Resolute 和 Xience V 支架则不到 1%[8]。最近一个报道 Element 支架 LSD 发生率为 0.2 %(7/2471),而 Resolute 支架为 0%,另一个报道了 Element 支架 LSD 发生率为 1%(9/905),而 Resolute 支架仍为 0%(0/906)[9-11]。

LSD 的预测因子

支架平台

除上述数据外,美国食品药品监督管理局(FDA)的 MAUD 数据库(制造商和用户设施设备体验数据库),其目标是研究包括医疗器械在内的不良事件,其报道超过 80%LSD 发生在 Element 支架平台[12]。

试验表明,与其他广泛使用的支架平台相比,Element 支架平台的抗纵向压缩能力要小得多[13,14],这可能与其两个支架梁间 peak-to-peak 连接设计有关。

血管因素

LSD 最常发生在 RCA、LMS 和 SVG 中,通常发生在长的、弯曲的和开口部病变[8, 12, 15]。可能与在开口病变位置导引导管挤压支架和导引导丝拉直弯曲病变有关,特别是在右冠脉,导丝偏压导致器械(球囊或 IVUS)的尖端沿支架外缘接触近端支架而致 LSD。最近的单中心回顾性研究表明不同平台支架间 LSD 的发病率在开口病变中相似,其中在 PCI 过程中导引导管产生的力量足以导致任何支架发生 LSD,而仅在 ELEMENT 平台支架观察到由其他器械（如 IVUS 或预扩球囊）引起的 LSD[8]。

预后

如果无法识别 LSD，导致支架变形段未能再扩张，可能会对结果产生重大影响。例如，在一项研究中，未再扩张没能识别的 LSD 导致支架血栓形成引起 STEMI[3]。其他报告也表明 LSD 与支架血栓形成相关的风险，特别是在未处理的情况下 [7，12]。即使在识别 LSD 并处理后，其也可能增加亚急性支架血栓形成。来自 FDA Maude 的一系列 LSD 病例数据集示，两例 LSD 已接受处理但仍发生亚急性支架血栓形成[12]。其中一个 LSD 病例还植入了支架，并进行了球囊再扩张。

也有由于回撤其他器械引起支架远端边缘 LSD 的报道，其中一个报告了两个无法从变形支架中取出其他器械的 LSD 案例，这些患者需要紧急冠脉搭桥术来撤除器械和血管重建（均为 promus-element 支架）[12]。

治疗

LSD 的治疗可能具有挑战性，但研究表明治疗可能与改善预后相关 [16]，但缺乏高质量的数据。

重要的是，如果发现 LSD，导丝不要撤出，可以通过导丝输送器械进行治疗。器械引起的 LSD 多是由于导丝偏压导致器械与支架梁接触所致。这种导丝偏压导致随后的球囊导管也被输送到变形的支架梁处，从而可以加重支架变形。如果遇到 LSD，并且球囊或其他用于治疗 LSD 的器械通过时遇到明显的阻力，则可以采取其他方法。在这些情况下，不要蛮力输送器械是很重要的，因为这会加重 LSD。可以尝试用小直径顺应性好的球囊重新进入变形段。如果仍失败，可以再送入第二根导丝（伙伴导丝），特别是在弯曲的血管中，可能会减少导丝偏压变形部分，以使以前不可能通过的器械或球囊通过。在极特殊病例，此时器械仍然无法通过变形的支架，可能需要重新再进入导丝并用球囊将变形支架挤压到血管壁上，然后再植入支架以对抗 LSD，确保支架完全膨胀贴壁，特别是近端边缘。

在以前的一项对已确诊 LSD 的 21 例患者的研究中，再次后扩张 12 例，用另一个支架挤压 9 例。然而，6 例器械引起的 LSD 患者器械再次进入变形的支架时遇到明显的困难，需要使用多个直径 ≤ 1.5 mm 的小球囊进入变形支架进行预处理。而导引导管引起的 LSD[8] 中重新进入支架较容易。当器械通过先前已植入支架处遇到阻力时一定要慎重，支架变形或支架挤压在一起时，可以在血管造影上表现为不透射线的"戒指"样外观，此时应考虑 LSD [17]。在开口病变植入支架要注意导引导管对支架的损伤,并在再次进入器械要小心操作。

典型病例

图中显示了一些具有代表性的案例。图 30.1、图 30.2 和图 30.3 说明了与 LSD 相关的机制、治疗策略和 LSD 的结局。

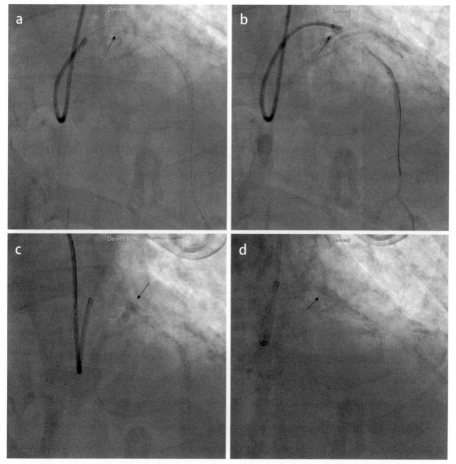

图 30.1　延长导管引起的近端边缘 LSD。当时未及时发现并治疗,患者 6 周后出现胸痛和 ST 段抬高心肌梗死。(a) 两个支架重叠植入 LAD 近端,注意近端支架边缘完整(箭头)。(b) 延长导管深插,注意与近端支架边缘接触(箭头)。(c) 支架近端边缘出现轻微变形,支架梁被挤压(箭头)。(d) 延长导管反复撞击支架近端边缘后出现变形,注意支架挤压和"戒指"样环状物(箭头示)。(e) 6 周后,患者出现前壁心梗。造影显示急性支架血栓形成;钢丝很难通过变形的支架(箭头)。(f) 钢丝通过后从小球囊(箭头)开始逐渐扩张变形的支架边缘。(g) 重新植入支架以覆盖变形支架边缘(箭头)。(h) 最终结果。

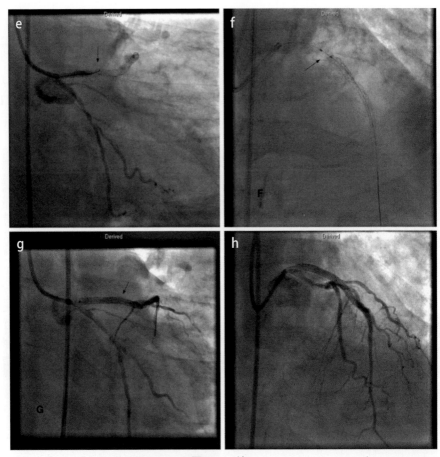

图 30.1（续）

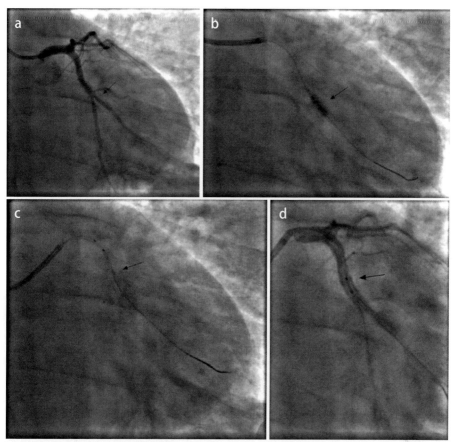

图 30.2　器械诱导的 LSD。患者在出现下壁 ST 段抬高型心肌梗死 2 天后进行了进一步的血管造影。（a）PA 位造影图，注意未充分扩张的支架（箭头）。（b）试图对支架进行后扩张，非顺应性球囊扩张不足和"狗骨头"外观（箭头）。（c）多次尝试后扩张支架后，尽管使用了伙伴导丝，但很难再进入球囊；注意，近端边缘 LSD 是由后扩张球囊引起的。（d）经尝试，小球囊穿过变形的支架，但近端支架梁出现挤压（箭头）。（e）近端边缘 LSD 用非顺应性球囊进行高压后扩张。（f）扩张后的最终血管造影结果。（待续）

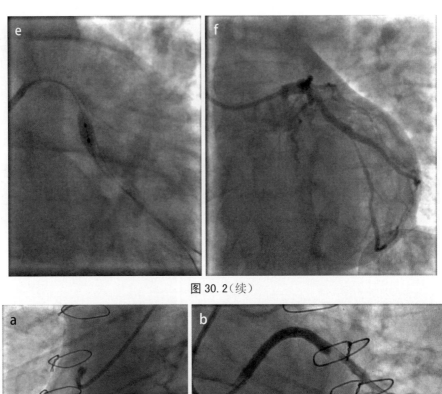

图 30.2（续）

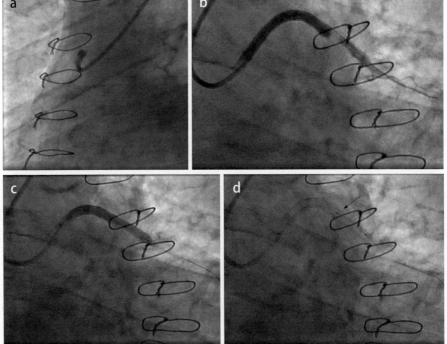

图 30.3 球囊退出引起的静脉桥支架远端边缘 LSD。（a）静脉桥急性闭塞。（b）钢丝通过近端置有支架的桥血管。（c）支架远端重叠支架并后扩张。（d）试图取出后扩张球囊，球囊近端边缘卡在近端支架远端边缘处。（e）近端支架结构严重变形，几乎完全塌陷。（f）用非顺应性球囊后扩张支架。（g）后扩张后近端支架边缘结构几乎恢复正常。（待续）

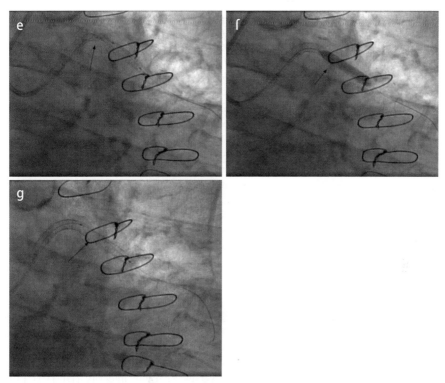

图 30.3（续）

结论

　　据报道，LSD 的患病率高达 1.3%，在 Promus 支架平台中更常见。LSD 预后不良，与支架血栓形成相关。识别和治疗 LSD 很重要，当器械通过之前植入支架处遇到阻力时，或支架变形或支架梁挤压时，应考虑 LSD。

参考文献

1. Foin N, Di Mario C, Francis DP, Davies JE. Stent flexibility versus concertina effect: mechanism of an unpleasant trade-off in stent design and its implications for stent selection in the cath-lab. Int J Cardiol. 2013;164:259–61.
2. Hanratty CG, Walsh SJ. Longitudinal compression: a "new" complication with modern coronary stent platfroms: time to think beyond deliverability? EuroIntervention. 2011;7:872–7.
3. Williams PD, Mamas MA, Morgan KP, El-Omar M, Clarke B, Bainbridge A, Fath-Ordoubadi F, Fraser DG. Longitudinal stent deformation: a retrospective analysis of frequency and mechanisms. EuroIntervention. 2012;8:267–74.
4. Rigattieri S, Sciahbasi A, Loschiavo P. The clinical spectrum of longitudinal deformation of

coronary stents: from a mere angiographic finding to a severe complication. J Invasive Cardiol. 2013;25:E101–5.

5. Abdel-Wahab M, Sulimov DS, Kassner G, Geist V, Toelg R, Richardt G. Longitudinal deformation of contemporary coronary stents: an integrated analysis of clinical experience and observations from the bench. J Interv Cardiol. 2012;25:576–85.

6. De Caterina AR, Cuculi F, Banning AP. Axial deformation during coronary stenting: an extreme case. J Invasive Cardiol. 2012;24:E122–3.

7. Robinson AD, Schreiber TL, Sobh MA, Grines CL. Deformation, longitudinal shortening, and accordion of an ion stent. J Interv Cardiol. 2011;24:493–5.

8. Arnous S, Shakhshir N, Mamas M, Fath-Ordoubadi F, Wiper A, Ratib K, et al. Incidence, mechanisms and outcome of longitudinal stent deformation (LSD) associated with Element, Resolute, Biomatrix and Xience stents: angiographic and case-by-case review of 1,800 cases. TCT-16. J Am Coll Cardiol. 2013;62:B6.

9. Park KW, Kang SH, Kang HJ, Koo BK, Park BE, Cha KS, et al. A randomized comparison of platinum chromium-based everolimus-eluting stents versus cobalt chromium-based Zotarolimus-Eluting stents in all-comers receiving percutaneous coronary intervention: HOST-ASSURE (harmonizing optimal strategy for treatment of coronary artery stenosis-safety & effectiveness of drug-eluting stents & anti-platelet regimen), a randomized, controlled, noninferiority trial. J Am Coll Cardiol. 2014;63(25 Pt A):2805–16.

10. von Birgelen C, Sen H, Lam MK, Danse PW, Jessurun GA, Hautvast RW, et al. Third-generation zotarolimus-eluting and everolimus-eluting stents in all-comer patients requiring a percutaneous coronary intervention (DUTCH PEERS): a randomised, single-blind, multicentre, non-inferiority trial. Lancet. 2014;383(9915):413–23.

11. Tandjung K, Basalus MW, Sen H, Jessurun GA, Danse PW, Stoel M, et al. DUrable polymer-based sTent CHallenge of Promus ElemEnt versus ReSolute integrity (DUTCH PEERS): rationale and study design of a randomized multicenter trial in a Dutch all-comers population. Am Heart J. 2012;163:557–62.

12. Mamas MA, Williams PD. Longitudinal stent deformation: insights on mechanisms, treatments and outcomes from the Food and Drug Administration Manufacturer and User Facility Device Experience database. EuroIntervention. 2012;8:196–204.

13. Prabhu S, Schikorr T, Mahmoud T, Jacobs J, Potgieter A, Simonton C. Engineering assessment of the longitudinal compression behaviour of contemporary coronary stents. EuroIntervention. 2012;8:275–81.

14. Ormiston JA, Webber B, Webster MW. Stent longitudinal integrity bench insights into a clinical problem. JACC Cardiovasc Interv. 2011;4:1310–7.

15. Aminian A, Lalmand J. Comments on "Longitudinal stent deformation: insights on mechanisms, treatments and outcomes from the FDA Manufacturer and User Facility Device Experience database" by Mamas et al. EuroIntervention. 2012;8:990–1.

16. Shakhshir N, Abdel-Wahab M, Aminian A, Arnous S, Bartorelli A, Colombo A, et al. TCT-476. Angiographic and clinical analysis of 164 cases of longitudinal stent deformation: comparison of cases from a multicentre case series with cases identified from the MAUDE database. J Am Coll Cardiol. 2013;62(18–S1):B145–6.

17. Foerst J, Foin N, Hettleman B. Longitudinal stent compression demonstrated by angiographic "wedding band" and 3-dimensional optical coherence tomography. JACC Cardiovasc Interv. 2012;5(12):e39–40.

第四部分
通路及其他并发症

第 31 章
PCI 股动脉入路的风险管理

Gopal Dubey，Kamal Chitkara

摘要

　　股动脉入路并发症增加死亡率、延长住院天数及增加治疗费用。穿刺部位出血是最常见的并发症；然而，不同的关于急性冠脉综合征（acute coronary syndrome，ACS）临床试验中对出血的定义并不相同，最常用的是（thrombolysis in myocardial infarction，TIMI）TIMI 试验标准，在定义中区分为主要出血（血红蛋白下降 >5g/dL 或血红细胞比容下降 ≥ 15%）、小出血（显性出血伴血红蛋白下降 >3g/dL 或血红细胞比容下降 ≥ 10%；隐性出血伴血红蛋白下降 ≥ 4g/dL 或血红细胞比容下降 ≥ 12%）、轻微出血（任何明显的临床体征伴血红蛋白下降 <3g/dL 或血红细胞比容下降 <9%）。同样的，报道的股动脉入路并发症存在很大的差异（5%~20%）。本文将介绍其预防方法。

关键词

　　出血，股动脉，穿刺，血红蛋白，假性动脉瘤

G. Dubey , BSc MBBS MRCP(London) MRCP(UK)
Department of Cardiology , Royal Derby Hospital , Derby , UK
e-mail: gmdubey@hotmail.com

K. Chitkara , MBBS, MD, MRCP (✉)
Department of Cardiology , Royal Derby Hospital , Derby , Derbyshire , UK
e-mail: kamal.chitkara@nhs.net

© Springer-Verlag London 2016
A. Lindsay et al. (eds.), *Complications of Percutaneous Coronary Intervention,*
DOI 10.1007/978-1-4471-4959-0_31

引言

股动脉入路并发症增加死亡率、延长住院天数及增加治疗费用[1-5]。穿刺部位出血是最常见的并发症；然而，不同的关于急性冠脉综合征（acute coronary syndrome，ACS）临床试验中对出血的定义并不相同，最常用的是 TIMI 试验标准，在定义中区分为主要出血（血红蛋白下降 >5g/dL 或血红细胞比容下降 ≥ 15%）、小出血（显性出血伴血红蛋白下降 >3g/dL 或血红细胞比容下降 ≥ 10%；隐性出血伴血红蛋白下降 ≥ 4g/dL 或血红细胞比容下降 ≥ 12%）、轻微出血（任何明显的临床体征伴血红蛋白下降 <3g/dL 或血红细胞比容下降 <9%）[5]。同样的，报道的股动脉入路并发症存在很大的变异性（5%~20%）[1-3，6]（表 31.1）。

易于发生并发症的危险因素分为可变因素及不可变因素（表 31.2）[5]。

表 31.1　股动脉入路并发症

并发症	发生率（%）
出血	5~23
感染	<0.1
假性动脉瘤	0.05~9
腹膜后出血	0~0.14
动静脉瘘	0.2~2.1
动脉闭塞	<0.8
股神经损伤	<0.21

Adapted from Dotter et al.[8]

表 31.2　股动脉通路并发症的危险因素

不可变因素		可变因素	
年龄	老年 >70 岁	不正确的穿刺技术	是最常见的医源性因素引起各种并发症
性别	女性是独立的危险因素	鞘管型号	随着鞘管型号增大并发症增加[12]
体重指数	过低和过高的体重指数增加出血风险	治疗药物	穿刺前、中、后特别是应用了抗凝、抗血小板聚集药物
血压	穿刺时及穿刺后高血压增加出血风险	止血法	不同的止血法引起并发症
肾功能	低肌酐清除率增加出血风险		

股动脉通路

　　优化股动脉穿刺技术细节请参考第 2 章"股动脉入路的难点"。理想的状况是，股动脉穿刺一次成功，包括穿刺位于股动脉分叉以上、腹股沟韧带以下，仅穿透股动脉前壁，避免穿刺到髂动脉、下部和上部的腹部动脉、股静脉和股神经。

理想的穿刺点

　　一般情况下，股动脉位于股骨头中外 1/3，称之为"体表安全区"[7,8]。因此，理解股动脉分叉解剖和影像学及临床上体表腹股沟标志的关系很重要[9]。在一项研究中，股动脉分叉 100% 位于腹股沟韧带下方，99% 位于股骨头中部以远，80% 位于股骨头下端，20% 位于腹股沟皱褶以远[7]（图 31.1 和图 31.2）。

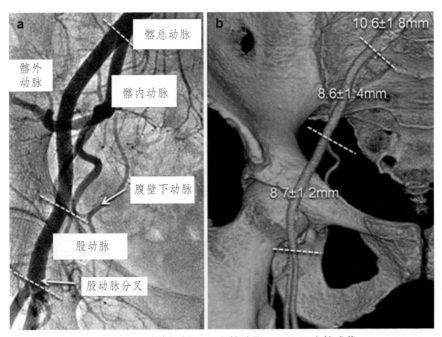

图 31.1* 股动脉解剖：（a）血管造影。（b）CT 血管成像。

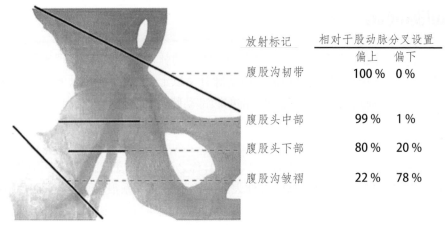

放射标记	相对于股动脉分叉设置	
	偏上	偏下
腹股沟韧带	100%	0%
腹股头中部	99%	1%
腹股头下部	80%	20%
腹股沟皱褶	22%	78%

图31.2　体表标志和股动脉分叉关系。

低穿刺点

一个低的穿刺点,通常位于股动脉分叉或者分叉以远,因此不能被股骨头支撑;在这种情况下,非常容易穿刺进小口径股深动脉或者股浅动脉。

高穿刺点

通常在腹股沟韧带上,此处股动脉位于腹膜后。如果穿刺点过高,会损伤腹壁下动脉、股动脉后壁和(或)髂外动脉,导致腹膜后出血[7,8]。

股动脉入路相关并发症与穿刺部位关系列在表31.3。

表31.3　股动脉入路相关并发症与穿刺点关系

穿刺部位	包含的常见解剖结构	主要并发症
体表安全区域	股动脉	血肿
低于安全区域	股深动脉	血肿、假性动脉瘤、大血肿、动静脉瘘
	股动脉深部	
	浅表的动静脉	
穿刺点高于安全区域	腹壁下动脉	血肿、腹膜后出血
	髂外动脉	

现行股动脉穿刺技术的优劣

传统的解剖体表标志指导技术

一般情况下,这个方法中用到 3 个体表标志:腹股沟皱褶、腹股沟韧带连接处(想象髂前上棘和耻骨联合间的一条线)和最强搏动点,大致是股总动脉的定位[9]。

放射检测标志指导法

这项技术的应用是基于在后前位上透视下,把股骨头作为体表标志,它与股动脉分叉之间的关系见图 31.2。特别是在肥胖的患者中,可能会在应用传统的解剖标志引导技术（TALG）定位时发生错误,或者在出现解剖变异而没有超声引导情况下应用[7-10]。

这项技术是在后前位透视下,股骨头中间 1/3 被当作穿刺点,而皮肤穿刺点在其下方 1~2cm 处(取决于皮下脂肪)(图 31.3a, b)。尽管这项技术增加穿刺成功率,但是增加术者和患者辐射量。总的来说,这项技术被证明减少假性动脉瘤的风险,不降低出血风险[10]。

超声引导股动脉入路

超声可以实时监控穿刺针入路和指示穿刺针朝向动脉[11、12]。特别是应用这项技术可以避免穿刺到病变部位,如动脉粥样硬化斑块、钙化血管,并且可以轻易识别附壁血栓。

鞘管型号

一般来说,更大的鞘管更容易引起夹层、血管闭塞及愈合困难。

药物治疗情况

所有的抗血小板聚集和抗凝药物治疗,对于股动脉通路都有增加出血和增加并发症的风险。应用其拮抗剂可以减少并发症发生。

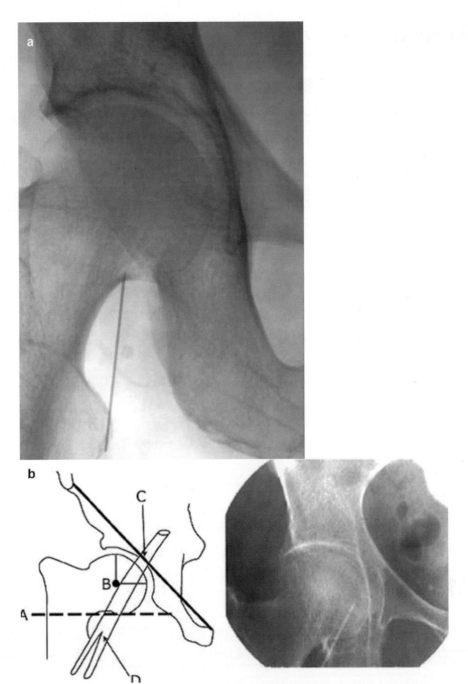

图 31.3 示意图：(a)股骨头下缘。(b)最佳穿刺点，位于股骨头中 1/3 处。(c)腹股沟韧带。

并发症处理

诊断和治疗时应用的股动脉导管是目前最常见的医源性血管入路损伤的原因。大多数血肿、假性动脉瘤、动静脉瘘和腹膜后血肿都可以通过保守治疗获得成功。

血肿

预判

一般这一并发症好发于肥胖患者、女性和应用大尺寸鞘管及强化抗凝药物治疗的患者。

预防

细心的穿刺技术、选择最小的合适鞘管、避免在操作后长时间留置鞘管及适当的下肢活动是预防的关键。如果你要选择血管闭合装置，那么你要熟悉正确的使用方法并定期使用这些装置。

解决方法

迅速局部压迫，一些止血方法将在本章末描述。如果出现明显的血红蛋白下降，可能需要输血，并联合暂停应用抗血小板及抗凝治疗。

假性动脉瘤

当股动脉穿刺不闭合时，血液继续流入被血肿和纤维组织包裹的小范围的血管周围区域。

预判

最常出现在穿刺点较低穿刺入股浅动脉（SFA），或在高风险患者中术后压迫不充分。

预防

穿刺股动脉而不是股浅动脉，标准的术后止血流程。

解决方法

穿刺点搏动性疼痛的肿物,并往往伴有杂音,就可以临床诊断。多普勒检查可以明确是否通过人工压迫、超声引导下压迫还是超声引导下注射栓塞药物进行处理。另外,CT 扫描在评估大小及准确定位中也非常有帮助。小的假性动脉瘤,可以发现在停用抗凝治疗后自发闭合。但是,大的假性动脉瘤需要超声引导下压迫或栓塞药物注射或外科手术切除,这取决于假性动脉瘤的大小及范围 [13、14]。

动静脉瘘

预判

这些大多发生在同时穿刺股动脉及股静脉,或者多次尝试股动脉穿刺时出现。

预防

超声引导下的股动脉穿刺更有利于避免这一并发症,可以清晰地分辨大口径的股静脉及小口径搏动性股动脉。

解决方法

一般可以自发愈合或经超声引导下压迫愈合——如果足够大,需要血管外科医生做外科修复 [15]。

腹膜后血肿

这是严重的股动脉并发症,大多因为髂股动脉或分支系统创伤性损伤,引起大量出血流入腹腔游离空间。

预判

在低或者高体重指数的患者中,高位穿刺和穿透血管后壁容易发生。增加腹膜后出血的危险因素包括:女性、紧急手术、慢性阻塞性肺疾病、心源性休克、术前应用Ⅳ肝素、术前应用Ⅱb/Ⅲa 受体拮抗剂、选择 ≥ 8Fr 鞘管或应用血管闭合装置。

预防

细心的穿刺技术,高风险患者减少使用Ⅱb/Ⅲa 受体拮抗剂。

解决方法

临床上可以表现为迷走神经反射,常常延误诊断,但是低血容量表现及腹部、背部、侧腹部疼痛对诊断是非常有用的。如果患者仍在手术台上,前后位透视见膀胱压痕时,强烈怀疑腹膜后血肿。如果患者稳定,行腹部 CT 检查和动态血常规检查在检测腹膜后活动性出血方面非常有用。早期血管外科治疗是合适的。如果病情严重,逆转抗血小板和抗凝治疗是必要的,为了保持血压,需要输血、紧急外科干预[16,17]。

如果患者处于休克状态,需要考虑返回导管室,进行对侧血管穿刺和鞘管植入,送入 IMA 导管查找出血点并行球囊扩张止血,最后决定是否行覆膜支架或开放性手术治疗。

动脉闭塞和肢体缺血

下肢远端缺血不太常见,可以来源自原位血栓或者夹层导致的梗阻或远端发生栓塞。

预判

最常见的原因是鞘管型号和血管本身型号很不匹配,自身血管伴有外周血管疾病或者在错误的血管植入鞘管,易发生创伤性血管损伤(如股浅动脉)。

预防

在植入较大器械前,小心的评估血管口径及适宜的血管通路。尽可能减小鞘管直径。 如果必要的话,要在负压下认真排气、冲洗和撤除。

解决方法

应用超声多普勒确定远端是否缺血,并通过早期血管造影定位缺血部位和原因(夹层 / 血栓 / 远端栓塞 / 血管和鞘管直径不匹配)。这可以通过血管造影确认,但最好用数字减影血管造影术(DSA)来完成。治疗取决于病因,并且和血管外科团队讨论治疗方案。如果治疗前诊断为股动脉血栓,需经对侧股动脉入路给予普通肝素 70IU/kg,经 IMA 指引导管送入 0.014″ 导丝穿过血栓,随后行血栓抽吸。如果不能成功,需要做外周血管球囊扩张,或者非常少见地植入支架。

髂股动脉夹层

股动脉穿刺或植入器械偶尔会导致髂股动脉夹层。

预判

此并发症大多发生于小口径血管、动脉粥样硬化、血管钙化和迂曲的髂股动脉系统。

预防

始终经导丝交换设备,在遇见不明阻力时,不要强行推送器械。尽可能用 X 线透视路图和亲水硬导丝及长鞘管。

解决方法

髂股动脉夹层大部分是自限性的,内膜片可以贴附在血管中层上,经保守治疗可以很好地治愈。如病情需要可以另选穿刺点,或者延期手术治疗。罕见的情况下,严重病例出现远端肢体损伤,需要考虑长球囊扩张或者植入外周血管支架。

髂股动脉破裂

明显的髂股动脉破裂是不常见的并发症,因随后会出现危及生命的出血,因此需要迅速识别。

预判

最常见于有病变的细小的髂股动脉应用大口径的鞘管,并通过坚硬的相关器械[比如 IABP、经主动脉瓣膜成形术(BAV)和经导管主动脉瓣植入术(TAVI)]。

预防

细心的影像学检查或应用 CT 评估穿刺点、选择合适植入的大口径设备。如果解剖结构允许,在植入更大鞘管前先应用 5Fr 鞘管。如果高度怀疑,在撤除鞘管前从对侧血管造影检查。

解决方法

急性破裂通常发生在鞘管或器械撤出后,需要迅速插入扩张鞘、鞘管或球囊以迅速止血。可以考虑延长球囊扩张时间或植入覆膜支架或外科手术修复。

股神经损伤

预判

多次穿刺股动脉和（或）血肿压迫股神经可引起股神经损伤。

预防

优化股动脉入路技术，就像在第 2 章（股动脉入路的难点）叙述的一样，非常重要。然而，当经股动脉入路治疗的患者表述穿刺的下肢疼痛、麻木或刺痛或移动困难时，就要考虑这一并发症，快速识别是极其重要的。

解决方法

对症治疗和物理治疗有效 [18]。

感染

预判

这容易发生在延长介入治疗时间或介入治疗后留置鞘管的患者。特别是应用股动脉闭合装置发生感染时，与死亡率增加明显相关 [19]。

预防

细致的无菌操作在任何时候都很重要。

解决方法

单纯的浅表皮肤感染对静脉应用抗生素有效，尽管如此，要留意穿刺深处的感染，必要时需要手术引流。

减少股动脉入路并发症发生率的步骤

- 尽可能应用桡动脉入路。
- 识别危险因素并尽力消除危险因素。
- 最好应用超声引导或者至少应用透视引导股动脉穿刺。
- 控制好血压。

•尽可能用小型号的鞘管。

• 确保优化剂量的抗血小板药物,按体重调整的抗血栓药物和抗凝药物,严密监测 ACT。

•应用正确的止血方法。

•工作人员培训,包括术后处理,如很好的压迫技术和早期发现并发症。

止血方法

人工压迫止血

一般定位股动脉穿刺点在皮肤穿刺点近上侧 1~2cm。最好的方法是用左手示指和中指在鞘管近心端 1~2cm 处,在移除鞘管的同时轻柔地压迫。对着股骨头处恒定地压迫 15~20 分钟;这可能导致操作者疲劳,由于压力的变化和手指位置的错位,导致血液渗入组织各个层面,出现出血、血肿和假性动脉瘤。

机械压迫设备

这些可以分为钳夹装置（图 31.4）和气动装置。它们至少和手动压迫一样有效。这些装置不仅可以对出血和血肿局部进行压迫,而且还能保持恒压以实现快速止血。

血管闭合装置

如果正确使用,这些装置可以迅速止血,减少压迫时的疼痛和不适的时间,并促使早期下床和出院 [20-23]。然而,这些设备发生故障时也会引起并发症,如栓塞、出血、感染,甚至需要血管手术 [20,21]。也有引起血管感染和结疤的报道 [20-23]。

有 4 种主要类型的血管闭合装置,它们可以被分为两组:

在血管或动脉壁上留下一部分成分的装置

诸如 Agio-seal、Perclose VCD 和 StarClose VCD 等设备是基于缝合、装钉和闭塞（胶原蛋白）血管壁,止血快,但必须在动脉壁和血管腔内留下缝合、装钉和闭塞的材料,可能会引起疼痛,或上述所列的并发症 [20-23]。

不会在血管或动脉壁上留下任何成分的装置

如图 31.5 示,MYNXGRIP® 血管闭合装置（vascular closure device,VCD）采用了一种更温和的方法。它将聚乙二醇材料放置在动脉外部的穿刺部位,而不会在血管内腔留下任何东西。放置在血管外的物质在短时间内溶解,因此避免了血管腔内留下物质的相关并发症 [22,23]。然而,Mynx VCD 并非没有并发症,因为存在栓塞和其他并发症风险 [24-26]。

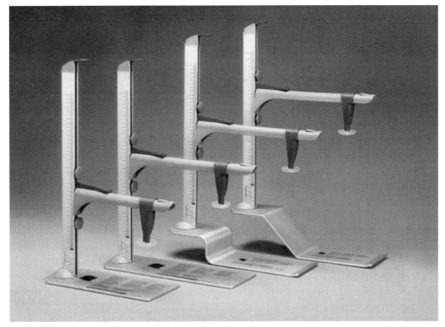

图 31.4　钳夹型止血系统。(CompressAR® System；Advanced Vascular Dynamics，Milwaukie，OR)

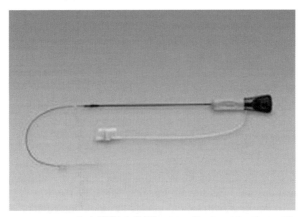

图 31.5　MYNXGRIP® 血管闭合装置。(CardinalHealth，Santa Clara，CA)

参考文献

1. Kugelmass AD, Cohen DJ, Brown PP, Simon AW, Becker ER, Culler SD. Hospital resources consumed in treating complications associated with percutaneous coronary interventions. Am J Cardiol. 2006;97:322–7.
2. Jacobson KM, Long KH, McMurtry EK, Naessens JM, Rihal CS. The economic burden of complications during percutaneous coronary intervention. Qual Saf Health Care. 2007;16:154–9.
3. Doyle BJ, Ting HH, Bell MR, Lennon RJ, Mathew V, Singh M, et al. Major femoral bleeding complications after percutaneous coronary intervention: incidence, predictors, and impact on long-term survival among 17,901 patients treated at the Mayo Clinic from 1994 to 2005. JACC Cardiovasc Interv. 2008;1:202–9.
4. Manoukian SV. The relationship between bleeding and adverse outcomes in ACS and PCI: pharmacologic and nonpharmacologic modification of risk. J Invasive Cardiol. 2010;22: 132–41.
5. Mehran S, Rao SV, Bhatt DL, Gibson CM, Caixeta A, Eikelbbom J, et al. Standardized bleeding definitions for cardiovascular clinical trials. Circulation. 2011;123:2736–47.
6. Nasser TK, Mohler 3rd ER, Wilensky RL, Hathaway DR. Peripheral vascular complications following coronary interventional procedures. Clin Cardiol. 1995;18:609–14.
7. Garrett PD, Eckart RE, Bauch TD, Thompson CM, Stajduhar KC. Fluoroscopic localization of the femoral head as a landmark for common femoral artery cannulation. Catheter Cardiovasc Interv. 2005;65:205–7.
8. Dotter CT, Rosch J, Robinson M. Fluoroscopic guidance in femoral artery puncture. Radiology. 1978;127:266–7.
9. Lechner G, Jantsch H, Waneck R, Kretschmer G. The relationship between the common femoral artery, the inguinal crease, and the inguinal ligament: a guide to accurate angiographic puncture. Cardiovasc Intervent Radiol. 1988;11:165–9.
10. Fitts J, Ver LP, Hofmaster P, Malenka D. Fluoroscopy-guided femoral artery puncture reduces the risk of PCI-related vascular complications. J Interv Cardiol. 2008;21:273–8.
11. Seto AH, Abu-Fadel MS, Sparling JM, Zacharias SJ, Daly TS, Harrison AT, et al. Real-time ultrasound guidance facilitates femoral arterial access and reduces vascular complications: FAUST (Femoral Arterial Access with Ultrasound Trial). JACC Cardiovasc Interv. 2010;3:751–8.
12. Dudeck O, Teichgraeber U, Podrabsky P, Lopez Haenninen E, Soerensen R, Ricke J. A randomized trial assessing the value of ultrasound-guided puncture of the femoral artery for interventional investigations. Int J Cardiovasc Imaging. 2004;20:363–8.
13. Hanson JM, Atri M, Power N. Ultrasound-guided thrombin injection of iatrogenic groin pseudoaneurysm: Doppler features and technical tips. Br J Radiol. 2008;81:154–63.
14. Schneider C, Malisius R, Küchler R, Lampe F, Krause K, Bahlmann E, Kuck KH. A prospective study on ultrasound-guided percutaneous thrombin injection for treatment of iatrogenic post-catheterisation femoral pseudoaneurysms. Int J Cardiol. 2009;131:356–61.
15. Schaub F, Theiss W, Heinz M, Zagel M, Schömig A. New aspects in ultrasound guided compression repair of postcatheterization femoral artery injuries. Circulation. 1994;90:1861–5.
16. Mak GY, Daly B, Chan W, Tse KK, Chung HK, Woo KS. Percutaneous treatment of post catheterization massive retroperitoneal hemorrhage. Cathet Cardiovasc Diagn. 1993;29:40–3.
17. Dabney A, Bastani B. Enoxaparin-associated severe retroperitoneal bleeding and abdominal compartment syndrome: a report of two cases. Intensive Care Med. 2001;27:1954–7.

18. Sommer C, Ferbert A. Damage to the lateral cutaneous femoral nerve after transfemoral angiography. Nervenarzt. 1992;63:633–5.
19. Sohail MR, Khan AH, Dr Holmes Jr, Wilson WR, Steckelberg JM, Baddour LM. Infectious complications of percutaneous vascular closure devices. Mayo Clin Proc. 2005;80:1011–5.
20. Nikolsky E, Mehran R, Halkin A, Mintz GS, Lasic Z, Negoita M, et al. Vascular complications associated with arteriotomy closure devices in patients undergoing percutaneous coronary procedures: a meta-analysis. J Am Coll Cardiol. 2004;44:1200–9.
21. Lasic Z, Nikolsky E, Kesanakurthy S, Dangas G. Vascular closure devices: a review of their use after invasive procedures. Am J Cardiovasc Drugs. 2005;5:185–200.
22. Hamel WJ. Femoral artery closure after cardiac catheterization. Crit Care Nurse. 2009;29:39–46.
23. Rashid MN, Bailey SR. Percutaneous femoral access and vascular closure devices. Available at: http://ccn.aacnjournals.org. Accessed 9 July 2012.
24. Rao S, Kaul P, Stouffer GA. Successful aspiration of Mynx vascular closure device sealant that embolized to the popliteal artery. J Invasive Cardiol. 2013;25:E172–4.
25. Gupta A, Sadiq I, Borer S. Distal embolisation from Mynx device. Conn Med. 2012;76:545–8.
26. Azmoon S, Pucillio AL, Aronow WS, Ebrahimi R, Vozzolo J, Rajdev A, et al. Vascular complications after percutaneous coronary intervention following hemostasis with the Mynx vascular closure device versus the AngioSeal vascular closure device. J Invasive Cardiol. 2010;22940:175–8.

第32章
髂股动脉夹层、破裂或远端缺血

Stephen H. Dorman

摘要

在越来越多经桡动脉入路介入的时代,髂股动脉入路并发症并不常见。股动脉入路并发症从轻微血肿到危及生命的出血和血管破裂,差异显著。操作者需要能够预测、预防和必要时治疗髂股动脉入路并发症。

关键词

股动脉,血肿,假性动脉瘤,夹层,破裂,动静脉瘘,腹膜后出血

引言

全世界越来越多的人接受经桡动脉介入治疗作为 PCI 的默认策略。这为患者带来了巨大的好处,减少了入路并发症,但也减少了操作人员处理经股动脉入路并发症的经验。在球囊瓣膜成形术、经导管主动脉瓣植入术和慢性闭塞病变介入等病例中,强有力的抗栓治疗和对大口径股动脉入路的需要,重新引起人们对减少经髂股动脉血管并发症的兴趣。股动脉穿刺部位解剖复杂,并发症范围广泛,从小血肿到主要入路并发症,包括动静脉瘘、假性动脉瘤、腹膜后血肿、感染、髂股动脉夹层、破裂、远端缺血等。传统的治疗往往是外科结构重建,但是血管内技术往往侵入性更小,对这些

S. H. Dorman , BM BCh, MA (Oxon), MRCP

Department of Cardiology , Morriston Cardiac Centre, Morriston Hospital ,

Heol Maes Eglwys , Morriston, Swansea , UK

e-mail: Stephen.dorman@wales.nhs.uk

© Springer-Verlag London 2016

A. Lindsay et al. (eds.), *Complications of Percutaneous Coronary Intervention,*
DOI 10.1007/978-1-4471-4959-0_32

损伤依然有效。

发病率

近年来,股动脉入路并发症总的发病率有所下降,但是主要入路并发症仍占病例的 2%~3%[1]。根据所使用定义和所研究的人群,主要血管并发症大致发生率如下:血肿 2%~5%;股动脉假性动脉瘤 1%~5%;腹膜后出血 1%~6%;动静脉瘘 <1%;感染 <1%;股动脉闭塞导致远端肢体缺血 <1%。

预测、预防和处理髂股动脉并发症

大量潜在的入路并发症是可以预测的,可以通过适当的技术改进和谨慎的患者选择来预防。尽管如此,即使在良好的预防措施下,也可能会发生并发症,这就要求术者熟悉应急管理。

优化股动脉穿刺技术

减少并发症的关键是优化股动脉穿刺技术,这在第 2 章 "股动脉入路的难点" 中有详细的描述。永远要穿刺股动脉(CFA),不能太低(股浅动脉)或太高(髂外动脉)。不要习惯性地相信腹股沟皱褶或骨性标志,因为它们都是不可靠的。如果有疑问,在前后位透视下对股骨头进行透视,目标是将穿刺针刺入股骨头中部,穿刺角度在 30°~45°。如果你怀疑没有穿刺到股动脉,可以考虑插入 4Fr 或 5Fr 鞘管,以确定解剖位置,然后通过导丝更换更大口径的鞘管和器械。

血肿

最常见的并发症,对患者的发病率、手术费用和延迟出院有不利影响。

预判

一般这一并发症好发于肥胖患者、女性和应用大尺寸鞘管及强化抗凝药物治疗的患者。

预防

细心的穿刺技术、选择最小的合适鞘管、避免在操作后长时间留置鞘管及适当的下肢活动是预防的关键。如果你要选择血管闭合装置,那么你要熟悉正确的使用方法并定期使用这些装置。

治疗

早期持续的人工压迫是血肿治疗的基础。如果有持续渗出物,也可以在 20 分钟的手动按压后使用辅助装置,如 Femostop。

腹膜后出血

最严重的股动脉并发症之一,通常是由回髂股动脉或分支系统的创伤性损伤引起,导致腹腔后的游离空间出血。

预判

在低或者高体重指数的患者中,高位穿刺和穿透血管后壁容易发生。增加腹膜后出血的危险因素包括:女性、紧急手术、慢性阻塞性肺疾病、心源性休克、术前应用 IV 肝素、术前应用 II b/ III a 受体拮抗剂、选择≥8Fr 鞘管或应用血管闭合装置 [2]。

预防

细心的穿刺技术,高风险患者减少使用 II b/ III a 受体拮抗剂。

治疗

临床上可以表现为迷走神经反射,常常延误诊断,但是低血容量表现及腹部、背部、侧腹部疼痛对诊断是非常有用的。如果患者仍在手术台上,前后位透视见膀胱压痕时,强烈怀疑腹膜后血肿。如果患者稳定,行腹部 CT 检查和动态血常规检查在检测腹膜后活动性出血方面非常有用。通常采取保守治疗。如果患者处于休克状态,需要考虑返回导管室,进行对侧血管穿刺和鞘管植入,送入 IMA 导管查找出血点并行球囊扩张止血,最后决定是否行覆膜支架或开放性手术治疗。

假性动脉瘤

当股动脉穿刺不闭合时,血液继续流入被血肿和纤维组织包裹的小范围的血管周围区域。

预判

最常出现在穿刺点较低穿刺入股浅动脉（SFA），或在高风险患者中术后压迫不充分。

预防

穿刺股动脉而不是股浅动脉，标准的术后止血流程。

治疗

穿刺点搏动性疼痛的肿物，并往往伴有杂音，就可以临床诊断。多普勒检查可以明确是否通过人工压迫、超声引导下压迫还是超声引导下注射栓塞药物进行处理。在最坏的情况下可能需要外科手术。

髂股动脉夹层

股动脉穿刺或植入器械偶尔会导致髂股动脉夹层。

预判

此并发症大多发生于小口径血管、动脉粥样硬化、血管钙化和迂曲的髂股动脉系统。

预防

始终经导丝交换设备，在遇见不明阻力时，不要强行推送器械。尽可能用 X 线透视路图和亲水硬导丝及长鞘管。

治疗

髂股动脉夹层大部分是自限性的，内膜片可以贴附在血管中层上，经保守治疗可以很好地治愈。如病情需要可以另选穿刺点，或者延期手术治疗。罕见的情况下，严重病例出现远端肢体损伤，需要考虑长球囊扩张或者植入外周血管支架。

髂股动脉破裂

明显的髂股动脉破裂是不常见的并发症，因随后会出现危及生命的出血，因此需要迅速识别。

预判

最常见于有病变的细小的髂股动脉应用大口径的鞘管,并通过坚硬的相关器械[比如 IABP、经主动脉瓣膜成形术(BAV)和经导管主动脉瓣植入术(TAVI)]。

预防

细心的影像学检查或应用 CT 评估穿刺点、选择合适植入的大口径设备。如果解剖结构允许,在植入更大鞘管前先应用 5Fr 鞘管。如果高度怀疑,在撤除鞘管前从对侧血管造影检查。

治疗

急性破裂通常发生在鞘管或器械撤出后,需要迅速插入扩张鞘、鞘管或球囊以迅速止血。可以考虑延长球囊扩张时间或植入覆膜支架或外科手术修复。

远端肢体缺血

下肢远端缺血不太常见,可以来源自原位血栓或者夹层导致的梗阻或远端发生栓塞。

预判

最常见的原因是鞘管型号和血管本身型号很不匹配,自身血管伴有外周血管疾病或者在错误的血管植入鞘管,易发生创伤性血管损伤(如股浅动脉)。

预防

在植入较大器械前,小心的评估血管口径及适宜的血管通路。尽可能减小鞘管直径。 如果必要的话,要在负压下认真排气、冲洗和撤除。

治疗

应用超声多普勒确定远端是否缺血,并通过早期血管造影定位缺血部位和原因(夹层/血栓/远端栓塞/血管和鞘管直径不匹配)。这可以通过血管造影确认,但最好用数字减影血管造影术(DSA)来完成。治疗取决于病因,并且和血管外科团队讨论治疗方案。如果治疗前诊断为股动脉血栓,需经对侧股动脉入路给予普通肝素 70IU/kg,经 IMA 指引导管送入 0.014″ 导丝穿过血栓,随后行血栓抽吸。如果不能成功,需要做外周血管球囊扩张,或者非常少见地植入支架。

参考文献

1. Young K, Earl T, Selzer F, Marroquin OC, Mulukutla SR, Cohen HA, et al. Trends in major entry site complications from percutaneous coronary intervention (from the Dynamic Registry). Am J Cardiol. 2013;5:626–30.
2. Trimarchi S, Smith DE, Share D, Jani SM, O'Donnell M, McNamara R, et al. Retroperitoneal hematoma after percutaneous coronary intervention: prevalence, risk factors, management, outcomes, and predictors of mortality: a report from the BMC2 (Blue Cross Blue Shield of Michigan Cardiovascular Consortium) registry. JACC Cardiovasc Interv. 2010;3:845–50.

第 33 章
术后肾脏损伤

Carlo Briguori，Michael Donahue

摘要

　　造影剂介导的急性肾损伤（contrast-induced acute kidney injury，CI-AKI）是 PCI 中最常见的并发症之一。预防急性肾损伤的最佳策略仍不确定。目前最好的方法是：①使用危险评分来识别有风险的患者；②减少给予造影剂的剂量并使用低渗或等渗造影剂；③使用等渗盐水或碳酸氢钠提供足够的围术期静脉容量。根据左室舒张末容积和（或）尿量指导合适的水化治疗。他汀类药物可能通过降低氧化应激而有效防止肾细胞凋亡。

关键词

　　慢性肾脏疾病（CKD），造影剂急性肾损伤（CCI-AKI），造影剂

引言

　　在过去几十年里，由于对动脉粥样硬化的不同临床表现采取了更积极的诊断和治疗方法，冠状动脉和外周手术数量大幅增加。事实上，这一领域最近的技术进步也成功地治疗了复杂的外周动脉疾病。所有这些操作都需要含碘造影剂（CM）。含碘造影剂通常耐受性良好。然而，在一些患者中，它们可能引起急性肾损伤。因肾衰竭

C. Briguori , MD, PhD (✉) • M. Donahue , MD

Laboratory of Interventional Cardiology and Department of Cardiology ,

Clinica Mediterranea , Naples , Italy

e-mail: carlobriguori@clinicamediterranea.it; donahuemichael@hotmail.com

© Springer-Verlag London 2016

A. Lindsay et al. (eds.), *Complications of Percutaneous Coronary Intervention,*

DOI 10.1007/978-1-4471-4959-0_33

住院的患者中有10%为含碘造影剂诱导的急性肾损伤（CI-AKI），含碘造影剂引起的急性肾损伤增加治疗成本、延长住院时间、增加短期和长期的不良事件。在一般人群中，碘化造影剂诱导的急性肾损伤比较少见（占0.6%~2.3%），但是在高危患者中发病率超过50%[1]。肾血流量减少导致肾髓质缺氧及造影剂对肾小管上皮细胞的直接毒性作用是CI-AKIDE发病机制[2]。我们团队最近观察到，CM通过以下3个机制诱发细胞凋亡：①活性氧（ROS）；②应激酶（JNK和p38）；③固有途径或线粒体途径诱导细胞凋亡[3,4]。

定义和诊断

CI-AKI定义是在没有其他原因的情况下,给予碘化造影剂后肾功能损害。肾损害的诊断标准见表33.1[5, 6]。虽然血清肌酐是肾功能的一种标记物，但并不是代表急性肾损伤（AKI）[7]的理想标志物。因此，新的生物标志物可以更早、更准确地诊断AKI（表33.2）。AKI的生物标志物可分为两组：①代表肾功能改变的标志物 [比如，血清肌酐或半胱氨酸蛋白酶抑制剂C（胱抑系C）及尿量]；②反映肾功能损害的标志物（比如 KIM-1、NGAL、白介素 -18 等）。根据这两个基本准则，分为4个亚组：①标记物无改变；②仅有损伤；③仅有功能改变；④既有损伤又有功能改变（图33.1）。胱抑素 C（CyC）是半胱氨酸蛋白酶抑制剂家族中的一种蛋白。它由有核细

表 33.1　急性肾损伤的 RIFLE 及 AKIN 标准[5,6]

RIFLE 标准（7 天）

等级	标准:GFR	标准:尿量
R 期	肌酐增加 1.5 倍或 GFR 降低 >25%	<0.5mL/（kg·h），时间 > 6h
I 期	肌酐增加 2 倍或 GFR 降低 >50%	<0.5mL/（kg·h），时间 > 12h
F 期	肌酐增加 3 倍或 GFR 降低 >75%，或 SCr ≥ 4mg/dL	<0.3mL/（kg·h），时间 > 24h，或无尿时间 > 12h
L 期	持续肾衰竭 >4 周	
E 期	终末期肾损伤 >3 个月	

AKIN 标准（48h）

等级	标准:血肌酐	标准:尿量
1	肌酐增加 1.5 倍或增加 >0.3mg/dL	<0.5mL/（kg·h），时间 > 6h
2	肌酐增加 2 倍	<0.5mL/（kg·h），时间 > 12h
3	肌酐增加 3 倍或增加 >4mg/dL	<0.3mL/（kg·h），时间 > 24h 或无尿时间 > 12h

表 33.2　急性肾损伤生物标记物种类

炎性生物标记物：

  NGAL

    IL-18

肾小管蛋白：

  肾损伤分子（kidney injury molecule-1：KIM-1）

  NHE3（Na^+/H^+ 交换异构体 3）

肾小管损伤标志物：

  肾损伤时逃逸再吸收的尿低分子量蛋白（CyC，β_2 或 α_1 微球蛋白，维生素结合蛋白）

  肾小管损伤后肾小管酶的释放（n- 乙酰基 -β-D- 氨基葡萄糖苷酶：NAG，碱性磷酸酶：AP，γ- 谷氨酰胺转移：γ-GT，等）

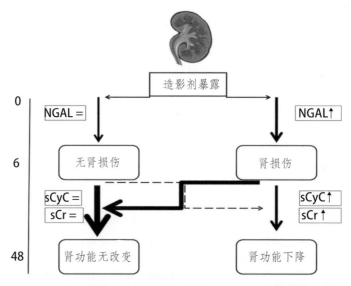

图 33.1　急性肾损伤分期。该图展示了在应用造影剂（CM）后临床肾功能变化（无损伤）后肾脏的损伤。肾脏损伤，在大多数状况下，表现为亚临床状态，在应用造影剂后数小时发生。这个阶段可能只能被肾脏损伤的生物标志物（NGAL）发现而不能被肾功能的生物标记物（sCr、sCyC）发现。然而，通过 sCyC 和（或）sCr 在 48 小时升高，发现亚临床状态可以进展到临床阶段。

胞以相对恒定的速率产生，在肾小球自由过滤，然后被近端小管 [8] 吸收和代谢。在我们一组对 410 例 CKD 患者进行经皮穿刺治疗的研究中，在术后 24 小时后血清 CyC 增加 210%，其预测 CI-AKI 的敏感性为 100%，特异性为 86%[9]。此外，在随访中，血清 CyC 被证明是不良事件独立预测因子[9, 10]。中性粒细胞明胶酶相关脂质运载蛋白（NGAL）是一种与中性粒细胞[11]的金属蛋白酶 9 结合的蛋白。它的产生是由于肾小管上皮细胞急性损伤而引起的。在实验和临床研究中，NGAL 被证明是 AKI 最有前途的生物标志物之一[11, 12]。在应用含碘造影剂后 6 小时内血清和尿液 NGAL 的增加是 CI-AKI 的一个强有力的预测因子。最近的一项荟萃分析发现，100~270ng/mL 的 NGAL 水平对 AKI[13] 具有较高的敏感性和特异性[13]。

碘化造影剂

尽管高渗造影剂（>1000mmol/mL）可能在 CIN 发病机制中发挥重要作用，但是等渗造影剂（iso-osmolar CM：IOCM ≈ 290mmol/mL）对肾脏损害性是否低于低渗造影剂（low-osmolar CM：LOCM ≈ 700~800mmol/mL）仍是有争议的。目前有 8 种低渗造影剂（碘海醇、碘美普尔、碘帕醇、优维显、碘克酸、碘普罗胺、碘佛醇、碘比醇），一个离子型造影剂（碘克酸）和一个非离子型等渗造影剂（碘克沙醇）。碘克沙醇肾毒性较低的原因主要有以下几个方面：①低渗透压性而产生的较小的利尿作用；②钠、N- 乙酰基葡萄糖酶和碱性磷酸酶[14]的排泄较低。然而高黏度的碘克沙醇可引起肾小管淤积，从而加重髓质低氧血症[15]。NEPHRIC 试验[16] 证实，在 CKD 伴糖尿病患者中，碘克沙醇肾毒性小于碘海醇，然而其他试验并没有证实这一发现[17, 18]。迄今为止，对于渗透压和黏度的相对重要性尚未达成共识，目前的指南建议 CKD 应用造影剂使用等渗和低渗造影剂（碘海醇和碘克酸除外）[19]。

预防造影剂急性肾损伤

最好的预防急性肾损伤的途径是：①识别危险患者；②尽量减少造影剂用量；③提供足量的围术期水化[20]。在造影之前至少两天内避免应用肾毒性药物。表 33.3 总结了常用推荐的预防策略。

风险评分是用来评估个人风险的，在日常实践中被证明是一种有效和有用的工具。Mehran 等提出的评分方法，是目前使用最多的[21]评分方法。但最近又有了新的详尽的评分系统[22,23]。慢性肾脏疾病（CKD）是最重要的危险因素，因此建议通过计算 GFR 来估计基线肾功能[24]。GFR<60mL/（min•1.73m²）表明患者为 3 期或中度 CKD，为 CI-AKI 的高危人群。

CI-AKI 与使用大量的造影剂有关（从 <100mL 到 >800mL）[25,26]。与体重指数相比，造影剂量与基线 GFR（I/GFR）之间的关系似乎是 CI-AKI 较强的预测因子[27]。图 33.2 描述了限制造影剂剂量的一般建议。

表 33.3　PCI 时风险评估和预防策略清单

1. GFR 计算 [如果 <60mL/(min·1.73m²),考虑高风险]	

2. 评估发展为 CIN 的风险

3. 如果 <15mL/(min·1.73m²),肾病科会诊

预防措施

1. 水化	生理盐水 [术前及术后 0.5~1mL/(kg·h)]
	碳酸氢钠(154mg/L)[3mL/(kg·h)至少术前 1 小时和 1mL/(kg·h)]术后 6 小时)
	Renalguard 系统应用 [如果 <30mL/(min·1.73m²)和(或)Mehran 风险积分 >11]
2. 保持尿量大于 150mL/h	
3. 尽量少地应用造影剂	手术分次进行
	最大给药量(mL)=5× 体重(kg)/ 血肌酐(mg/dL)
4.IOCM 或 LOCM(碘海醇和碘克酸除外)	评价替代造影剂(外周手术用 CO_2)
5.48~72 小时监测血肌酐	

注:Renalguard 系统:新型降低 CI-AKI 风险的水化方案。

　　临床研究 [23-25] 表明,使用造影剂时,围术期水化是预防的关键因素。水化作用的目的是维持足够的血容量,以增加肾灌注,并确保在给予造影剂前、中、后有足够的尿量。最佳的水化作用必须保证足够尿量（>150mL/h）,以便迅速清除造影剂,因此监测尿量是必需的。几项评估利尿预防 AKI 疗效的研究得出了相互矛盾的结果 [28, 29]。强效利尿包括使用一种新的自动化系统（RenalGuard®, PLC Systems Inc., Franklin, MA）预防 CKD 高危患者发生 CI-AKI,但尚需进一步的研究。这个系统设计的目的是提供一个水化与尿量之间平衡的可控的系统。随机试验 [30-32] 显示,与高危患者的标准水化作用相比较,其显著降低了 CI-AKI 的发生率。除监测尿量外,还可以根据左室舒张末压（LVEDP）确定最佳的水化方案。在 POSEIDON 试验中 [33] 中随机分为 LVEDP 控制水化组和对照组,结果显示通过 LVEDP 进行水化时 CI-AKI 的发生率较低,证明了这种新型的容量控制方案的有效性。

　　推测碳酸氢钠碱化尿液可以通过减少依赖于 pH 值的自由基数量来降低造影剂引起的肾损伤。已经进行的一些研究比较了碳酸氢钠与生理盐水的效果,尽管结果有矛盾,但这种水化方式已成为预防 CI-AKI 的有效工具,尤其是对于需要紧急介入治疗的急性冠脉综合征患者 [34,35]。

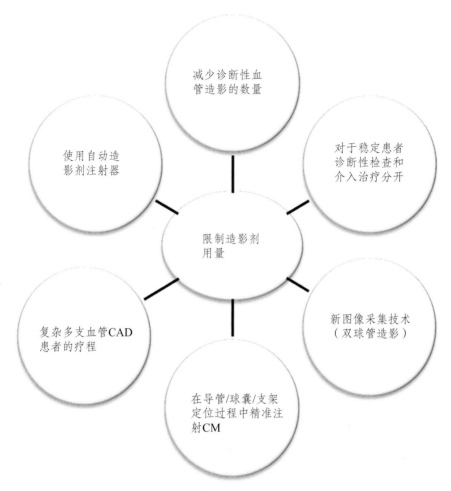

图 33.2　冠状动脉和（或）外周介入操作时控制造影剂剂量策略。

最后，具有抗氧化作用的药物（如 N- 乙酰半胱氨酸、他汀类药物和维生素 C）对 CI-AKI 也可能有预防作用 [36-39]。抗氧化作用是清除氧自上基，在预防 CM 对肾小管上皮细胞的直接毒性损伤方面似乎是有效的 [4, 37]。目前，这些药物的应用并没有被指南推荐。

在一项前瞻性研究中，114 名预先存在肾功能不全的患者接受冠脉介入治疗，在操作前后预防性血滤治疗显著降低 CI-AKI 发病率 [40]。然而，由于其费用及不便利等问题，临床实用性还不确定。临床研究也探讨了透析在预防 CI-AKI 中的作用，但没有给出令人鼓舞的结果 [40]。图 33.3 为我们列出了 CI-AKI 预防方案。

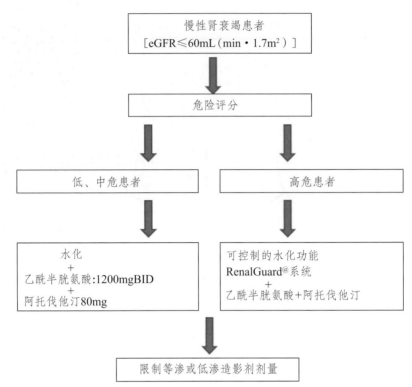

图 33.3　预防 CI-AKI 策略。风险评分根据 Mehran 风险评分 [7]。低中风险：评分 ≤ 10；高风险：
≥ 11 和（或）GFR ≤ 30mL/（min·1.73m²）。NAC，乙酰半胱氨酸。

如何治疗 CI-AKI

　　CI-AKI 最常见的表现是肾脏功能的短暂非少尿和无症状的恶化。肌酐水平在造影剂给药后 24 小时内开始升高，通常 3~5 天内达到峰值，10~14 天内恢复到基线水平。较少发生（<1%）少尿性肾衰竭需要肾替代治疗 [1，11]。

　　在确定 CI-AKI 后，治疗方法与其他原因引起的急性肾衰竭相同。为了避免高钾血症、低钠血症、高磷血症、低钙血症、高镁血症和代谢性酸中毒合并急性肾衰竭，必须住院并随后监测血清电解质水平。在肌酐水平恢复到基线之前，充分的营养支持和严格记录患者的体重和出入量是必不可少的。高磷血症可用其螯合剂如碳酸钙处理；高钾血症的治疗方法是限制饮食，当钾高于 6.5mmol/L 时，应控制摄入及使用钾螯合剂或注射胰岛素 - 葡萄糖。酸中毒的纠正可能需要使用碳酸氢钠。在严重的病例中，可能需要进行暂时的血液透析，但少数保守治疗无效的患者需要行永久性血

液透析 [11]。

参考文献

1. McCullough PA. Contrast-induced acute kidney injury. J Am Coll Cardiol. 2008;51:1419–28.
2. Tumlin J, Stacul F, Adam A, et al. Pathophysiology of contrast-induced nephropathy. Am J Cardiol. 2006;98:14–20.
3. Quintavalle C, Brenca M, De Micco F, et al. In vivo and in vitro assessment of pathways involved in contrast media-induced renal cells apoptosis. Cell Death Dis. 2011;2:e155.
4. Romano G, Briguori C, Quintavalle C, et al. Contrast agents and renal cell apoptosis. Eur Heart J. 2008;29:2569–76.
5. Bellomo R, Ronco C, Kellum JA, et al. Acute renal failure – definition, outcome measures, animal models, fluid therapy and information technology needs: the Second International Consensus Conference of the Acute Dialysis Quality Initiative (ADQI) Group. Critical Care. 2004;8(4):R204–12. doi:10.1186/cc2872.
6. Mehta RL, Kellum JA, Shah SV, et al. Acute kidney injury network: report of an initiative to improve outcomes in acute kidney injury. Crit Care. 2007;11:R31.
7. Guitterez NV, Diaz A, Timmis GC, et al. Determinants of serum creatinine trajectory in acute contrast nephropathy. J Interv Cardiol. 2002;15:349–54.
8. Tenstad O, Roald AB, Grubb A, Aukland K. Renal handling of radio labelled human cystatin C in the rat. Scand J Clin Lab Invest. 1996;56(5):409–14.
9. Briguori C, Visconti G, Rivera NV, et al. Cystatin C and contrast induced acute kidney injury. Circulation. 2010;121(19):2117–22.
10. Solomon RJ, Mehran R, Natarajan MK, et al. Contrast-induced nephropathy and long-term adverse events: cause and effect? Clin J Am Soc Nephrol. 2009;4(7):1162–9.
11. McCullough PA, Williams FJ, Stivers DN, et al. Neutrophil gelatinase-associated lipocalin: a novel marker of contrast nephropathy risk. Am J Nephrol. 2012;35(6):509–14.
12. Tasanarong A, Hutayanon P, Piyayotai P. Urinary neutrophil gelatinase-associated lipocalin predicts the severity of contrast-induced acute kidney injury in chronic kidney disease patients undergoing elective coronary procedures. BMC Nephrol. 2013;14(1):270.
13. Haase M, Devarajan P, Haase-Fielitz A, et al. The outcome of neutrophil gelatinase-associated lipocalin-positive subclinical acute kidney injury: a multicenter pooled analysis of prospective studies. J Am Coll Cardiol. 2011;57(17):1752–61.
14. Murakami R, Tajima H, Kumazaki T, Yamamoto K. Effect of iodixanol on renal function immediately after abdominal angiography. Clinical comparison with iomeprol and ioxaglate. Acta Radiol. 1998;39(4):368–71.
15. Seeliger E, Flemming B, Wronski T, et al. Viscosity of contrast media perturbs renal hemodynamics. J Am Soc Nephrol. 2007;18(11):2912–20.
16. Aspelin P, Aubry P, Fransson SG, Strasser R, Willenbrock R, Berg KJ. Nephrotoxic effects in high-risk patients undergoing angiography. NEJM. 2003;348(6):491–9.
17. Rudnick M, Davidson C, Laskey W, et al. Nephrotoxicity of iodixanol versus ioversol in patients with chronic kidney disease: the Visipaque Angiography/Interventions with Laboratory Outcomes in Renal Insufficieny (VALOR) trial. Am Heart J. 2008;156:776–82.
18. Solomon RJ, Natarajan MK, Doucet S, et al. Cardiac Angiography in Renally Impaired Patients (CARE) study: a randomized double-blind trial of contrast-induced nephropathy in

patients with chronic kidney disease. Circulation. 2007;115(25):3189–96.

19. Kushner FG, Hand M, Smith Jr SC, et al. 2009 focused updates: ACC/AHA guidelines for the management of patients with ST-elevation myocardial infarction (updat- ing the 2004 guide-line and 2007 focused update) and ACC/AHA/SCAI guidelines on percutaneous coronary intervention (updating the 2005 guideline and 2007 focused update) a report of the American College of Cardiology Foundation/American Heart Association Task Force on Practice Guidelines. J Am Coll Cardiol. 2009;54:2205e41.

20. Clinical practice guideline for acute kidney injury. Kidney Int Suppl. 2012;2:1.

21. Mehran R, Aymong ED, Nikolsky E, et al. A simple risk score for prediction of contrast-induced nephropathy after percutaneous coronary intervention: development and initial valida-tion. J Am Coll Cardiol. 2004;44:1393–9.

22. Gurm HS, Seth M, Kooiman J, Share DA. Novel tool for reliable and accurate prediction of renal complications in patients undergoing percutaneous coronary intervention. J Am Coll Cardiol. 2013;61(22):2242–8.

23. Tsai T, Patel U, Chang T, et al. A validated contemporary risk model of acute kidney injury in patients undergoing percutaneous coronary interventions: insights from the NCDR Cath-PCI Registry. Circ Cardiovasc Qual Outcomes. 2012;5:A6.

24. K/DOQI clinical practice guidelines for chronic kidney disease: evaluation, classification, and stratification. Am J Kidney Dis. 2002;39:S1–266.

25. Marenzi G, Assanelli E, Campodonico J, et al. Contrast volume during primary percutaneous coronary intervention and subsequent contrast-induced nephropathy and mortality. Ann Intern Med. 2009;150:170–7.

26. Freeman RV, O'Donnell M, Share D, et al. Nephropathy requiring dialysis after percutaneous coronary intervention and the critical role of an adjusted contrast dose. Am J Cardiol. 2002;90(10):1068–73.

27. Laskey WK, Jenkins C, Selzer F, et al. Volume-to-creatinine clearance ratio: a pharmacokineti-cally based risk factor for prediction of early creatinine increase after percutaneous coronary intervention. J Am Coll Cardiol. 2007;50(7):584–90.

28. Stevens MA, McCullough PA, Tobin KJ, et al. A prospective randomized trial of prevention measures in patients at high risk for contrast nephropathy: results of the P.R.I.N.C.E. Study. Prevention of radiocontrast induced nephropathy clinical evaluation. J Am Coll Cardiol. 1999;33(2):403–11.

29. Solomon R, Werner C, Mann D, D'Elia J, Silva P. Effects of saline, mannitol, and furosemide to prevent acute decreases in renal function induced by radiocontrast agents. N Engl J Med. 1994;331:1416–20.

30. Marenzi G, Ferrari C, Marana I, et al. Prevention of contrast nephropathy by furosemide with matched hydration: the MYTHOS (induced diuresis with matched hydration compared to stan-dard hydration for contrast induced nephropathy prevention) trial. JACC Cardiovasc Interv. 2012;5:90–7.

31. Briguori C, Visconti G, Focaccio F, et al. Renal insufficiency after contrast media administra-tion trial II (REMEDIAL II): RenalGuard system in high-risk patients for contrast-induced acute kidney injury. Circulation. 2011;124:1260–9.

32. Dorval JF, Dixon SR, Zelman RB, Davidson CJ, Rudko R, Resnic FS. Feasibility study of the RenalGuard™ balanced hydration system: a novel strategy for the prevention of contrast-induced nephropathy in high risk patients. Int J Cardiol. 2013;166(2):482–6.

33. Brar SS, Aharonian V, Mansukhani P, et al. Haemodynamic-guided fluid administration for the prevention of contrast-induced acute kidney injury: the POSEIDON randomised controlled trial. Lancet. 2014;383(9931):1814–23.

34. Brar SS, Shen AY, Jorgensen MB, et al. Sodium bicarbonate vs sodium chloride for the preven-

tion of contrast medium-induced nephropathy in patients undergoing coronary angiography: a randomized trial. JAMA. 2008;300(9):1038–46.

35. Briguori C, Airoldi F, D'Andrea D, et al. Renal insufficiency following contrast media administration trial (REMEDIAL): a randomized comparison of 3 preventive strategies. Circulation. 2007;115(10):1211–7.

36. Investigators ACT. Acetylcysteine for prevention of renal outcomes in patients undergoing coronary and peripheral vascular angiography: main results from the randomized acetylcysteine for contrast-induced nephropathy trial (ACT). Circulation. 2011;124:1250–9.

37. Quintavalle C, Fiore D, De Micco F, et al. Impact of a high loading dose of atorvastatin on contrast-induced acute kidney injury. Circulation. 2012;126:3008–16.

38. Spargias K, Alexopoulos E, Kyrzopoulos S, et al. Ascorbic acid prevents contrast-mediated nephropathy in patients with renal dysfunction undergoing coronary angiography or intervention. Circulation. 2004;110(18):2837–42.

39. Marenzi G, Marana I, Lauri G, et al. The prevention of radiocontrast agent-induced nephropathy by hemofiltration. N Engl J Med. 2003;349(14):1333–40.

40. Lee PT, Chou KJ, Liu CP, et al. Renal protection for coronary angiography in advanced renal failure patients by prophylactic hemodialysis. A randomized controlled trial. J Am Coll Cardiol. 2007;50(11):1015–20.

第 34 章
PCI 桡动脉八路的动脉损伤

Suresh Krishnamoorthy，James Nolan

摘要

　　与经股动脉路径（TF）相比,经皮心脏介入通过经桡动脉途径（TR）并发症明显较低,并且成本效益较高。尽管有这些实际的优势,但 TR 操作也可能造成血管损伤和其他并发症。常见的并发症是 RA 痉挛和 RA 闭塞。而 RA 穿孔或夹层、假性动脉瘤、动静脉瘘和腔室综合征较少发生。尽管所有这些并发症都有报道,但在 TR 途径中很少发生。通过良好的患者准备和优化的技术,这些大部分是可以预防的。当并发症发生时,通常不会危及生命或肢体,可以保守处理。

关键词

　　桡动脉损伤,桡动脉并发症,入路并发症

引言

　　接受心脏手术的患者有出血的风险,这与死亡率相关 [1]。这种出血的很大一部

S. Krishnamoorthy , MD, MRCP

Department of Cardiovascular Medicine , University Hospitals of Coventry
and Warwickshire , Coventry , West Midlands , UK
e-mail: sureshkrissna82@gmail.com

J. Nolan , MD, FRCP (✉)
Department of Cardiology , University Hospital of North Staffordshire, University Hospital
of North Staffordshire NHS Trust , Stoke-on-Trent , UK
e-mail: nolanjim@hotmail.com

© Springer-Verlag London 2016

A. Lindsay et al. (eds.), *Complications of Percutaneous Coronary Intervention,*
DOI 10.1007/978-1-4471-4959-0_34

分是与血管入路相关的 [2]。与 TF 方法相比，TR 途径具有更低的穿刺部位出血并发症，降低了手术总成本，并在出血风险最高的患者中获得了较大的效益 [3-6]。

由于桡动脉（radial artery，RA）的浅表性和易压迫性，臂侧有侧支循环，无邻近的静脉和神经，减少了 TR 入路主要并发症的可能性。尽管 TR 方法有这些优点，但仍与某些特定的血管并发症有关，尽管其发生率低于 TF 方法（表 34.1）。在本章中，我们将讨论常见的并发症和处理方式。

表 34.1　常见经桡动脉操作并发症

1	桡动脉痉挛
2	桡动脉闭塞
3	桡动脉穿孔或夹层
4	腔室综合征
5	动静脉瘘
6	夹层动脉瘤

桡动脉痉挛

桡动脉痉挛（radial artery spasm，RAS）是 TR 入路最常见的并发症（图 34.1）。因体表动脉的中层平滑肌主要由 α-1 肾上腺素受体调控，因此 RA 对血管痉挛高度敏感。它的血管舒缩性是由循环体液因子激活这些特定的受体来调节的，通过对动脉壁的直接机械刺激也可发生。弥漫性或局灶性 RAS 可发生在上肢血管系统从桡动脉到锁骨下动脉的任何位置，在学习曲线的早期更易发生，是缺乏经验的操作人员手术失败的常见原因。一些与患者相关的技术因素增加了 RA 痉挛发生的风险（表 34.2）。

使用改良的血管鞘和导管对 RAS 发生率有影响 [4]。Rathore 等 [5] 的研究证实与非亲水少涂层鞘管相比，亲水性涂层鞘管的 RAS 显著降低（19% vs 39%，$P<0.001$），患者不适较少（15.1 vs 28.5%，$P<0.001$）。使用亲水涂层鞘管阻力较小，减少了患者的不适。与使用非亲水性导管比较，使用涂有亲水性涂层的导管的 RAS 发生率也有所降低（1% vs 7%）[6]。

报道的 RAS 发生率也可以通过使用血管扩张剂来改变。动脉内维拉帕米和硝酸甘油的联合应用与安慰剂相比，显著减低 RAS（8% vs 22%，$P=0.03$），疼痛程度降低（14% vs 34%，$P=0.02$）[7]。动脉内药物使用硝酸甘油也可有效降低 RAS（4.4% vs

表 34.2　**桡动脉痉挛预测因素**

1	年轻
2	女性
3	糖尿病
4	低体重
5	桡动脉直径
6	鞘管直径 / 桡动脉直径之比（S/A 之比）
7	桡动脉异常
8	较小的手腕
9	导管交换次数
10	首次穿刺失败
11	桡动脉迂曲

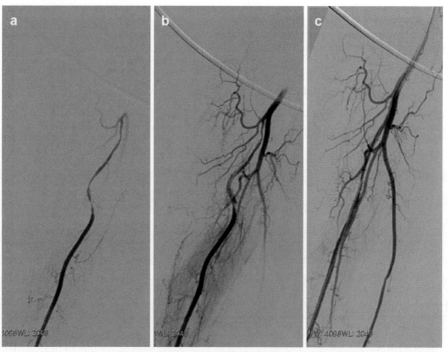

图 34.1　弥漫性桡动脉痉挛及注射硝酸盐后缓解。（a）痉挛。（b）用药后。（c）钢丝通过。

20.4%，*P*=0.003)[8]。在痉挛研究[9]中，接受维拉帕米和吗多明（molsidonine）鸡尾酒疗法的患者与单独用药或安慰剂组相比，RAS 明显降低（*P*<0.001）。但这些研究包括鸡尾酒疗法与各种血管扩张剂的不同剂量，不同水平的导管操作和 RAS 定义上存在差异。血管造影剂显示血管扩张剂、亲水涂层导丝（0.035）或软头冠脉导丝（0.014）的使用对 RAS 的预防至关重要。在某些情况下，选择一个较小腔的导管有助于操作的完成。

桡动脉闭塞

据报道，桡动脉闭塞（radial artery occlusion，RAO）的发生率高达 10%，通常是 TR 后的一个无症状的临床事件。其结果是良性的，因为手部的双重血液供应（来自桡动脉和尺侧动脉，通过掌弓）提供了对急性缺血的保护。急性 RA 闭塞可能与动脉插管时局部内皮损伤和促进血栓形成的血流停止有关。令人鼓舞的是，半数 RAO 患者在 3 个月内自发再通[10,11]。许多因素影响 RAO 发生的速率（表 34.3）。

表 34.3 桡动脉闭塞预测因素

1	更少的抗凝
2	伴发桡动脉痉挛
3	术后包扎止血方法
4	大腔鞘管
5	拔鞘管时间
6	鞘管直径／桡动脉内径比值（S/A 比值）

适当剂量的抗血栓治疗可降低 RAO 的发生率。在一项非随机试验[11]中，RAO 的发生率，在未使用肝素的患者中为 71%，而在使用 2000~3000 单位肝素患者中为 24%，使用 5000 单位肝素的患者发病率为 4.3%（*P*<0.05)[11]。肝素的应用途径（静脉注射或通过动脉鞘）不影响 RAO 的发生。Bernat 等[12]观察到，接受 2000IU 肝素 TR 治疗患者的 RAO 风险较应用 5000IU 肝素患者明显增高（4.1% vs 0.8%）。

鞘管和导管的大小及止血技术与 RAO 的发生有关。Saito 和他的同事[13]利用二维超声和多普勒成像，建立了鞘外直径与 RA 内径比值（S/A 比值）与 RA 流量减少之间的线性关系。S/A 比值大于 1 和小于 1 时，重度血流减少的发生率有显著差异（13% vs 4%，*P*=0.01）。与术后 3 小时拔出鞘管相比，立即拔出鞘管的患者 RAO 发生率低（0% vs 5%)[14]。Leipzig 注册[15]研究了鞘管大小和 RAO 发生的影响。

RAO 发生率在 5Fr 相对 6Fr 较低（13.7 vs 30.5%，$P<0.001$），且降低穿刺点并发症（14.4 vs 33.1，$P<0.001$）。

初步研究表明，常规压迫止血 2 小时后桡动脉闭塞率高。闭塞止血方法阻塞了血流可能会导致"无血流"状态，进而导致血栓形成，从而导致 RAO。这导致形成了新的止血概念，即在 RA 中保持持续的正行血流，同时对穿刺部位施加足够的压力，以阻止鞘管拔除后的出血。PROPHET 试验 [16] 结果显示，与传统的封闭止血方法相比，新的方法明显降低 24 小时（5% vs 12%，$P<0.05$）及 1 个月时（1.8% vs 7%，$P<0.05$）RAO 的发生率。由于 RAO 患者相对无症状，其治疗通常是保守的。然而，如果在术后早期检测到 RAO，对同侧尺动脉的压迫可能有助于恢复闭塞 RA 的血流。

桡动脉穿孔

RA 穿孔是一种罕见的 TR 操作并发症，可导致前壁血肿。出血可能发生在穿刺点较远的部位，与导丝损伤有关。因此，重要的是遇有阻力时避免导丝强力推进。如果感觉有阻力，撤出导丝，进行手臂血管造影，以评估解剖情况。如果存在桡动脉环，而导管强力推进经过桡动脉环可引起 RA 撕裂，是穿孔的另一个重要原因，其通过早期的造影进行识别从而可以避免。

RA 穿孔的治疗包括早期识别和充分止血。运用血管内长鞘管覆盖受损的动脉壁及外部压迫，往往有助于降低前臂血肿的风险。外部压迫可以使用一个绷带或血压计袖带。在非常罕见的情况下，如果持续出血并伴有即将发生的腔室综合征，可能需要长时间球囊扩张压迫，甚至需要外科手术。

腔室综合征

急性或亚急性进展的前臂大血肿（图 34.2）及其局部压力的影响，可能影响桡动脉和尺动脉的血流而导致手部缺血。同时此压力也可能导致神经损伤。RA 穿孔后，要评估急性肢体缺血的症状和体征，包括疼痛、苍白、麻木、毛细血管充盈不足、感觉减退以及桡侧和尺侧脉搏消失。通过经皮导管测量前臂内的压力可以确诊，这是一种外科急症，通常需要筋膜切开术来手动清除血肿，从而预防缺血性肢体损伤。

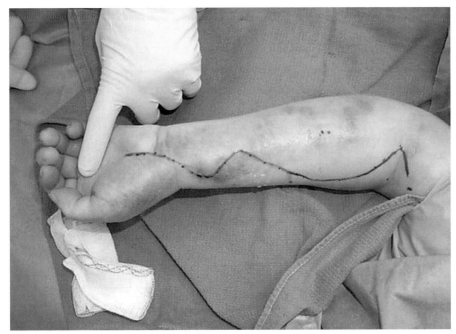

图 34.2*　桡动脉穿孔后引起前臂腔室综合征。

假性动脉瘤

假性动脉瘤表现为在 RA 穿刺部位呈现的大肿块（图 34.3）。导致假性动脉瘤形成的常见机制是术后 RA 压迫不足或延迟出血，在抗凝血患者中，因 INR 高而发生这种并发症的风险增加。假性动脉瘤通常需要人工或机械压迫，以防止其扩张并促进血栓形成。建议采用连续超声检查证实假性动脉瘤是否闭塞。持续的大的假性动脉瘤可能需要注射凝血酶和闭合手术。

动静脉瘘

这是一种罕见的晚期并发症，患者常表现为穿刺部位持续疼痛、手感觉异常并伴有水肿。临床表现为同侧手脉搏动增强，触觉震颤，可经多普勒超声检查确诊。在大多数情况下，AV 瘘可保守处理，因为它通常是自限性的，很少需要外科手术干预。

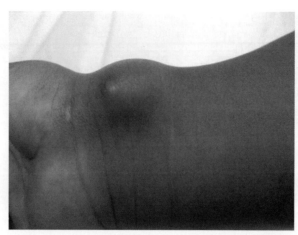

图 34.3*　桡动脉置管后穿刺处有搏动性肿块的桡动脉假性动脉瘤患者。

结论

　　TR 的使用可使患者获益,但也可发生特定的桡动脉并发症。危及生命的并发症是非常罕见的,大多数是可以通过谨慎及温和的操作技术,以及患者良好的术前准备来进行预防。早期认识并发症将有助于最佳的、通常的保守处理。

参考文献

1. Eikelboom JW, Mehta SR, Anand SS, Xie C, Fox KA, Yusuf S. Adverse impact of bleeding on prognosis in patients with acute coronary syndromes. Circulation. 2006;114:774–82.
2. Stone GW, McLaurin BT, Cox DA, Bertrand ME, Lincoff AM, Moses JW, et al. ACUITY Investigators. Bivalirudin for patients with acute coronary syndromes. N Engl J Med. 2006;355:2203–16.
3. Bertrand OF, De Larochellière R, Rodés-Cabau J, Proulx G, Gleeton O, Nguyen CM, et al. Early discharge after transradial stenting of coronary arteries study investigators. A randomized study comparing same-day home discharge and abciximab bolus only to overnight hospitalization and abciximab bolus and infusion after transradial coronary stent implantation. Circulation. 2006;114:2636–43.
4. Caussin C, Gharbi M, Durier C, Ghostine S, Pesenti-Rossi D, Rahal S, et al. Reduction in spasm with a long hydrophylic transradial sheath. Catheter Cardiovasc Interv. 2010;76: 668–72.
5. Rathore S, Stables RH, Pauriah M, Hakeem A, Mills JD, Palmer ND, Perry RA, Morris JL. Impact of length and hydrophilic coating of the introducer sheath on radial artery spasm during transradial coronary intervention: a randomized study. JACC Cardiovasc Interv. 2010;3:475–83.
6. Koga S, Ikeda S, Futagawa K, Sonoda K, Yoshitake T, Miyahara Y, Kohno S. The use of a

hydrophilic-coated catheter during transradial cardiac catheterization is associated with a low incidence of radial artery spasm. Int J Cardiol. 2004;96:255–8.

7. Kiemeneij F, Vajifdar BU, Eccleshall SC, Laarman G, Slagboom T, van der Wieken R. Evaluation of a spasmolytic cocktail to prevent radial artery spasm during coronary procedures. Catheter Cardiovasc Interv. 2003;58:281–4.

8. Chen CW, Lin CL, Lin TK, Lin CD. A simple and effective regimen for prevention of radial artery spasm during coronary catheterization. Cardiology. 2006;105:43–7.

9. Varenne O, Jégou A, Cohen R, Empana JP, Salengro E, Ohanessian A, Gaultier C, Allouch P, et al. Prevention of arterial spasm during percutaneous coronary interventions through radial artery: the SPASM study. Catheter Cardiovasc Interv. 2006;68:231–5.

10. Nagai S, Abe S, Sato T, Hozawa K, Yuki K, Hanashima K, Tomoike H. Ultrasonic assessment of vascular complications in coronary angiography and angioplasty after transradial approach. Am J Cardiol. 1999;83:180–6.

11. Spaulding C, Lefèvre T, Funck F, Thébault B, Chauveau M, et al. Left radial approach for coronary angiography: results of a prospective study. Catheter Cardiovasc Interv. 1996;39: 365–70.

12. Bernat I, Bertrand OF, Rokyta R, Kacer M, Pesek J, Koza J, et al. Efficacy and safety of transient ulnar artery compression to recanalize acute radial artery occlusion after transradial catheterization. Am J Cardiol. 2011;107:1698–701.

13. Saito S, Ikei H, Hosokawa G, Tanaka S. Influence of the ratio between radial artery inner diameter and sheath outer diameter on radial artery flow after transradial coronary intervention. Catheter Cardiovasc Interv. 1999;46:173–8.

14. Saito S, Miyake S, Hosokawa G, Tanaka S, Kawamitsu K, Kaneda H, Ikei H, Shiono T. Transradial coronary intervention in Japanese patients. Catheter Cardiovasc Interv. 1999;46:37–41.

15. Uhlemann M, Möbius-Winkler S, Mende M, Eitel I, Fuernau G, Sandri M, Adams V, Thiele H, Linke A, Schuler G, Gielen S. The Leipzig prospective vascular ultrasound registry in radial artery catheterization: impact of sheath size on vascular complications. JACC Cardiovasc Interv. 2012;5:36–43.

16. Pancholy S, Coppola J, Patel T, Roke-Thomas M. Prevention of radial artery occlusion-patent hemostasis evaluation trial (PROPHET study): a randomized comparison of traditional versus patency documented hemostasis after transradial catheterization. Catheter Cardiovasc Interv. 2008;72:335–40.

第 35 章
弹簧圈栓塞：如何用、何时用和为什么用

Ashan Gunarathne，Anthony H. Gershlick

摘要

　　冠状动脉穿孔是 PCI 一种少见但可能致命的并发症。严重或持续穿孔可能需要使用弹簧圈栓塞。弹簧圈由钢、铂合金制成，可制成各种不同的形状。这些通常通过专用的微导管输送。因其高致血栓性，经常用于治疗严重冠状动脉穿孔。

关键词

　　穿孔，弹簧圈，栓塞，出血

引言

　　在过去的十年，介入心脏病学迅猛发展。越来越多的并发症高危患者正在接受更复杂的介入治疗。这与接受介入治疗的患者年龄增长有关，也与介入病例复杂性增加有关。

　　冠状动脉穿孔是冠状动脉介入治疗中一种少见但可能致命的并发症 [1]。据报道

A. Gunarathne , MBBS, MRCP, MD (✉)

Department of Cardiology , Glenfi eld Hospital, University Hospital

Leicester NHS Trust , Leicester , UK

e-mail: ashan@doctors.org.uk

A. H. Gershlick

NIHR Leicester Cardiovascular Biomedical Research Unit ,

University Hospital of Leicester , Leicester , Leicestershire , UK

e-mail: agershlick@aol.com

A. Lindsay et al. (eds.), *Complications of Percutaneous Coronary Intervention*,

DOI 10.1007/978-1-4471-4959-0_35

其院内发生率为 0.4%~0.9%，住院病死率为 5%~10%[1]。球囊血管成形术是支架植入术的前奏或者是独立的手术（不太常用），即使在支架时代，其似乎也是穿孔的最常见原因。然而，随着介入技术的发展，导丝、支架和斑块消蚀正在成为越来越常见的罪魁祸首[2]。根据现有文献，除了女性性别和高龄外，钙化、弯曲和小口径血管特征已被确定为冠脉穿孔最常见的诱发因素[1]。特别需要指出的是，过度膨胀的球囊，特别是在僵硬的血管、钙化和非钙化交界处的血管，发生血管穿孔或血管破裂的风险较高。及时发现冠状动脉穿孔对于迅速治疗、减少包括死亡在内的不良事件、改善预后至关重要。

导引导丝似乎是远端冠脉穿孔最常见的原因，据报道占 20% 以上[3]。PCI 冠脉远端穿孔通常是通过透视观察远端动脉壁造影剂外渗来确定。为了确认，一般应撤出导丝重新进行造影。在非常罕见的情况下，患者可能在手术后几小时内出现压塞和明显的血流动力学障碍，而在造影时没有任何明显造影剂滞留外渗等。

依据穿孔的特点及程度，Ellis 等描述了 3 种类型的穿孔[4]（表 35.1）。基于大规模的系列分析，这些似乎与结果有很好的相关性，并在临床决策中很有用。在这 3 种类型中，1 型远端穿孔大多是良性的，可能不需要任何特殊的干预。

表 35.1　Ellis 分类

类型	特征
Ⅰ 型	龛影，只延续到腔外
Ⅱ 型	染色，通过小于 1mm 的孔外漏导致心肌或心包内染色
Ⅲ 型	严重穿孔，造影剂通过大于 1mm 的孔喷射外出

如果及时发现 Ⅱ 型 / Ⅲ 型穿孔，可采用不同的初始保守策略，以尽量减少有害后果，并保持血流动力学稳定性。包括鱼精蛋白逆转抗凝作用、延长球囊扩张时间、使用覆膜支架。据报道这些干预措施在 50% 以上的患者中取得了成功。但是，如果渗漏持续存在，则可能需要闭塞远端血管；如果最初的措施（如球囊扩张、覆膜支架）失败，冠脉远端 Ⅱ 型 / Ⅲ 型穿孔导致血流动力学障碍，弹簧圈栓塞是一种有效的、被认可的治疗方法[5]。

弹簧圈栓塞的主要目的是闭塞穿孔部位，一般是通过促进血栓形成和（或）通过其膨胀机械堵塞远端血管。与文献报道的其他方法 [注射脂肪组织、自体血凝块、明胶微球、艾氟隆 - 止血海绵、Onyx（一种液体栓塞剂）和纤维蛋白栓] 堵塞远端血管相比，这种方法更实用和更可预测[6]。

1976 年，Wallace-Gianturco 等[7] 首次描述了钢制弹簧圈在临床中的使用。近十年来,用于弹簧圈技术的材料和器械呈指数级的增长。目前商用器材包括可推送式铂和不锈钢弹簧圈及其他各种材料的可脱弹簧圈[8]。目前在冠脉操作中使用的很多器材最初来自其他专业。

弹簧圈由钢、铂等组成,有不同形状(螺旋或直线)和尺寸(0.018~0.036)(图35.1)。这些弹簧圈通过一种特殊的微导管输送,使用最少4Fr的外周通路,并可作为定制的栓塞系统在市场上销售。

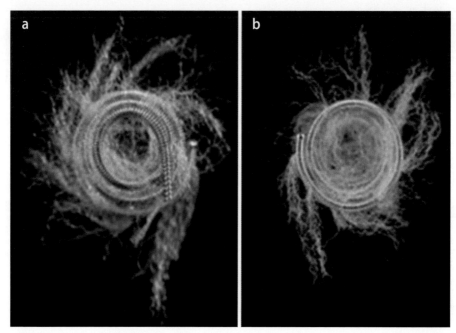

图 35.1*　(a,b)铂弹簧圈的微视图。(Images courtesy of Drs K. Chitkara and R.Sirohit)

本章的目的是,详细阐明一种商用的和广泛使用的栓塞系统,但是大多数步骤和原则是通用的。

AZUR® 外周 HydroCoil® 栓塞系统(Terumo Medical Corporation,Somerset,NJ,USA)[9] 是一个基于铂的弹簧圈,覆盖一个可膨胀的水凝胶聚合物涂层——Hydrogel(一种遇水膨胀的丙烯酸共聚物),可以有效地用于远端冠脉穿孔[5](图35.2a)。这些 HydroCoil® 的使用已被广泛研究,具有良好的安全性和临床结局[8]。

Platinum hydrocoils 是可脱式或可推送式的弹簧圈,导丝直径从 0.018~0.035,呈螺旋或框架线圈,并有很多的长度型号和环直径。覆盖一个可膨胀的水凝胶聚合物涂层——Hydrogel,有足够的体积填充和填充密度,提供一种少有的机械栓塞,因此该系统对血栓形成的依赖性较低。然而,因为它较硬和较直,对扭曲的冠脉结构,为

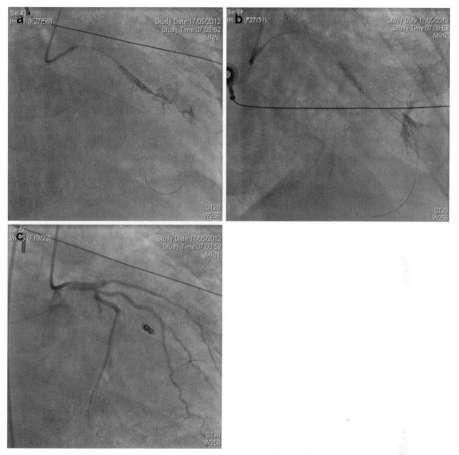

图 35.2　(a)导丝导致 Ellis II 型穿孔。(b)延长球囊充气时间以控制远端出血。(c)弹簧圈止血成功。

成功通过,需要蒸汽预处理。

　　下面的图表解释了如何一步一步地准备和输送一个可推式弹簧圈系统[9](图35.3)。所描述的方法对任何可推式弹簧圈系统是通用的和合适的。0.018″的 AZUR 弹簧圈系统需要一个 0.021″的微导管(2.7F,130cm)和 0.018″的导丝进行输送。较大的弹簧圈与 0.035″微导管和 0.035″导丝兼容。然而,有些弹簧圈需要专用的弹簧圈推送导丝。可用的环形直径为 2~15mm、长度范围是 40~140mm。

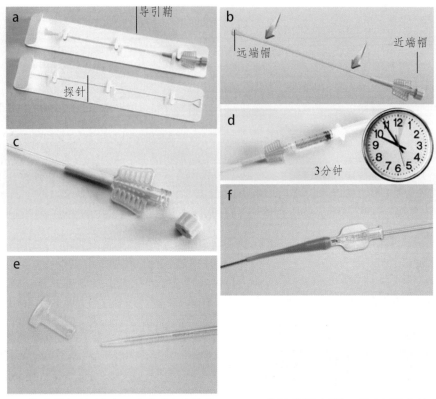

图35.3* 这些图解释了如何一步步准备和输送 AZUR 可推送弹簧圈系统。①在远端血管内通过标准导丝植入兼容的微导管（非传统的 Finecross）。从保护套中取出弹簧圈（在导引鞘内）及探针（a）。②确认弹簧圈在导引鞘内的正常位置（b）。③从导引鞘上拔出远端帽（c）。④将 1mL 注射器灌满生理盐水，并将其连接到导引鞘头端上（d），缓慢注射生理盐水，直到稳定的水流从远端的鞘管口流出。注：注水过程中导引鞘必须保持水平。考虑可以水化 3 分钟使弹簧圈变柔软以便释放时成形。⑤取下远端帽（e）。注意：注射器必须保持连接在导引鞘上直到探针插入。⑥将导引鞘远端锥形头插入微导管头端中，直到完全接合（f）。如果使用止血 Y 阀（RHY），不要过度拧紧止血 Y 阀（RHY），过度拧紧会损坏弹簧圈。⑦导引鞘固定到位后，将探针插入导引器内，并推送探针直到末端。⑧取下导引鞘和探针。将导引钢丝插入微导管，推送导引钢丝直到弹簧圈完全离开微导管末端。去除导引钢丝。⑨重复步骤 2~10，送出多个弹簧圈。注：弹簧圈释放后，撤回微导管前，将导丝穿过微导管尖端，确认微导管腔内没有弹簧圈残留。

参考文献

1. Shimony A, Joseph L, Mottillo S, Eisenberg MJ. Coronary artery perforation during percutaneous coronary intervention: a systematic review and meta-analysis. Can J Cardiol. 2011;6:

843–50.

2. Shimony A, Zahger D, Van Straten M, Shalev A, Gilutz H, Ilia R, Cafri C. Incidence, risk factors, management and outcomes of coronary artery perforation during percutaneous coronary intervention. Am J Cardiol. 2009;12:1674–7.

3. Javaid A, Buch AN, Satler LF, Kent KM, Suddath WO, Lindsay Jr J, Pichard AD, Waksman R. Management and outcomes of coronary artery perforation during percutaneous coronary intervention. Am J Cardiol. 2006;7:911–4.

4. Ellis SG, Ajluni S, Arnold AZ, Popma JJ, Bittl JA, Eigler NL, Cowley MJ, Raymond RE, Safian RD, Whitlow PL. Increased coronary perforation in the new device era. Incidence, classification, management, and outcome. Circulation. 1994;6:2725–30.

5. Gaxiola E, Browne KF. Coronary artery perforation repair using microcoil embolization. Cathet Cardiovasc Diagn. 1998;4:474–6.

6. Wallace S, Carrasco CH, Charnsangavej C, Richli WR, Wright K, Gianturco C. Hepatic artery infusion and chemoembolization in the management of liver metastases. Cardiovasc Intervent Radiol. 1990;3:153–60.

7. Wallace S, Gianturco C, Anderson JH, GoldsteiN HM, Davis LJ, Bree RL. Therapeutic vascular occlusion utilizing steel coil technique: clinical applications. AJR Am J Roentgenol. 1976;3:381–7.

8. Goldstein BH, Aiyagari R, Bocks ML, Armstrong AK. Hydrogel expandable coils for vascular occlusion in congenital cardiovascular disease: a single center experience. Congenit Heart Dis. 2012;3:212–8.

9. http://www.terumois.com/products/embolics/AZUR.aspx. Accessed on 1st May 2014.

索 引

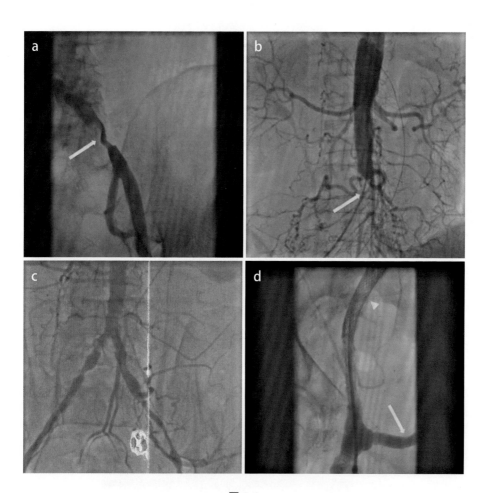

图 2. 1

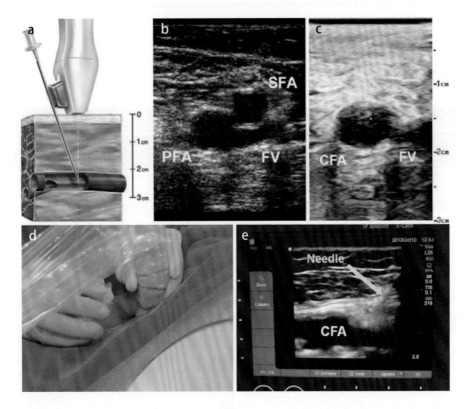

图 2. 5

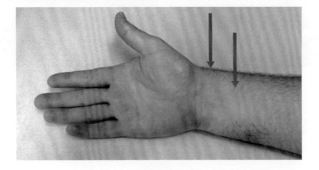

图 3. 2

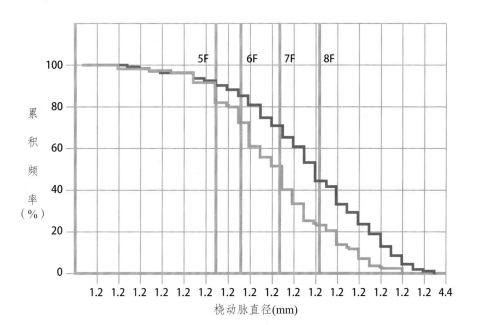

图 4.1

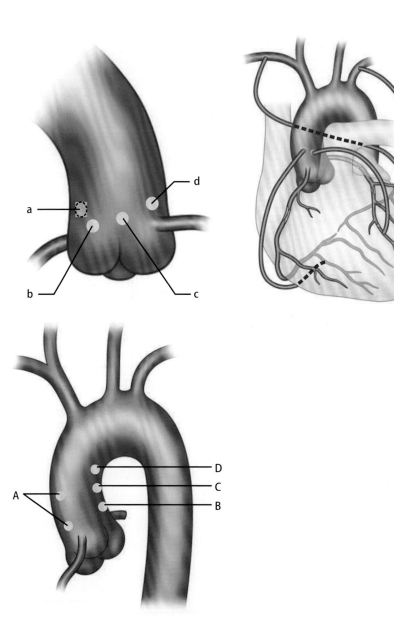

图 8.1

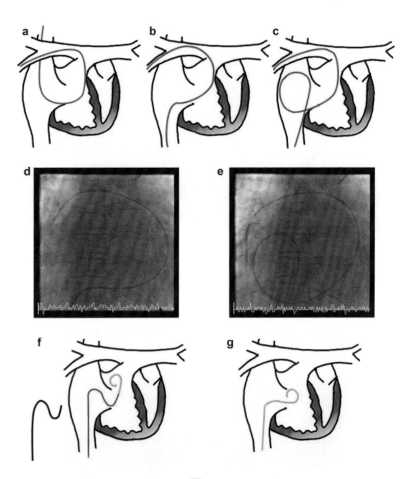

图 9.2

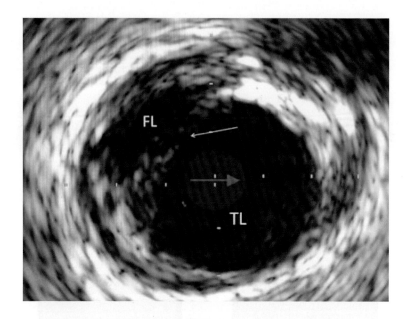

图 10. 2

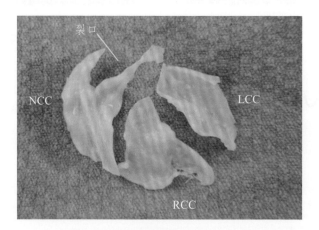

图 13. 2

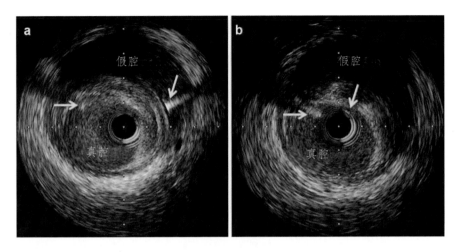

图 17.6

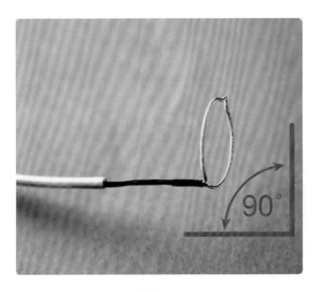

图 21.5

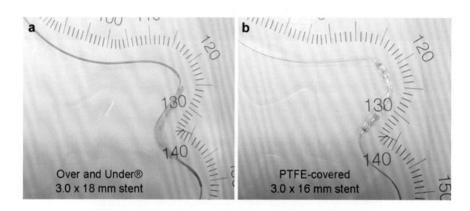

图 24. 7

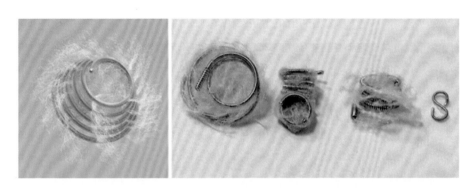

图 27.4

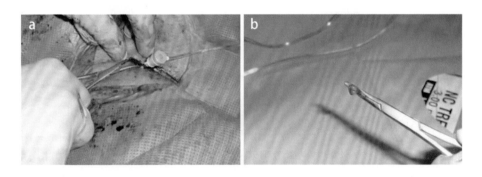

图 27.6

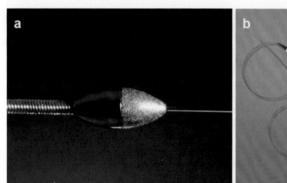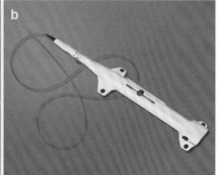

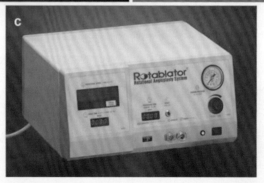

图 29.1

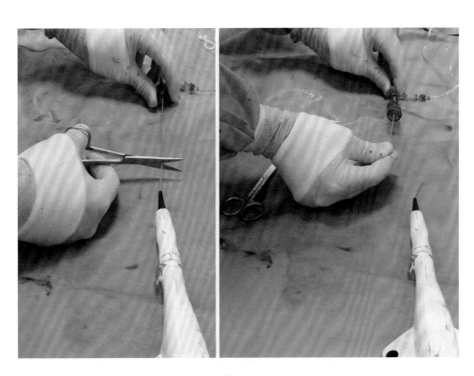

图 29.3

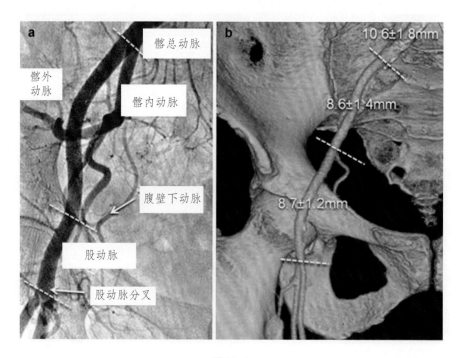

图 31. 1

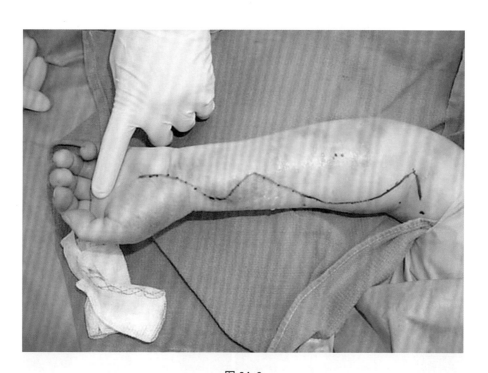

图 34.2

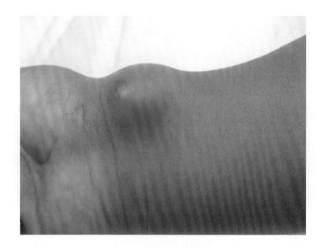

图 34. 3

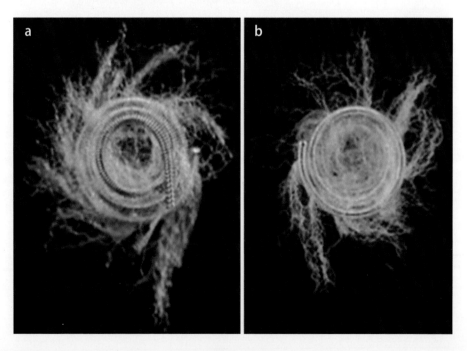

图 35. 1

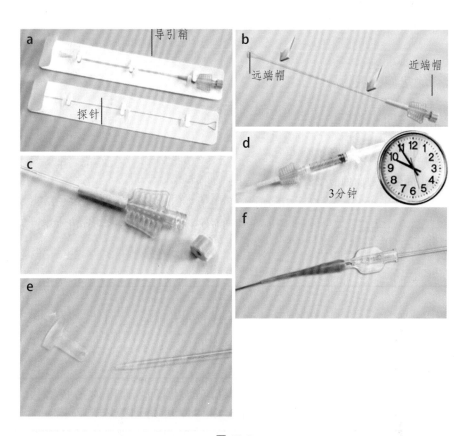

图 35. 3

本书配有读者交流群